U0079935

臨床必備操作指引

脊柱
物理治療實務

脊柱代表性障礙「**檢查評估**」與「**介入治療方法**」

編輯 成田崇矢
健康科學大學 健康科學部
物理治療科 教授

翻譯 李依珊

本書中記載了嚴謹的指示、副作用、用藥時程等內容，但前述皆有變更的可能性。有關本書中提及的藥品，請充分參閱製造商標注在製品上的資訊。

SEKICHU RIGAKURYOHO MANAGEMENT by Takaya Narita
Copyright © 2019 MEDICAL VIEW CO., LTD.
Originally published in Japan by MEDICAL VIEW CO., LTD.,
Chinese (in traditional character only) translation rights arranged with
MEDICAL VIEW CO., LTD., through CREEK & RIVER Co., Ltd.

脊柱物理治療實務

出　　　版／楓葉社文化事業有限公司
地　　　址／新北市板橋區信義路163巷3號10樓
郵 政 劃 撥／19907596　楓書坊文化出版社
網　　　址／www.maplebook.com.tw
電　　　話／02-2957-6096
傳　　　真／02-2957-6435
編　　　輯／成田崇矢
翻　　　譯／李依珊
企 劃 編 輯／陳依萱
校　　　對／黃薇霓
港 澳 經 銷／泛華發行代理有限公司
定　　　價／900元
出 版 日 期／2021年4月

國家圖書館出版品預行編目資料

脊柱物理治療實務 / 成田崇矢作；李依珊翻
譯. -- 初版. -- 新北市：楓葉社文化事業有限
公司, 2021.04　面；　公分

ISBN 978-986-370-264-1（平裝）

1. 脊椎病 2. 物理治療

416.616　　　　　　　　　110001366

編輯者序言

據說八成以上的人一生中都會有過腰痛的經驗，不只物理治療師，一般民眾也很熟悉腰痛這種疾病。然而，針對脊柱（腰部）的疼痛進行病理學上的診斷卻很困難，尤其從影像上無法確認問題的腰痛，稱為「非特異性腰痛」。以往對於此種非特異性腰痛的物理治療法，並非改善疼痛發生的機轉，而是主要針對症狀進行以緩和疼痛為目的的治療。因此在日本的腰痛診療指南中，也無法證實運動治療及徒手治療對急性、慢性腰痛的效果，而物理治療的效果則受到限制。

之所以產生此種現狀，可認為其原因之一為：培養物理治療師的學校將重心放在提高國家考試合格率，不只前述例子的腰痛，物理治療師很少有機會能學習針對所有病理的思考。因此物理治療的內容交由個別的物理治療師規劃，實際上並沒有標準化的物理治療。所以本書以脊柱物理治療標準化為目標，從理解病理、評估機能的結果設立假說，期望各位學習到的基礎能順利用於驗證物理治療。

日本的物理治療是世界少見，制度上不認可直接由物理治療師執行，具有在醫師指示下進行的義務。反過來看，世界上最能與醫師一同執行醫療行為的，也可說是物理治療師。醫師們遠遠比我們物理治療師理解病理，希望各位積極地向醫師們學習病理方面的知識。本書中第II章有幸由該領域頂尖的醫師們解說脊柱各部位的病理。

此外，為了學習物理治療師的思考過程，第III章會從機能面（機械應力）介紹評估／處置法；第IV章則由經驗豐富的醫師解說基於病理判別病名之後，如何評估機能障礙、解釋其結果，並訂下物理治療方向的過程。

託執筆教授、醫師、講師們的福，在下可以很有自信地說，這是本內容紮實豐富的書。在下由衷地向百忙之中提筆的作者們致上謝意。此外，不僅為了物理治療師，希望這本書也能成為眾多臨床相關人士的路標，幫助更多患者。

2019年1月

成田崇矢

執筆者一覽

■ 編輯

成田崇矢　健康科學大學 健康科學部 物理治療科 教授

■ 執筆者（刊載順序）

成田崇矢　健康科學大學 健康科學部 物理治療科 教授
大久保　雄　埼玉醫科大學 保健醫療學部 物理治療科 講師
金岡恒治　早稻田大學體育科學學術院 教授
加藤欽志　福島縣立醫科大學 醫學部 骨科學講座
眞鍋裕昭　德島大學研究所 運動機能外科學
西良浩一　德島大學研究所 運動機能外科學 教授
黑澤大輔　JCHO仙台醫院 骨科／腰痛、骶髂關節中心 骨科主任醫師
村上栄一　JCHO仙台醫院 副院長
高﨑博司　埼玉縣立大學 保健醫療福祉學部 物理治療科 準教授
石垣直輝　船橋骨科診所 物理治療部
折笠佑太　笹本骨科診所 復健科
河端将司　相模原協同醫院 醫療技術部 復健室 主任
蒲田和芳　廣島國際大學 綜合復健學部 復健學科 教授
赤坂清和　埼玉醫科大學研究所 醫學研究科 物理治療學 教授
杉山弘樹　笹本骨科診所 復健科
手塚武士　笹本骨科診所 復健科
石田和宏　醫療法人社團我汝會 惠庭醫院 復健科
三木貴弘　札幌円山骨科醫院 復健科
杉浦史郎　西川骨科
高田彰人　西川骨科
青木保親　東千葉醫療中心 骨科
岡本　弦　西川骨科
西川　悟　西川骨科
伊藤一也　廣島國際大學
芋生祥之　水戶協同醫院
来間弘展　首都大學東京 健康福祉學部 物理治療學科 準教授
荒木智子　一般社團法人WiTHs
佐藤純也　一般財團法人 腦神經疾病研究所附屬 綜合南東北醫院 復健科
山岸茂則　BiNI復健中心長野 設施長
舟波真一　BiNI復健中心東京銀座 設施長

■ 企劃協助

石井慎一郎　國際醫療福祉大學研究所 保健醫療學專攻 福祉支援工學範疇 教授
村木孝行　東北大學醫院 復健部 主任

目次

V章　介紹適用於脊柱之方法

1 實際針對頸部之訓練

I

脊柱物理治療之概要

1 脊柱物理治療之思路

Abstract

■ 解說本書中針對脊柱物理治療之思路。

■ 不將腰痛都一視同仁地當作腰痛，為了適切地理解患者，以下介紹小組化的例子。

前言

疼痛源頭為脊柱（腰部）的疼痛（頸部疼痛或腰痛等）也與其他部位的物理治療相同，需要正確地掌握病理。

然而，針對脊柱（腰部）疼痛進行病理學方面的診斷很困難，尤其從影像上無法確認問題的腰痛，以往稱為「非特異性腰痛」，而針對「非特異性腰痛」的物理治療，並非改善疼痛發生的機轉，主要是針對症狀，以緩和疼痛為目的進行治療。因此在日本的腰痛診療指南中，運動治療對急性、亞急性腰痛的效果有限，不同運動種類的效果則沒有差異。此外，徒手治療對急性、慢性腰痛的效果也未經證實，現狀便是許多醫師並不理解物理治療對頸部疼痛、腰痛的效果。再者，物理治療師決定治療方針時，正是倚賴對病理的理解（知識）、經驗之處，若有所不足，僅憑疾病名稱或主訴，重複著手冊上的物理治療，或是從擅長的機能面處置頸部疼痛及腰痛，某意義上來說會有與醫師溝通不良的疑慮。

本項將解說為使物理治療成功，理解病理、並進行機能評估的基本思路。

脊柱物理治療之思路

➤分組

MDT：
mechanical
diagnosis and
therapy

PBC：
pathoanatomic
based
classification

MSI：
movement system
impairment
classification

OCS：
O'sullivan
classification
system

如前所述，在日本的腰痛診療指南中，物理治療中心的運動治療、徒手治療效果有限。然而有報告指出，將急性腰痛患者分成不同組別進行物理治療，不僅比依循診療指南介入更能恢復其機能、提升重回職場率，從醫療成本上來看也更有效果[1]，由此可知不將腰痛全部視作腰痛應對，而是適當地分組、進行機能評估，再針對機能不全進行物理治療，為脊柱物理治療成敗的關鍵。

以往針對腰痛治療，已有：考量機械應力進行評估治療的力學性診斷及治療法（MDT）、從病理學觀點分組的基於病理解剖之分類法（PBC）、從動作障礙分組的動作系統損傷分類法（MSI）、基於歐薩利文思路分組的歐薩利文分類系統（OCS）[2]等等眾多方法[3]。

此外，雖然至今針對腰痛的物理治療法大多著眼於動作障礙來分組，不過近年來也逐漸加入生理、心理、社會因素，探討其分組模式。本書中也在「II章-7慢性腰痛」項（p.88），解說心因性腰痛，望各位參考。

在日本，遵照醫囑進行物理治療，是由物理治療師、職能治療師制定計劃，這點與其他諸國不同。因此日本需要個別的分組模式，而筆者提倡的分類法如下（圖1）：

● 醫師診斷（評估）

根據醫師的診斷，可判別紅旗徵兆red flag(s)、器質性腰部障礙、中樞性疼痛機轉、機能性腰部障礙（非特異性腰痛）。醫囑會記載這些相關內容，為了進行適切的物理治療且與醫師有共識，必須要理解病理。

圖1　腰痛治療中的分組模式圖

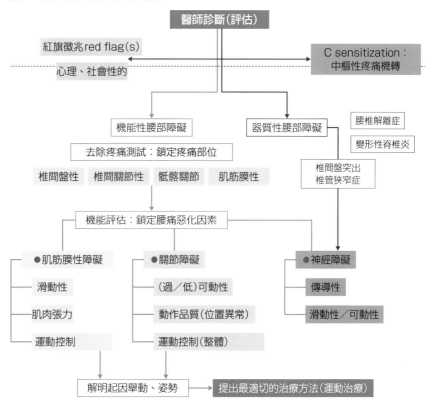

●構造學（組織學）上的推論：鎖定疼痛部位（圖2）

脊柱物理治療的對象大多是疼痛，減輕、改善疼痛為物理治療的目的。許多物理治療師擅長從力學上的推論（機械應力或機能）來進行物理治療，然而首先，推斷會疼痛的組織（疼痛部位）很重要。正因為日本是有義務遵循醫囑進行物理治療的國家，推斷疼痛部位、在與醫師具有共識的情況下進行物理治療相當重要。機能性腰部障礙（非特異性腰痛）則可分類為：椎間盤性、椎間關節性、骶髂關節性、肌筋膜性。

●力學上的推論（圖3）

鎖定疼痛部位後，推論「在該部位施加何種機械應力（延展、擠壓、剪斷、扭轉）會誘發疼痛呢？」、「讓該機械應力惡化的機能不全是什麼？」很重要，改善此種機能不全便是物理治療的目的。物理治療的主要對象為肌肉、關節，所以必須針對對象部位（頸椎、胸椎、腰椎、骶髂關節）、鄰近關節的肌肉、筋膜、關節進行力學上的推論。

肌筋膜性障礙可分為：滑動性障礙、肌肉張力異常、運動控制（motor control）的問題。關節障礙則可分為：可動性問題、關節動作品質（包含關節位置異常在內）問題、運動控制問題。這些機能不全並非單純一個，而是複數存在，且彼此也多有關聯。

此外，即使改善了上述對象關節及相鄰關節的機能不全，若不改善起因舉動及姿勢，也很難改善疼痛或預防再度復發。而物理治療的最終目標則在於修正疼痛的起因舉動及姿勢，習得對疼痛部位機械應力少的動作及姿勢。

●神經學上的推論（圖4）

要從器質性問題產生脊髓或馬尾神經、末梢神經性疼痛，或中樞性疼痛機轉、心理社會性腰痛來推論。這些大多有著複雜的關聯，難以斷定。然而藉由理解這些病理（機轉），累積臨床經驗，也能適當地推理。尤其理解了神經根障礙是因為擠壓絞扼引起滑動性／可動性機能低下，適當評估後進行物理治療，便可提高減輕症狀的可能性。

➤評估

應該進行的評估會隨著患者或病理改變，而此處說明的是任何患者皆通用的項目。

圖2　針對腰痛構造學（組織學）上之推論

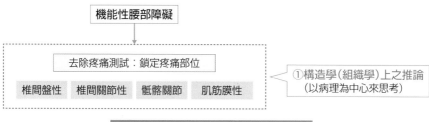

機能性腰部障礙

去除疼痛測試：鎖定疼痛部位

椎間盤性　椎間關節性　骶髂關節　肌筋膜性

①構造學（組織）上之推論
（以病理為中心來思考）

與骨科醫師共享資訊很重要

圖3　從力學上推論之物理治療

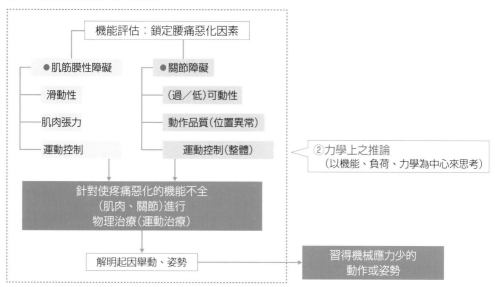

機能評估：鎖定腰痛惡化因素

- 肌筋膜性障礙
  - 滑動性
  - 肌肉張力
  - 運動控制
- 關節障礙
  - （過／低）可動性
  - 動作品質（位置異常）
  - 運動控制（整體）

②力學上之推論
（以機能、負荷、力學為中心來思考）

針對使疼痛惡化的機能不全
（肌肉、關節）進行
物理治療（運動治療）

解明起因舉動、姿勢

習得機械應力少的
動作或姿勢

圖4　神經學上之推論

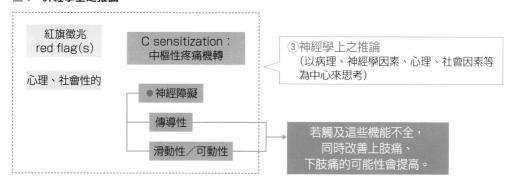

紅旗徵兆
red flag(s)

心理、社會性的

C sensitization：
中樞性疼痛機轉

③神經學上之推論
（以病理、神經學因素、心理、社會因素等
為中心來思考）

- 神經障礙
  - 傳導性
  - 滑動性／可動性

若觸及這些機能不全，
同時改善上肢痛、
下肢痛的可能性會提高。

●問診（主觀評估）（圖5）

進行前述構造學上（鎖定疼痛部位）、力學上、神經學上之推論外，問診也很重要。患者的活動、參加能力（限制）、患者對腰痛的想法及展望等，都是應該確認的項目。另外，一邊探索疼痛起因的組織、腰痛惡化因素、病理機轉、設立其他因素假說，一邊問診很重要。由於這些是假設，所以必須在客觀評估的階段進行驗證。

確認在何時疼痛、不適的症狀會減輕或是惡化，從教育的觀點來說，能讓患者理解症狀與動作間的關聯。再者，確認疼痛是因為長時間維持相同姿勢（持續性壓力）產生的呢？還是因為動作的機械應力而起的？與接下來要進行的評估有關，很重要。

●姿勢評估（圖6）

長時間相同姿勢誘發疼痛的情況下，要對站位、坐位、工作時的姿勢等，會疼痛的姿勢進行評估。單純評估會誘發疼痛的姿勢，難以建立改善何種機能為佳的推論，因此推薦使用記載於圖6及下頁中的方法進行姿勢評估。

圖5　問診（主觀評估）

> ### 「藉由問診，確認並建立假設」
> - ■ 活動、參加能力／限制
> - ■ 患者的想法、展望
> - ■ 腰痛的起因組織（①構造上的推論：疼痛部位）
> - ■ 腰痛惡化因素（②力學上的推論：機械應力（起因舉動、姿勢））
> - ■ 病理機轉（③時間上的推論：組織的治癒過程）
> - ■ 其他因素（④神經學上的推論）

圖6　姿勢評估（posture assessment）之順序

> ①與理想的姿勢比較，確認患者固有的姿勢
> ②主動、被動地改變姿勢
> - 出現疼痛⇒該姿勢是為了迴避疼痛
> - 抗拒強（被動）、很努力（主動）→器質性的原因？
> ⇒③必須評估可動性
> - 從主動的姿勢變化確認患者特有的姿勢策略
> ⇒④評估運動控制
> 　（只有胸椎部、腰部、骨盆，肩帶不會動等等）

 Clinical Hint

姿勢評估時的指示

自主運動評估姿勢變化時，如果指示患者「請擺出良好的姿勢」「請擺出不好的姿勢」，可以知道患者認為的良好姿勢為何。此外，患者採取的不良姿勢大多為刻意降低抗重力肌活動的姿勢，可想見患者表現出的將來樣貌（姿勢變化）。

①與理想的姿勢比較，確認患者固有的姿勢

　　對患者說「要進行姿勢評估」後，患者會採取異於平常的的姿勢，所以請患者擺出以往的姿勢即可。此外，要確認高於疼痛部位的重心位置，推測旋轉力矩。

②使患者主動、被動地改變姿勢

　　從平常姿勢修正到理想姿勢時，若出現疼痛，可知患者採取了迴避疼痛的姿勢。此外，在自主運動修正姿勢時，若患者相當努力，或是評估者在修正時遇到很強的抵抗，很有可能是可動性的問題，這種情況要進行③可動性的評估。再者，主動變換姿勢時，要確認患者特有的姿勢策略。此時如果出現只有腰部、骨盆會動，胸椎、肩帶不動等情況，推測患者有特殊的運動控制問題，要進行④該部位運動控制的評估。

● 自主運動（圖7）

　　無論脊柱哪個部位，藉由問診判斷動作時機械應力為疼痛原因的情況下，要透過自主運動確認疼痛出現的狀況及部位。自主運動評估的是屈曲、伸展、旋轉、側屈及複合運動。從自主運動時的方向進行力學上的推論，且從疼痛部位進行構造學上的推論。

● 去除疼痛測試[4,5]

　　藉由問診、自主運動，驗證脊柱的構造學推論、力學推論獲得結果，而該見解要進行壓痛或誘發疼痛測試，詳情請見後面各章說明。此處將介紹筆者們思考提案的「去除疼痛測試」。徒手介入可減少對推定障礙部位的負重，我們則使用可見到相同效果的去除疼痛測試手法，來評估腰痛的病理。此方法與診斷性阻斷注射相同，可減輕施行測試前後的疼痛並鎖定疼痛部位。

SNAGs：
sustained natural
apophyseal glides

　　問診、自主運動中推定為椎間盤性腰痛、椎間關節性疼痛的情況下，會使用穆利根徒手治療概念的持續性小面關節滑動術（SNAGs）變形版，制止椎間關節移動。此外，推定是骶髂關節的情況下，會徒手制止骶髂關節移動（點頭、反點頭、從側邊壓迫）。推定為肌筋膜性腰痛的情況下，會介入改善肌筋膜的滑動性（脂肪層、肌肉間）。藉由這些徒手介入，疼痛減輕或消失即為去除疼痛測試陽性，接著推定疼痛部位。

圖7　自主運動之評估

> **確認關節活動範圍ROM與運動品質，**
> **評估症狀再現（疼痛出現）及出現部位。**
>
> ● flexion：屈曲　　● extension：伸展
> ● rotation：旋轉　　● side flexion：側屈
> ● combined movement：複合運動

●針對疼痛惡化因素之機能評估（圖3）

物理治療的主要對象為肌肉與關節，有必要評估該部位及相鄰關節的肌肉、關節機能。若經過評估推定為使疼痛惡化的機能不全，改善該機能便為物理治療的基本。

①肌筋膜性障礙

肌筋膜性障礙大略可分為三類：滑動性障礙、肌肉張力問題、運動控制問題，因此必須評估脊椎、軀幹及相鄰關節。這些問題並非單獨存在，經常可見到複數問題同時出現。後面各章會說明詳情，所以此處僅介紹基本評估方法。

a. 滑動性障礙

為評估滑動性障礙，要理解肌肉筋膜的構造，評估者理解是在評估哪層（圖8）後再進行很重要。

淺筋膜階層（圖9）的評估，是加壓至淺筋膜處並移動，來評估移動動作及患者的感覺。若不好移動，便判斷為滑動性障礙，要改善其滑動性。之後請患者再做出會疼痛的動作，若確認疼痛減輕了，便可確認淺筋膜階層的滑動性障礙與腰痛有關。

接下來要評估的是脂肪層到深筋膜階層（皮下組織）的滑動性障礙（圖10）。脂肪層中存在著許多感覺神經[6]，若此階層有滑動性障礙，會造成疼痛。抓起脂肪直到肌肉上方，藉由移動評估滑動性障礙。若抓起的部分有滑動性障礙或過敏，患者會感到疼痛，評估者則感覺沒有移動。手移動之後，再請患者自己擺出會疼痛的動作，若疼痛減輕，便推測為皮下組織的滑動性障礙。

圖8　筋膜圖解

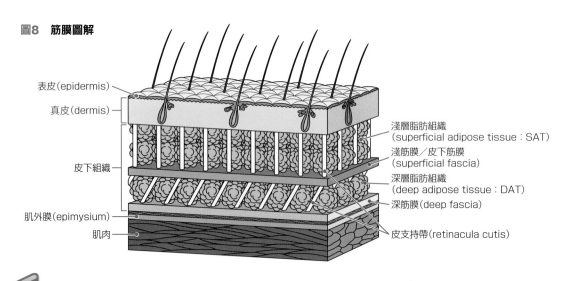

表皮(epidermis)
真皮(dermis)
皮下組織
肌外膜(epimysium)
肌肉
淺層脂肪組織
(superficial adipose tissue：SAT)
淺筋膜／皮下筋膜
(superficial fascia)
深層脂肪組織
(deep adipose tissue：DAT)
深筋膜(deep fascia)
皮支持帶(retinacula cutis)

CH Clinical Hint

淺筋膜、皮下脂肪層滑動性障礙引起的疼痛

淺筋膜、皮下脂肪層的滑動性障礙為疼痛原因的情況下，會長時間疼痛、疼痛範圍廣，疼痛強度並不高，常聽到患者主訴為「讓人心神不寧」、「無法用語詞形容」。

接著評估肌肉間的滑動性障礙。若是在腰部,多裂肌與豎脊肌、腰方肌與豎脊肌之間容易因為滑動性障礙產生疼痛。

即使改善了這些滑動性障礙,若不改善造成滑動性障礙的原因,依舊很有可能復發。尤其在判斷為肌肉間疼痛的情況下,評估運動控制時,必須要確認該部位是否會過度收縮。

b. 肌肉張力

肌肉張力主要用壓痛來確認。肌肉高張力的情況下,再施加壓力便會產生疼痛。肌肉是具有受器的動作器,基本上對任何刺激都會有反應。如果想要改善肌肉的高張力,進行按壓、搖晃、碰觸等任何介入,大多能暫時緩解。但如果不改善造成高張力的原因,很有可能再度復發。因此必須基於問診進行運動控制的評估,推定造成高張力的原因並改善之。

圖9　淺筋膜階層滑動性障礙之評估

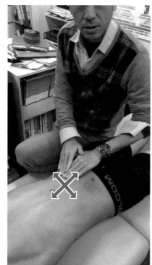
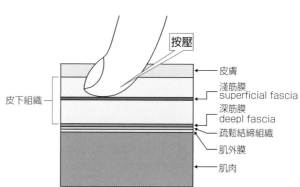

在淺筋膜處施加壓力,縱向橫向移動,評估不易動作之處。

圖10　皮下組織(脂肪層、深筋膜)階層滑動性障礙之評估

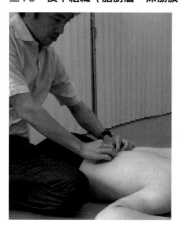
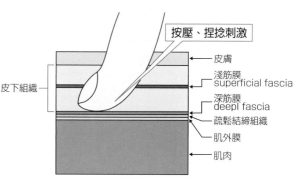

c. 運動控制（圖11）

運動控制是藉由觀察患者如何做出特定動作來評估的。評估方法百百種，不過根據問診及自主運動，若前彎時出現疼痛，則要對後側肌群進行評估；若伸展時會疼痛，則要對前側肌群進行評估。

②關節障礙

關節障礙的問題大致可分為：（過／低）可動性、動作品質（關節位置異常）、（關節動作的）運動控制幾類。因此脊椎、軀幹及相鄰關節處有必要進行這些評估。

a.（過／低）可動性

過可動性、低可動性皆容易變成問題。脊椎關節眾多，必須分節進行可動性評估。分節進行可動性評估的方法有很多，不過我們採取的是由後往前滑動法（圖12）。透過評估確認為低可動性的情況下，改善了可動性，再擺出疼痛動作，便可推定低可動性的影響。而確認為過可動性的情況下，則做收緊運動（收縮腹橫肌），擺出疼痛動作，推定其影響。

b. 動作品質

若分節的關節動作品質差，會對該關節周圍組織增加機械應力，容易變成疼痛的原因。所以徒手制止分節性關節動作，讓患者自主運動（穆利根徒手治療概念的SNAGs）時，從疼痛、可動範圍變化來評估動作品質。

c.（關節動作的）運動控制

脊椎的動作不僅受限於肌肉活動，也受限於關節可動性及狀態，所以要評估脊椎整體被動的動作（站位的前彎，或是俯臥位用上肢伸展）。

PA：
posterior-anterior

圖11　腹肌群運動控制評估之例

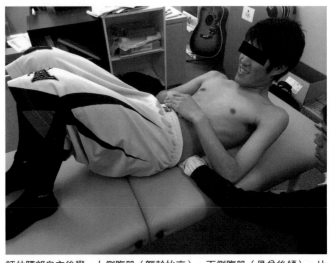

評估腰部自主後彎、上側腹肌（軀幹抬高）、下側腹肌（骨盆後傾）。比向心性收縮、離心性收縮的課題更能評估患者固有的運動控制。

圖12　可動性評估範例之一

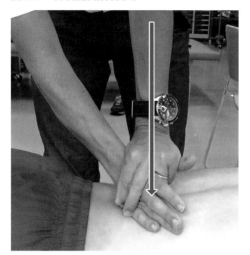

Memo

由後往前滑動

　評估者手腕的豆狀骨貼著患者的棘突，用對側上肢施加力量。

結語

　　此處介紹了脊柱物理治療法的思路。日本的醫師與物理治療師關係緊密，活用此優點不僅能減少為腰痛所苦的患者，向海外各國誇耀，我想也有助於發展日本獨特的物理治療。

文獻

1) Fritz JM, et al：Comparison of classification-based physical therapy with therapy based on clinical practice guidelines for patients with acute low back pain：a randomized clinical trial. Spine, 28(13)：1363-1372, 2003.

2) 三木貴弘：O'Sullivan Classification Systemを用いた非特異的腰痛の分類とその介入-症例研究を通して-. 徒手理学療法, 17(2)：51-56, 2017.

3) Karayannis NV, et al：Physiotherapy movement based classification approaches to low back pain：comparison of subgroups through review and developer/expert survey. BMC Musculoskelet Disord, 13：24, 2012. doi：10.1186/1471-2474-13-24.

4) 成田崇矢：腰痛に対する徒手療法の応用と機能的障害に特異的な運動療法とは？. 腰痛の病態別運動療法（金岡恒治 編著）, p61-81 文光堂, 2016.

5) 成田崇矢, ほか：徒手療法を用いた腰痛の病態評価の試み. 日本整形外科スポーツ医学会雑誌, 37(1)：22-26, 2017.

6) Tesarz J, et al：Sensory innervation of the thoracolumbar fascia in rats and humans. Neuroscience, 194：302-308, 2011.

2 脊柱機能解剖學與生物力學

Abstract

■ 理解腰椎各運動方向對周邊組織造成的機械應力，是治療腰痛的第一步。

■ 軀幹肌肉分為局部肌肉（深層肌肉）及全身性肌肉（淺層肌肉），藉由理解各個肌肉機能上的特色，便可實踐有用的運動治療。

前言

　　脊椎是由7塊頸椎、12塊胸椎、5塊腰椎、5塊骶椎（癒合成1塊骶骨）、3～6塊尾椎（癒合成一塊尾骨）所構成，以椎間盤及椎間關節承受重量。脊椎的主要機能有三：①保護脊髓神經、②使脊椎運動、③支撐體重作為四肢運動時基礎的穩定機能。本項將針對脊椎（主要為腰椎）的基本機能，交錯佐以近年來的研究報告進行解說。

脊椎之運動機能

　　脊椎有屈曲／伸展、側屈、旋轉六個自由運動方向，各椎間可動範圍如圖**1**所示。以屈曲／伸展而言，頸椎C5/6、C6/7下側頸椎，腰椎L4/5、L5/S1下側腰椎的可動範圍較大。這與椎間盤突出或脊椎解離症好發的高度一致，顯示運動機能與腰椎疾患發病間的關聯性。側屈的話可見到幾處差異，有特別可動範圍的並非

圖1　脊椎各運動方向之可動範圍

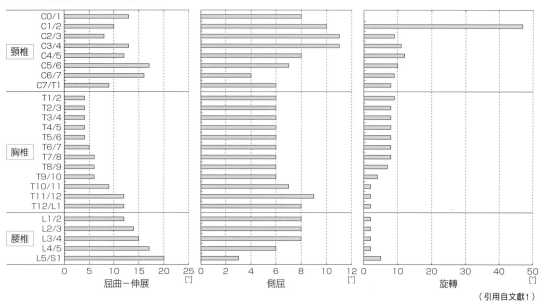

（引用自文獻1）

高位。另一方面，旋轉時C1/2（寰樞關節）約占了頸椎旋轉可動範圍的一半，沿頸椎—胸椎—腰椎一路往下，可動範圍越來越小。這與椎間關節的關節面形狀有關，各脊椎關節面與水平面夾角：頸椎為45°，胸椎為60°，而腰椎則為90°，因此腰椎的旋轉可動範圍變小了（圖2）。由此可知，旋轉軀幹時的脊椎旋轉可動性

圖2　椎間關節的關節面方向

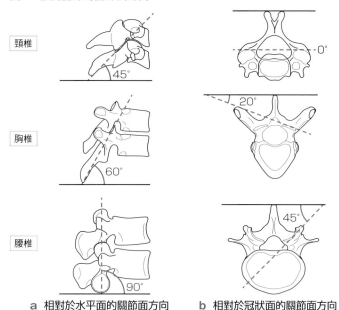

頸椎　　45°　　　　0°

胸椎　　60°　　　　20°

腰椎　　90°　　　　45°

a　相對於水平面的關節面方向　　b　相對於冠狀面的關節面方向

Memo　腰椎骨盆節律

　　軀幹屈曲時，在屈曲初期腰椎運動比例很大，到了屈曲後期則是骨盆前傾運動比例變大，呈現「腰椎骨盆節律」。長谷部等人驗證18位健康者的胸椎、腰椎、骨盆，在軀幹前彎時的運動模式，報告結果顯示：初期（開始～屈曲50%）為腰椎優勢，後期（屈曲75%～最大屈曲）則為骨盆優勢，再加上中期～後期（屈曲50%～最大前彎）時，可見到胸椎在伸展方向的逆理運動paradoxical motion（圖3）[2]。

圖3　健康者的腰椎骨盆節律（n=18）

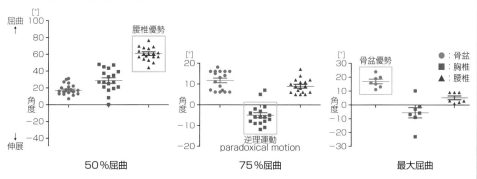

相對於前彎初期腰椎運動比例大，屈曲後期則是骨盆運動比例大。
胸椎在中期～後期顯示伸展方向上的逆理運動paradoxical motion。

（引用自文獻2）

以胸椎貢獻最大。此外另有報告指出，腰椎旋轉時會產生耦合運動coupling motion（主運動main motion以外的動作）。旋轉時L1/2～L4/5會往旋轉反方向側屈，L5/S1則會往同方向側屈[3]，而矢狀面上則是L1/2～L5/S1腰椎整體屈曲[4]。

Memo　軀幹旋轉時肩帶、骨盆之關聯

軀幹旋轉時不僅與脊椎（胸椎、腰椎）有關，也與肩胛骨及骨盆有關。肩胛胸廓關節中的單側肩胛骨水平面旋轉約有15°的可動範圍，骨盆相對於股骨的內轉、外轉可動範圍也約有15°左右[5]。若肩胛骨或骨盆產生了可動範圍限制，會誘發旋轉可動性少的腰椎進行旋轉代償，可想見椎間關節性腰痛容易發作。

腰椎運動產生之機械應力

伴隨腰椎運動對周遭組織的影響整理於**表1**。

椎間盤在屈曲時內壓上升，尤其腰椎處內壓在提起物品的動作時明顯上升[6]。因此患者在前彎動作時說會腰痛或下肢痛的話，椎間盤性腰痛或腰椎椎間盤突出的可能性增加了。側屈時會壓迫同側椎間盤，因此若有椎間盤突出，會見到往對側屈曲的逃避性側彎。

另一方面有報告指出，椎間關節及椎間孔位於脊椎後方，主要在伸展時壓力會變大。椎間關節在伸展及對側旋轉時，上位脊椎的下關節突與下位脊椎的上關節

表1　腰椎各運動中周遭組織的動態

運動方向	椎體	椎間盤	椎間關節	後方軟組織（韌帶、肌肉、關節囊等）	椎間孔
屈曲	上位椎體前方旋轉，往前方滑動	前方受到壓迫，髓核往後方移動	上位的下關節突往上方移動，離開下位的上關節突	延伸	擴大
伸展	上位椎體後方旋轉，往後方滑動	後方受到壓迫，髓核往前方移動	上位椎體及下位椎體的關節突連結更緊密，棘突接觸其他椎體的棘突	鬆弛	變窄
側屈	上位椎體往側屈方向傾斜	側屈側受到壓迫	上位椎體的側屈側關節突下降，對側上升	屈曲側鬆弛，對側延伸	屈曲側變窄，對側擴大
旋轉	中心軸為棘突基部附近，定軸旋轉	只有剪力，幾乎沒有移動	旋轉方向與對側收縮，同側延伸	—	幾乎無變化

＊藍色字體可認為是對該組織增加壓力的運動

14

突會受到壓迫，壓力增加[7]。此外，在椎間孔設置感壓器計測腰椎運動時壓力的先導研究中，其報告結果指出屈曲位：18.5mmHg、正中位：29.4mmHg、伸展位：41.2mmHg，且伸展位時的壓力為屈曲位的兩倍以上[8]。由此可知，軀幹伸展或採用坎普氏手法（**圖4**）時若患者說會腰痛，要懷疑是椎間關節性腰痛（包含解離症），主訴更進一步有下肢神經症狀時則要懷疑為腰椎椎管狹窄症。

圖4　坎普氏手法

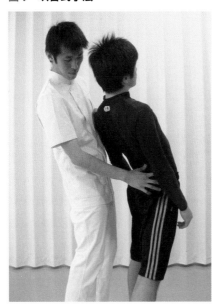

使腰椎伸展及旋轉。

Clinical Hint

減輕腰椎屈曲／伸展壓力之運動治療

　　腰椎屈曲時椎間盤壓力會提高，為減輕其壓力，伸展腰椎的延伸運動extension exercise（**圖5a**）有用。另一方面，為減輕伸展時施加於椎間關節或椎間孔的壓力，要進行屈曲腰椎的屈曲運動flexion exercise（**圖5b**）。有報告指出，物理治療師在替椎管狹窄症患者選擇運動治療時，最常用的處方是屈曲運動[9]。

圖5　延伸運動extension exercise與屈曲運動flexion exercise

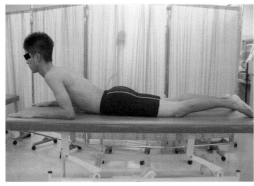

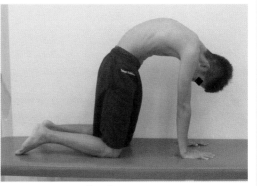

a　延伸運動extension exercise　　　　**b　屈曲運動flexion exercise**

兩者皆能讓患者有意識地運動到障礙高位的脊椎。

脊椎的穩定性機能

　　脊椎的穩定性由：骨骼·關節·韌帶組成的「被動子系統」、肌肉組成的「自主子系統」、負責控制肌群的「神經控制子系統」，這三個系統所構成[10,11]。被動子系統是藉由骨頭、關節構造及脊椎韌帶提供穩定性，自主子系統是透過產生肌力穩定脊椎分節，還有控制肌肉活動的神經控制子系統，這三個子系統交互作用來獲得脊椎穩定性。Panjabi[11]定義脊椎的不穩定性為「透過穩定系統，無法將椎間的中性區neutral zone（些許負荷便會產生生理學上椎間運動的區域）維持在生理學範圍內」。被動子系統靠近可動範圍最末端，僅能控制分節間運動，另一方面，中性區的控制則與自主性肌肉收縮或肌肉張力有相當大的關聯（圖6）[12]。

　　以控制脊椎穩定性而言，在中性區肌肉的機能很重要，負責的軀幹肌肉從構造上的特色可分為：局部肌肉系統及全身肌肉系統兩類[13]（表2）。局部肌肉定義為起始處或終止處直接附著於腰椎上的肌肉，控制位於軀幹深層的腰椎分節穩定性。不僅軀幹肌肉，位於關節深處的肌肉也會適度在關節上施加張力，有提高穩定性的作用[14]，頸椎處的頸長肌便是一例。另一方面，全身性肌肉沒有直接附著於脊椎，為橫跨多個分節的表淺肌肉，脊椎運動時產生力矩，控制運動方向。可想見藉由這兩個肌肉系統交互作用，增加腰椎穩定性，提高軀幹韌性[15]。

圖6　脊椎分節之負荷－位移曲線

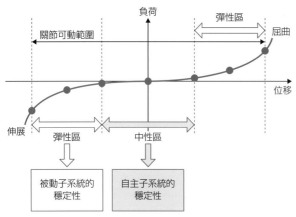

在中性區肌肉收縮的自主子系統貢獻大，另一方面，在可動範圍最末端周邊則是骨頭、關節、韌帶等被動子系統的貢獻大。

表2　局部肌肉、全身性肌肉之分類

局部肌肉	全身性肌肉
• 腹橫肌	• 腹直肌
• 腹內斜肌（胸腰筋膜附著纖維）	• 腹外斜肌
• 腰方肌的內側纖維	• 腹內斜肌
• 多裂肌	• 腰方肌的外側纖維
• 胸最長肌的腰部部分	• 胸最長肌的胸部部分
• 腰髂肋肌的腰部部分	• 腰髂肋肌的胸部部分
• 橫突間肌	
• 棘間肌	
• 腰大肌＊	

＊也有人將腰大肌當成髖關節肌，不包含在局部肌肉中。

（部分引用、變更自文獻13）

> **Memo　彈性區elastic zone**
>
> 　　相對於中性區neutral zone的用詞，指可動範圍最末端周邊的區域。由於彈性區elastic zone骨頭、關節、韌帶等被動子系統對穩定性的貢獻大，可想見容易產生構造上的破壞（例如：反覆腰椎最大伸展→腰椎解離症）。

各軀幹肌肉之機能解剖學

➤腹直肌（圖7）

腹直肌在腹部最表層的位置，起於第5～7對肋骨、胸骨劍突，止於恥骨，白線將腹直肌分成左右兩部分，再各自由3～4條的腱劃區分、補強。作用為腰椎前彎、骨盆後傾，會在矢狀面上的腰椎、骨盆運動中產生強大力矩。

圖7　腹直肌

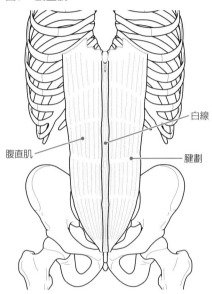

白線

腹直肌

腱劃

 Clinical Hint

仰臥起坐時的肌肉活動

強化腹直肌的代表性運動為仰臥起坐sit-up exercise，而仰臥起坐中大大活動到腹直肌是在抬起上半身的初期（屈曲初期），越往屈曲後期活動量越減少（圖8）。因此要強化腹直肌，上舉角度約為抬高肩胛骨的程度即可。

圖8　仰臥起坐時的腹直肌活動量（n=9, 二因子變異數分析, ＊p＜0.05）

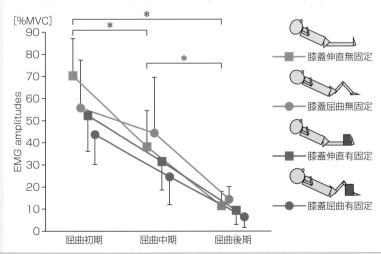

[%MVC]

EMG amplitudes

屈曲初期　　屈曲中期　　屈曲後期

膝蓋伸直無固定

膝蓋屈曲無固定

膝蓋伸直有固定

膝蓋屈曲有固定

比較四種仰臥起坐（膝蓋伸直無固定、膝蓋屈曲無固定、膝蓋伸直有固定、膝蓋屈曲有固定）的腹直肌活動量，結果無論哪種仰臥起坐，活動量大小都是初期＞中期＞後期。

➤腹外斜肌（圖9）

腹外斜肌位在側腹肌群最外層的表淺處，起於第5～12肋軟骨外側，止於髂嵴外唇、腹直肌鞘前葉及白線。單側收縮會產生軀幹的同側側屈、對側旋轉，兩側收縮則會產生軀幹前彎及骨盆後傾。腹外斜肌藉由腹直肌鞘與對側腹內斜肌筋膜相連結[16]，為提高軀幹穩定性，必須與對側腹內斜肌協力活動。

➤腹內斜肌（圖10）

腹內斜肌位在腹橫肌與腹外斜肌中間，起於胸腰筋膜、髂嵴中線、髂前上棘、腹股溝韌帶外側1/3，止於第10～12肋骨下緣、腹直肌鞘前後葉及白線。單側收縮會產生往同側的軀幹側屈及旋轉運動，兩側收縮則產生軀幹屈曲。此外，腹內斜肌後側纖維與腹橫肌、胸腰筋膜相連，所以與腹橫肌同樣與調節腹壓或胸腰筋膜張力有關。根據使用大鼠或模擬模型的研究報告指出[17,18]，腹內斜肌對腰椎穩定性控制有相當大的貢獻，近年來備受矚目。

➤腹橫肌（圖11）

腹橫肌在腹部最深層處，起於第7～12肋軟骨內側、胸腰筋膜、髂嵴內側唇、腹股溝韌帶外側，止於腹直肌鞘後葉及白線。腹橫肌可分為三個區塊：起自胸廓下緣橫向跨越的上側纖維、藉由胸腰筋膜附著在腰椎的中間纖維，以及起於髂嵴與腹股溝韌帶的下側纖維。若兩側收縮，腹圍會減少且腹壓上升，胸腰筋膜與前方筋膜緊繃。有報告指出胸腰筋膜緊繃，有提高中性區腰椎剛性的效果[19,20]。另外有報告指出腹橫肌下側纖維在軀幹往同側方向旋轉時活動量大[21]，由此可知腹橫肌也有助於軀幹旋轉動作。

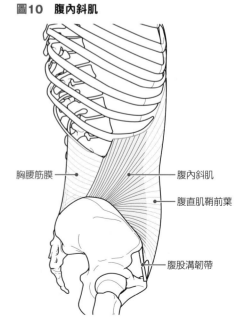

圖9　腹外斜肌

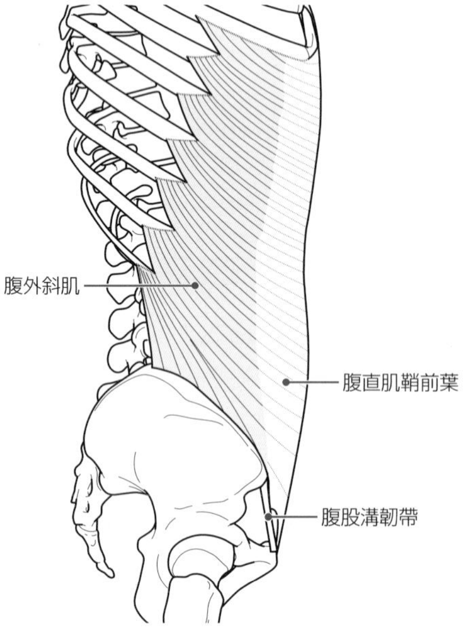

腹外斜肌

腹直肌鞘前葉

腹股溝韌帶

圖10　腹內斜肌

胸腰筋膜

腹內斜肌

腹直肌鞘前葉

腹股溝韌帶

Memo 　**腹橫肌的前饋作用（feedforward）**

　　四肢運動時，腹橫肌會比四肢的主作用肌還要早活動，有前饋作用[22,23]，已確認腰痛患者身上的前饋作用會延遲[24]。有報告指出要改善神經肌肉反應時間，讓該肌肉選擇性收縮可見到效果[25]，所以若要改善腹橫肌的前饋作用，讓腹橫肌進行選擇性收縮的收緊運動draw-in exercise會有效。

➤**多裂肌（圖12）**

　　多裂肌是豎脊肌群中位置最內側的，由存在各高位的肌束聚集起來所構成。每條多裂肌起於腰椎橫突或是骶骨，止於2～4分節上位的棘突。兩側收縮會伸展腰椎，單側收縮的話則產生往同側的屈曲、往對側的旋轉。多裂肌是肌束在各分節上配置的肌肉，可認為在背部全身性肌肉中也是控制分節穩定性的重要肌肉。採用屍體腰椎肌肉的研究報告指出，多裂肌收縮會控制腰椎動作，增加中性區腰椎的剛性[26]。

圖11　腹橫肌

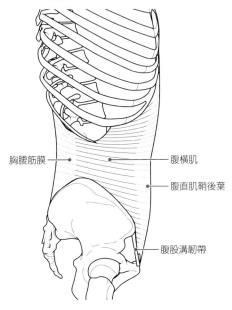

胸腰筋膜

腹橫肌

腹直肌鞘後葉

腹股溝韌帶

圖12　多裂肌

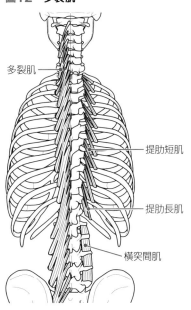

多裂肌

提肋短肌

提肋長肌

橫突間肌

Memo 　**骨盆前後傾時的肌肉活動**

　　有報告指出我們的腹橫肌在骨盆後傾時活動量大，而多裂肌則是在骨盆前傾時活動量大[27]，可認為局部肌肉與控制骨盆傾斜及腰椎前彎有關。

➤腰方肌（圖13）

　　腰方肌起於髂嵴，分成止於第12肋骨的外側纖維及止於第1～4腰椎的內側纖維。單側收縮的話會產生軀幹往同側的側屈與骨盆提高，若是腰椎在前彎位時兩側收縮，會有伸展腰椎的作用。從纖維類別來看，已知外側纖維有提高骨盆或側屈軀幹的作用，內側纖維則是伸展軀幹或側屈軀幹的作用[28]。與腰椎穩定性相關的主要是附著於腰椎的內側纖維，根據使用有限元素模型的研究報告指出，腰方肌可減輕椎間位移或椎間盤內壓，提升穩定性[29]。

➤腰大肌（圖14）

　　腰大肌分為起自T12-L4椎體及椎間盤側面的前側纖維及起自L1-5橫突的後側纖維，兩者一同與髂腰肌合為一體，止於股骨的小轉子。作用於髖關節有屈曲、外轉作用，作用於腰椎時，單側收縮會產生往同側的屈曲，而兩側收縮時則產生腰椎伸展（前彎）。前側纖維主要作用於髖關節屈曲及腰椎屈曲、側屈，尤其在髖

圖13　腰方肌

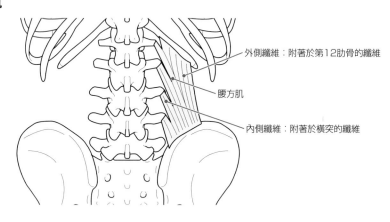

外側纖維：附著於第12肋骨的纖維

腰方肌

內側纖維：附著於橫突的纖維

圖14　大腰筋

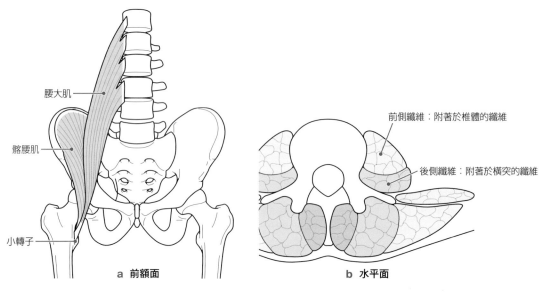

腰大肌

髂腰肌

小轉子

a　前額面

前側纖維：附著於椎體的纖維

後側纖維：附著於橫突的纖維

b　水平面

關節深屈曲位的髖關節屈曲運動中活動量變大（**圖15**）[30]。另一方面有報告指出，若腰椎呈前彎曲位，後側纖維則作用於腰椎伸展、側屈，與腰椎穩定性相關[31]。

SLR：
straight leg raising

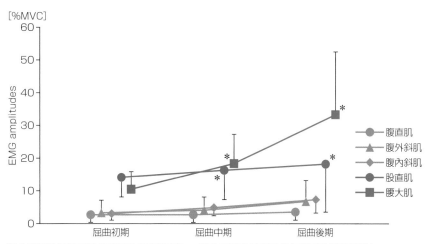

圖15　主動直膝抬腿active SLR時軀幹、下肢肌肉活動
（n=9, 二因子變異數分析, ＊p＜0.05）

腰大肌活動量從屈曲初期到後期逐漸增加，股直肌活動量則是從初期到後期緩緩增加。

Memo　**因列位變化產生作用之差異**

　　腰大肌及腰方肌直接附著於腰椎，不過也有很多遠離脊柱的纖維跨越多個分節，所以可認為同時具有局部肌肉及全身性肌肉的角色。藉由跨越多分節纖維收縮，若腰椎處於前彎的狀態，會在讓腰椎更往前彎的方向，產生腰椎伸展運動；若腰椎處於後彎的狀態，則會在屈曲方向運動。這與胸鎖乳突肌兼頸椎屈曲肌及伸展肌相同，作用為何視頭部位置而定。像這樣，全身性肌肉的作用會隨關節列位而改變，所以關節附近的全身性肌肉扮演著重要角色。

文獻

1) White AA, Panjabi MM：Clinical biomechanics of the spine, 2nd ed, Lippincott, p98-107, 1990.

2) 長谷部清貴, ほか：spino-pelvic rhythmの基本と応用. 臨床スポーツ医学,30(8)：715-719, 2013.

3) Ochia RS, et al：Three-dimensional in vivo measurement of lumbar spine segmental motion. Spine（Phila Pa 1976), 31(18)：2073-2078, 2006.

4) Fujii R, et al：Kinematics of the lumbar spine in trunk rotation：in vivo three-dimensional analysis using magnetic resonance imaging. Eur Spine J, 16(11)：1867-1874, 2007.

5) Neumann DA：筋骨格系のキネシオロジー（嶋田智明, ほか監訳）, p113-426, 医歯薬出版, 2005.

6) Nachemson AL：The Lumbar spine, an orthopedic challenge. Spine, 1：59-71, 1976.

7) Sairyo K, et al：Spondylolysis fracture angle in children and adolescents on CT indicates the fracture producing force vector-A biomechanical rationale. Internet J Spine Surg, 1(2)：2005.

8) Morishita, et al：Neurogenic intermittent claudication in lumbar spinal canal stenosis：the clinical relationship between the local pressure of the intervertebral foramen and the clinical findings in lumbar spinal canal stenosis. J Spinal Disord Tech, 22(2)：130-134, 2009.

9) Comer CM, et al：Assessment and management of neurogenic claudication associated with lumbar spinal stenosis in a UK primary care musculoskeletal service：a survey of current practice among physiotherapists. BMC Musculoskelet Disord, 10：121, 2009.

10) Panjabi MM：The stabilizing system of the spine Part 1：Function, dysfunction, adaption, and enhancement. J Spinal Disord, 5(4)：383-389, 1992.

11) Panjabi MM：The stabilizing system of the spine. Part II. Neutral zone and instability hypothesis. J Spinal Disord, 5(4)：390-397, 1992.

12) Gardner-Morse M, et al : Role of the muscles in lumbar spine stability in maximum extension efforts. J Orthop Res, 13(5) : 802-808, 1995.

13) Bergmark A : Stability of the lumbar spine. A study in mechanical engineering. Acta Orthop Scand Suppl, 230 : 1-54, 1989.

14) 小形洋悦 : 筋肉痛に対するマニュアルセラピー : 深部筋群治療の理論と実際. 理学療法 18(5) : 485-492, 2001.

15) Stanton T, et al : The effect of abdominal stabilization contractions on posteroanterior spinal stiffness. Spine (Phila Pa 1976), 33(6) : 694-701, 2008.

16) Myers TW : Anatomy Trains—Myofascial Meridians for Manual and Movement Therapists : アナトミー・トレイン—徒手運動療法のための筋筋膜経線(松下松雄, 訳), p167-176, 医学書院, 2009.

17) Brown SH , et al : Transmission of muscularly generated force and stiffness between layers of the rat abdominal wall. Spine(Phila Pa 1976), 34(2) : E70-75, 2009.

18) Grenier SG , et al : Quantification of lumbar stability by using 2 different abdominal activation strategies. Arch Phys Med Rehabil, 88(1) : 54-62, 2007.

19) Hodges PW , et al : Contraction of the abdominal muscles associated with movement of the lower limb. Phys Ther, 77(2) : 132-142, 1997.

20) Hodges PW, et al : Feedforward contraction of transversus abdominis is not influenced by the direction of arm movement. Exp Brain Res, 114(2) : 362-370, 1997.

21) Hodges PW, et al : Inefficient muscular stabilization of the lumbar spine associated with low back pain. A motor control evaluation of transversus abdominis. Spine(Phila Pa 1976), 21(22) : 2640-2650, 1996.

22) Crow J, et al : Muscle onset can be improved by therapeutic exercise : a systematic review. Phys Ther Sport 12(4) : 199-209, 2011.

23) Hodges P, et al : Intervertebral stiffness of the spine is increased by evoked contraction of transversus abdominis and the diaphragm : in vivo porcine studies. Spine (Phila Pa 1976), 28(23) : 2594-2601, 2003.

24) Barker PJ, et al : Effects of tensioning the lumbar fasciae on segmental stiffness during flexion and extension. Spine(Phila Pa 1976), 31(4) : 397-405, 2006.

25) Urquhart DM, et al : Differential activity of regions of transversus abdominis during trunk rotation. Eur Spine J, 14(4) : 393-400, 2005.

26) Wilke HJ, et al : Stability increase of the lumbar spine with different muscle groups. A biomechanical in vitro study. Spine(Phila Pa 1976), 20(2) : 192-198, 1995.

27) Takaki S, et al : Analysis of muscle activity during active pelvic tilting in sagittal plane. Phys Ther Res, 19 (1) : 50-57, 2016.

28) Park RJ, et al : Changes in regional activity of the psoas major and quadratus lumborum with voluntary trunk and hip tasks and different spinal curvatures in sitting. J Orthop Sports Phys Ther, 43(2) : 74-82, 2013.

29) Goel VK, et al : A combined finite element and optimization investigation of lumbar spine mechanics with and without muscles. Spine(Phila Pa 1976), 18(11) : 1531-1541, 1993.

30) 大久保 雄 : 大腰筋の運動中の機能について—筋電図研究より. Sportsmedicine 27(3) : 6-11, 2015.

31) Bogduk N, et al : Anatomy and biomechanics of psoas major. Clin Biomech (Bristol, Avon), 7 (2) : 109-119, 1992.

II

認識病理

1 認識病理（頸椎）

Abstract

■ 頸部疼痛、肩膀僵硬的病理分為：頸椎椎間關節障礙、椎間盤障礙、肌筋膜性障礙等等，這些再交錯摻雜在一起，讓病理變得更為複雜。

前言

　　頸部疼痛、肩膀僵硬為常見症狀，而其起因的病理包羅萬象，可舉出頸椎椎間關節、椎間盤、頸部神經根、肌筋膜性障礙等例子。儘管症狀普遍，但解明病理方面卻如腰痛一般遲遲沒有進展，期望往後能有所斬獲。

　　本項不提必須外科治療的頸椎損傷、椎間盤突出、脊髓型頸椎病變等疾病，而是列舉可採用物理治療的頸部障礙：頸椎挫傷、頸椎椎間關節障礙、頸椎關節黏連、源自肌筋膜的疼痛，來解說其病理及產生機轉。

頸椎挫傷

　　在頭頸部施加外力，頸椎沒產生骨折或脫臼等器質性損傷卻出現頸部疼痛，臨床上會診斷為頸椎挫傷。其病理可舉出為椎間關節、椎間盤、肌肉、神經根、棘間韌帶等的問題，因為這些組織受損或是些微損傷，便出現疼痛。施加外力方式不同，損傷的機轉會隨之而異，可分為衝擊軀幹產生頭部慣性力引起的傷害，以及外力直接作用於頭部的狀況。

　　頭部慣性力產生的頸椎挫傷大多來自交通事故，尤其是乘坐車輛被追撞的事故，從後方對軀幹施加衝擊力，頭部慣性力便對頸椎產生伸展負荷。體育現場中以橄欖球為例，選手被擒抱，軀幹被往前方或側面推擠時，其頭部慣性力便會造成頸部傷害。

　　交通事故引起頸椎挫傷的機轉隨著汽車工學、衝擊生物力學的進步逐漸明朗，根據其結果發現，在座位上施加來自後方的衝擊力，會使軀幹往前方推擠，頭部慣性力便使頸椎自下位頸椎起開始伸展動作，逐漸往上位椎間傳播開來。因此衝擊後100ms左右時頸椎呈現下位頸椎是伸展位、上位頸椎為屈曲位的二相性弧形（圖1、2）。另一方面，生理性的頸椎動作起於頭部，上位頸椎開始伸展動作，逐漸傳至下位頸椎（圖3）。

圖1　適用於慣性力產生頸椎挫傷受傷機轉解明之志願者研究

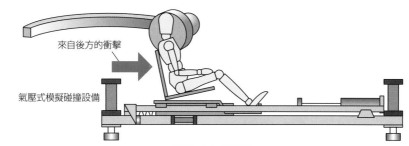

來自後方的衝擊

氣壓式模擬碰撞設備

a　透視X光攝影裝置

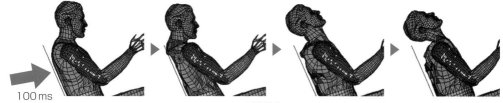

100 ms

b　身體動作

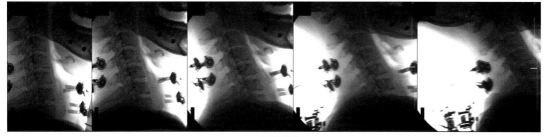

c　頸椎動作

透過氣壓式模擬碰撞設備，模擬從座位後方發生追撞事故、施加衝擊，此時以動態放射線攝影術cineradiography記錄頸椎的動作。

圖2　被追撞時的頸椎動作

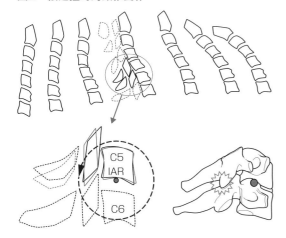

由於軀幹被往前方推擠，從下位頸椎開始伸展動作，因此呈現下位頸椎伸展、上位頸椎屈曲位的二相性弧形。

（引用自文獻2）

圖3　生理性的頸椎舉動

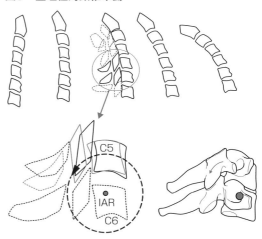

對應頭部動作從上位頸椎開始伸展動作。

（引用自文獻2）

脊椎分節動作有平移運動與旋轉運動兩個要素，藉由這些比例來評估動作品質。頸椎越是上位，椎間關節的關節面越接近水平，下位頸椎則呈現較大的角度（**圖4**）。由於生理性頸椎動作會從上位頸椎開始動作，所以反映出上位頸椎呈現平移要素較大的動作，下位頸椎則呈現旋轉要素大的動作。要表示平移及旋轉要素比例指標，可用旋轉瞬軸（IAR）[1]。換句話說，平移要素較大的動作旋轉瞬軸會往遠方跑，旋轉要素大的動作則在較近端的位置。

用此旋轉軸心來分析受衝擊時C5/6頸椎分節的動作，顯示二相性弧形之際，與生理性動作時的旋轉軸心相較之下，衝擊時上方明顯位移了[2,3]（**圖2、3**）。由此可知，被追撞時的頸椎動作比起生理性的動作，會產生旋轉要素較大的分節動作，此時會妨礙椎間關節平順的平移運動，推測會產生關節相撞的關節面夾擠facet impingement，從使用屍體的實驗中也可發現此種非生理性的椎間關節動作[4,5]（**圖5**）。

IAR：
instantaneous axis of rotation

圖4　高度別的頸椎動作

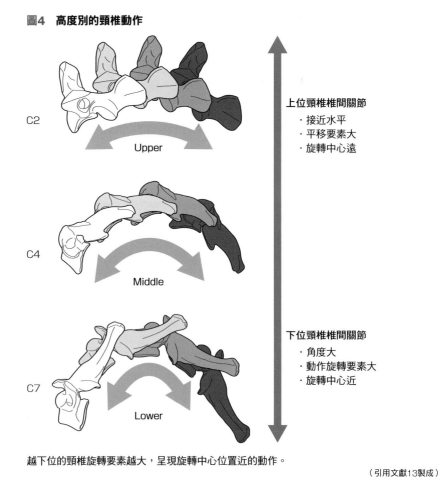

C2

Upper

C4

Middle

C7

Lower

上位頸椎椎間關節
・接近水平
・平移要素大
・旋轉中心遠

下位頸椎椎間關節
・角度大
・動作旋轉要素大
・旋轉中心近

越下位的頸椎旋轉要素越大，呈現旋轉中心位置近的動作。

（引用文獻13製成）

圖5　根據屍體實驗被追撞衝擊時頸椎椎間關節動作解析結果

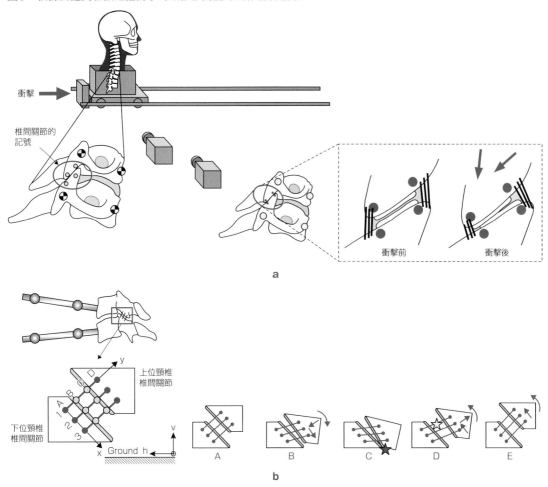

衝擊

椎間關節的
記號

a

上位頸椎
椎間關節

下位頸椎
椎間關節

Ground h

衝擊前　　　衝擊後

A　B　C　D　E

b

不論a或b哪個實驗中都能確認椎間關節的異常動作。

（引用文獻4、5製成）

　　脊柱是以椎間盤接續的不穩定構造，其動作會受到椎間關節的限制，突然的衝擊會強迫產生非生理性動作，對椎間關節造成負荷。因此不僅前述來自後方對軀幹施加的衝擊，來自側面的衝擊也會在承受衝擊側的椎間關節形成負擔。眾多研究發現椎間關節處存在著豐富的傷害受器[6,7]，這些非生理性動作會造成關節囊及關節間組織（半月軟骨meniscoid）損傷，產生疼痛。

　　椎間關節處產生的負荷造成組織損傷，接著啟動發炎機轉修復組織，然而日常生活中，伴著隨頸椎動作持續增加負荷，發炎久久不癒，頸部疼痛便逐漸慢性化。

　　來自椎間關節的疼痛會以轉移痛的形式輻射到肩胛骨周圍，所以頸部疼痛的同時也會產生斜方肌上側、肩胛骨內側疼痛。根據在正常志願者頸椎椎關節處注射高張食鹽水，調查誘發疼痛部位的報告[8]，來自各椎間關節的疼痛輻射部位如圖**6**所示。

圖6　來自頸椎椎間關節之疼痛分布

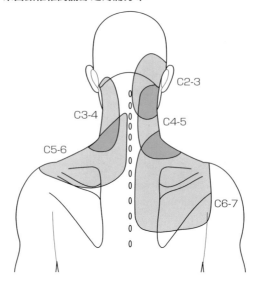

C2-3
C3-4
C4-5
C5-6
C6-7

（引用自文獻8）

　　此外有報告指出，腰椎椎間關節處的發炎會刺激神經根，誘發下肢疼痛[9]，相同機轉發生在頸椎，也可預測會因為頸椎椎間關節發炎，產生上肢轉移痛或手指麻痺等症狀。再者，另有報告指出，在大鼠的頸椎椎間關節處增加物理性負荷，實驗性椎間關節障礙會在前腳產生感覺異常（觸摸痛allodynia）[10,11]。由此可知，無論上肢有沒有呈現神經症狀，經過精密檢查沒發現神經組織壓迫的患者，也有必要懷疑是此機轉產生了症狀。

　　不僅如此，有報告指出頸椎椎間關節受到源自頸部交感神經幹的神經支配[12]，椎間關節發炎會產生刺激交感神經的症狀，也可懷疑與發現頭痛、畏光、暈眩、耳鳴等自律神經症狀有關。

頸椎椎間關節障礙

　　頸椎椎間關節障礙不僅頸椎挫傷時會發作，日常生活中反覆負重、某作業時反覆頸椎伸展旋轉動作也可想見會發作。此外睡眠時因為不自然的姿勢，產生的椎間關節障礙可認為是「落枕」的病理。橄欖球等身體接觸的體育項目中，做出從頭部增加負荷的動作會產生椎間關節障礙。圖7為頸部疼痛的橄欖球選手頸椎影像。擒抱時選手以頭部右側與對手接觸，所以頸椎往左側屈，對左C4/5椎間關節施加負荷，可想見因此形成骨刺。此外X光影像中，C4/5椎間呈現局部後彎變形，可推定相同部位的椎間盤變性，因此椎間盤間隙狹窄化，且為了避免增加對椎間關節的負重負荷，會有機能性後彎等機轉。

圖7　大學橄欖球選手的頸椎影像

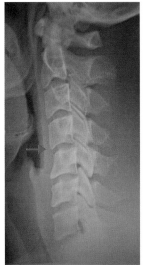

a　頸椎X光影像

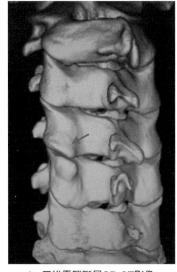

b　三維電腦斷層3D-CT影像

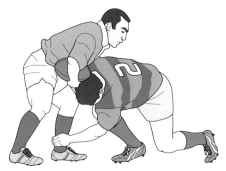

c　擒抱時的姿勢

C4/5椎間呈現局部後彎，C4/5椎間關節左側可見骨刺形成。由此可推測出此選手大多以頭部右側擒抱對手，重複此動作對同一椎間關節造成負擔，產生變形性變化。

圖8　女子足球選手的頸椎X光影像

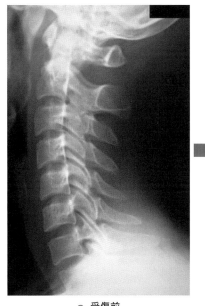

a　受傷前

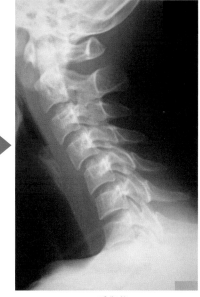

b　受傷後

用勉強的姿勢頂球後隨即出現頸部疼痛，呈現明顯的伸展限制。由側面影像來看，與受傷前偶然拍下的頸椎X光片相比較，受傷後頸椎列位明顯異常。此列位異常的原因可認為是頸椎椎間關節等發炎引起的機能性列位異常。

　　圖8為頂球動作後產生頸部疼痛的足球選手頸椎側面X光影像。受傷前三個月該選手也因為頸部疼痛照了X光影像，受傷後列位明顯產生改變。恐怕是因為頂球動作使頸椎椎間關節、肌肉筋膜受損，為了迴避受傷部位而列位異常。如此評估脊柱列位不僅要考慮構造上的原因，也必須從機能面去思考。

頸椎關節黏連

　　持續對椎間關節施加負荷，關節軟骨會消失、關節周圍骨刺增生，進行變形性變化。此外，伴隨著椎間盤變性，椎間盤周圍骨刺增生，交互作用下X光影像所見的變形性變化愈加明顯，呈現某些症狀便被診斷為頸椎關節黏連。頸椎關節黏連引起的頸椎疼痛病狀並不明顯，但可推測是來自頸椎關節或椎間盤的。

源自肌筋膜的頸部疼痛（圖9）

　　因為某些因素，頸部、肩帶肌肉活動時持續增加局部負荷，肌筋膜產生微細損傷、引起發炎，使得頸部疼痛或肩膀僵硬症狀出現。發炎的結果，產生組織間癒合或滑動性障礙，肌筋膜的力量轉移機能低下，或是局部動作能力降低，造成肌肉萎縮或纖維化，又更進一步誘發發炎，形成惡性循環。此外，持續疼痛被視為中樞神經敏感化，身體不活動又招致機能低下，再次形成惡性循環。此種機轉產生的症狀稱為肌筋膜性疼痛症候群（MPS），藉此產生癒合或滑動性障礙的部位可發現硬塊或結節。源自頸椎椎間關節或椎間盤的疼痛使人活動力低下，也可說是此症候群發作的誘因。要破壞這種惡性循環，可採用階段性、個別性運動治療，也可採用預防活動力低下的認知行為治療等方法。

MPS：
myofascial pain
syndrome

頸部障礙之診斷及治療

　　患者呈現某種神經學所見，懷疑有神經壓迫時，首先會以磁振造影進行影像檢查，探索其器質性病變。然而大多數頸部疼痛或肩膀僵硬的患者身上見不到器質性變化或神經壓迫，所以要從誘發疼痛或壓痛部位等來評估推斷。X光影像上可舉出有椎間盤間隙狹窄、頸椎局部後彎、稱為頸椎過直的列位異常等所見，不過

圖9　肌筋膜性疼痛症候群（MPS）之發作及拖延機轉

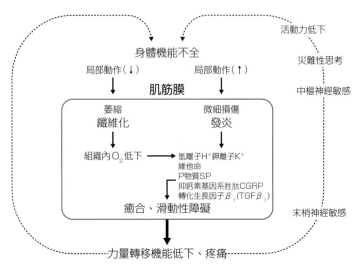

要證明這些所見與目前症狀有無關聯頗有難度。這些X光影像所見也可能無症狀，影像所見說到底不過是輔助診斷的手法，對推定病理應該有所幫助。

骨科的治療方法是針對症狀，給予口服或外用（貼布）的消炎止痛藥，進行各種物理治療。此外針對頸椎椎間關節障礙，也有用椎間關節阻斷注射的方式，見到症狀減輕，具備診斷上的價值。

結語：對物理治療師之期望

對於無明顯器質性病理、因機能障礙產生的症狀，需要推定其發生機轉，針對其誘因進行處置。物理治療師並非一律採用物理治療，而是要針對症狀發作原因，追根究柢並執行能根除的處置方式。

文獻

1) Fuss FK : Sagittal kinematics of the cervical spine-how constant are the motor axes?. Acta Anat (Basel), 141 (1) : 93-96, 1991.
2) Kaneoka K, et al : Motion analysis of Cervical Vertebrae During Whiplash Loading. Spine, 24 (8) : 763-770, 1999.
3) Amevo B, et al : Abnormal instantaneous axes of rotation in patients with neck pain. Spine, 17 (7) : 748-756, 1992.
4) Stemper BD, et al : The relationship between lower neck shear force and facet joint kinematics during automotive rear impacts. Clin Anat, 24 (3) : 319-326, 2011.
5) Pearson AM, et al : Facet Joint Kinematics and Injury Mechanisms During Simulated Whiplash. Spine, 29 (4) : 390-397,2004.
6) Giles LG, et al : Innervation of lumbar zygapophyseal joint synovial folds, Acta Orthop Scand, 58 (1) : 43-46, 1987.
7) Yamashita T, et al : Mechanosensitive afferent units in the lumbar facet joint. J Bone Joint Surg Am, 72 (6) : 865-870, 1990.
8) Dwyer A, et al : Cervical zygapophyseal joint pain patterns. I: A study in normal volunteers. Spine, 15 (6) : 453-457, 1990.
9) Tachihara H, et al : Does facet joint inflammation induce radiculopathy? : an investigation using a rat model of lumbar facet joint inflammation. Spine, 32 (4) : 406-412, 2007.
10) Lee KE, et al : In vivo cervical facet capsule distraction : mechanical implications for whiplash and neck pain, Stapp Car Crash J. 48 : 373-393, 2004.
11) Lee KE, et al : A novel rodent neck pain model of facet-mediated behavioral hypersensitivity : implications for persistent pain and whiplash injury. J Neurosci Methods, 137 (2) : 151-159,2004.
12) Ohtori S, et al : Sensory Innervation of the Cervical Facet Joints in Rats. Spine, 26 (2) : 147-150, 2001.
13) White AA, et al : Clinical biomechanics of the spine, 2nd ed, Lippincott Williams & Wilkins (Philadelphia), 1990.

II

認識病理

2　認識病理（腰椎）

Abstract

■ 診斷椎間盤性腰痛時，要先收集病歷、身體所見、影像所見以及診斷性神經阻斷評估等等各式各樣的資訊，再整合性地判斷，這很重要。

■ 治療腰椎椎間盤突出基本上會給予局部鎮靜及消炎止痛藥，但呈現馬尾障礙時則例外，要早期採取手術治療。若抗拒保守治療的神經根障礙者，其高度診斷與症狀、所見相符，考慮手術治療。

■ 椎間關節性腰痛確診必須要經過診斷性神經阻斷確認有疼痛改善的情況。在理解診斷性神經阻斷有其極限的基礎上，有必要合併病歷、身體所見、影像所見整合性地判斷。

■ 一般而言，腰椎椎管狹窄症中，伴隨膀胱直腸障礙的馬尾障礙或重度神經缺損徵象的病患，強烈建議動手術。若出現影響日常生活的間歇性跛行，保守治療無法改善症狀，在病患本人、家屬希望動手術的情況下，將採取適當的手術。

椎間盤性腰痛

➤ 病理

　　所謂椎間盤性腰痛，定義為構成椎間盤的纖維環、髓核或是椎體終板的神經末梢受到刺激所產生的腰痛[1]。椎間盤受到脊椎竇神經及交感神經幹兩者支配，纖維環外側1/3、前縱韌帶及後縱韌帶處，分布著神經纖維與感覺受器（圖1）[2]。正常狀態下，髓核中不存在神經纖維，但在變性過程中，感覺神經的游離神經末梢入侵了變性髓核[3]。變性椎間盤內產生了各式各樣的細胞激素，這些細胞激素刺激了游離神經末梢，因此引起疼痛[4]。此外，一旦椎間盤逐漸變性，相鄰的椎體終板也會被發炎波及。有報告指出，椎體終板軟骨存在著含有傳遞疼痛胜肽的感覺神經[5]，此神經受到刺激便會增強疼痛。

圖1　椎間盤周遭之解剖圖

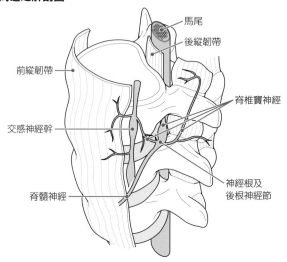

馬尾
後縱韌帶
前縱韌帶
交感神經幹
脊椎竇神經
神經根及後根神經節
脊髓神經

　　椎間盤自青春期起，便開始有所謂斷裂、變性的病理變化[6]，有報告指出腰痛與椎間盤變性沒有關聯，另一方面，也有報告顯示急性腰痛與椎間盤損傷相關[7]。診斷為急性腰痛的腰痛中，可認為存在一定比例的椎間盤性腰痛。急性腰痛發作後，經過亞急性到慢性的歷程，到影像上可見椎間盤變性，臨床上大多將其視為「椎間盤性腰痛」處理。

➤診斷法

●身體所見

　　一般對椎間盤性腰痛的理解為：腰椎屈曲時與坐位時會發現、增強腰痛，這是根據腰椎屈曲位或坐位時，椎間盤內壓上升的生物力學研究所得的結論[8]。然而也有病患主訴腰椎伸展時或站位時會腰痛[9]。腰椎屈曲時誘發腰痛，是鑑別肌筋膜性腰痛的重點。鑑別時，對肌筋膜徒手介入壓迫棘突誘發的腰痛、肌肉伸展時疼痛或肌肉附著部位的壓痛，因此減輕疼痛等可成為指標，但就診斷精確度而言則缺乏明確的證據。

●影像診斷

　　在X光影像上，要確認椎間高度有無降低。此外，腰椎機能攝影時（前彎、後彎位），要確認有無椎間不穩定性。尤其前彎位中，椎間盤前方壓扁、椎間後方張大，顯示有椎間盤障礙[10]。磁振造影MRI中，要注意纖維環處產生的高強度區HIZ，以及腰椎終板處產生的莫迪克變化（椎體退化性變化）modic change（圖2）。高強度區HIZ是在腰椎椎間盤後方纖維環，T2加權影像中可見到的高訊號強度區[11,12]，可認為會反映出纖維環損傷與續發性發炎。莫迪克變化（椎體退化性變化）則是在椎體終板及軟骨下骨的訊號變化，分為三種類型[13]。類型1在T1加權影像中低訊號，T2加權影像中高訊號，可認為反映的是骨髓水腫、發炎、血管新生。類型2在T1、T2加權影像中皆呈現高訊號，可認為是反映了骨髓的脂肪

HIZ：
high intensity zone

圖2　應注意的磁振造影影像所見

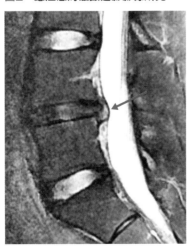
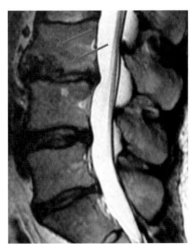

　　a　高強度區（HIZ）　　　　　　b　莫迪克變化類型1

RCT：
randomized
controlled trial

變性。類型3在T1、T2加權影像中皆呈現低訊號，可認為是反映了軟骨下骨硬化。一般來說，與腰痛關係較強烈的，可認為其病理是類型1中的椎體終板發炎及細微損傷。該注意的是，化膿性脊椎炎、椎間盤炎初期也會呈現與類型1相同的影像所見。有雙盲隨機對照試驗double-blind RCT報告指出，藉由給予呈現類型1的慢性腰痛患者一百天的抗菌藥物，腰痛有所改善[14]，鑑別是否為感染性疾病很重要。

另一方面，如今無徵象的椎間盤變性患者存在，已是眾所周知的事實，也有報告指出，無腰痛的正常人約有三成在磁振造影MRI影像上可確認出現椎間盤變性的情況[15]。此外，根據最新探討腰椎椎間盤磁振造影所見與腰痛關聯的統合分析（meta-analysis），椎間盤膨出、椎間盤擠出、莫迪克變化類型1、椎間盤推出及椎間盤變性明顯與腰痛相關，但是高強度區或纖維環損傷則見不到與腰痛間的關聯（**表1**）[16]。從以上可知，磁振造影中的影像所見說到底不過輔助診斷用，有必要注意這點。診斷椎間盤性腰痛必須要收集病歷、身體所見、影像所見及診斷性神經阻斷評估後，再行整合性判斷，這很重要。

● 椎間盤造影、神經阻斷

椎間盤性腰痛診斷中的標準方法gold standard是椎間盤造影檢查[17]，以往會將注入顯影劑時的腰痛，與平常感受到的腰痛做比較，看看其性狀、部位是否類似（再現痛），結果用於診斷。近年來有報告指出，藉由後面會介紹的往椎間盤內注射局部麻醉藥物（椎間盤阻斷）法，可緩和疼痛，也有助於診斷[18]。患者採俯臥位，在X光透視下，將阻斷注射針插入椎間盤內。椎間盤造影後，注射1%利多卡因（lidocaine）或0.25%布比卡因（bupivacaine）0.75～1.0mL進行神經阻斷，確認去除疼痛。

表1　腰椎椎間盤磁振造影所見與腰痛之關聯

磁振造影所見	勝算比（95%信賴區間）	無徵象成人中發生頻率	腰痛患者身上發生頻率	P值
纖維環損傷	1.79 （0.97～3.31）	11.3% （9.0～14.2%）	20.1% （17.7%～22.8%）	0.06
高強度區	2.10 （0.73～6.02）	9.5% （6.7～13.4%）	10.4% （8.0～13.4%）	0.17
椎間盤變性	2.24 （1.21～4.15）	34.4% （31.5～37.5%）	57.4% （54.8～59.8%）	0.01*
椎間盤膨出 （bulging）	7.54 （1.28～44.56）	5.9% （3.8～8.9%）	43.2% （38.2～48.2%）	0.03*
椎間盤推出 （protrusion）	2.65 （1.52～4.62）	19.1% （16.5～22.3%）	42.2% （39.3～45.1%）	0.00*
椎間盤擠出 （extrusion）	4.38 （1.98～9.68）	1.8% （0.1～3.7%）	7.1% （5.4～9.4%）	<0.01*
莫迪克變化類型1 （modic change type 1）	4.01 （1.10～14.55）	3.2% （0.7～9.4%）	6.7% （4.2～10.4%）	0.04*

磁振造影所見中「椎間盤變性」的勝算比為2.24倍，在腰痛的疾病比例明顯偏高。另一方面，無徵象成人中發生「椎間盤變性」的頻率也高達34.4%，須注意。

（引用自文獻16）

➤治療法

●藥物治療

　椎間盤性腰痛沒有特異性藥物，一般會選擇非類固醇抗發炎藥物（NSAIDs）、乙醯胺酚（acetaminophen）等使用[19]。針對慢性腰痛的藥物治療並非只有非類固醇抗發炎藥物等止痛藥，也會採用抗憂鬱藥物、麻醉性止痛藥等多種藥劑，然而必須注意伴隨長期使用而來的副作用。

NSAIDs：
non-steroidal anti-inflammatory drugs

●椎間盤神經阻斷

　椎間盤神經阻斷不僅能診斷椎間盤性腰痛，作為保守治療也很有效，透過合併類固醇等抗發炎藥使用，可期待抗發炎效果。近年來有報告指出，藉由注射抗細胞激素藥物，減輕了椎間盤性腰痛，是種未來可期的治療方式之一[20,21]。另一方面，這種侵入性治療也伴隨著感染的風險，所以往椎間盤注射藥物時必須細心留意[17]。此外有報告指出，雖然阻斷支配下位腰椎椎間盤的神經——L2神經根，並非直接治療椎間盤，但是對椎間盤性腰痛也有其效果[23]。

●經皮椎間盤內高頻熱凝療法

　所謂經皮椎間盤內高頻熱凝療法，是在椎間盤內插入導管，加熱椎間盤，藉此使侵入椎間盤的神經變性，是種收縮膠原纖維、以穩定椎間盤為目的的治療，然而其效果尚殘留眾多未明之處[22]。

●手術治療

　椎間盤變性是椎間盤性腰痛的疼痛源頭，理論上用固定同個部位的椎體間融合術應該能讓腰痛消失[17]，然而實際上選擇椎體間融合術的病例很少。根據驗證在歐洲推行對腰痛患者進行手術治療的系統性文獻回顧，椎體間融合術與仔細進行復健的非手術群相較之下，並未出現明顯的優勢[24]。

腰椎椎間盤突出

➤病理

　所謂腰椎椎間盤突出，是構成椎間盤的髓核或纖維環內層，穿過周圍環繞的纖維環，從本來的位置往周圍突出的狀態。廣義的椎間盤突出還包括前方突出及椎體內突出。形成臨床問題的是接觸到神經組織的往後突出。從歷史角度來說，當初椎間盤突出曾被視為腫瘤之一的軟骨瘤（chondroma），不過後來由Mixter與Barr確立了椎間盤突出造成坐骨神經痛的概念[25]。出現本疾病者以男性居多（男女比約2～3：1），好發年紀男女皆為20～40歲左右。以高度來說，最多的是L4/5椎間，次多的是L5/S1。年輕人好發在L5/S1椎間，40歲以上的則多為L4/5椎間。隨著年齡增加，有從L4往上方發展的傾向。

此外，據說髓核含水率在兒童期為88%，在老年則為66%，而變性椎間盤的含水率則會減少。若再加上反覆扭轉的負荷，纖維環上形成放射狀龜裂，可想見會產生椎間盤突出[26]。纖維環放射狀龜裂與椎間盤突出大多發生在後外側。由於纖維的後外側是胎生期血管滋養管侵入纖維環的部位，因此可認為此處纖維比其他地方要來得脆弱。

另一方面磁振造影MRI中，約三成無腰痛的健康者確認有椎間盤突出，就腰骶部神經根產生障礙者而言，光靠神經根受到機械性壓迫因素並無法完整說明其發生機轉。實驗方面，已知椎間盤組織本身有發炎性細胞激素，或是椎間盤組織暴露在硬膜外腔，會產生發炎反應，也就是化學因素引起了神經機能性、器質性變化[27]。如今研究發現椎間盤突出會引起神經症狀，可認為機械性壓迫因素與化學性因素各有關聯，所占比例不同。

▶診斷法

腰椎椎間盤突出的診斷基準並未統一，不過日本骨科學會的《腰椎椎間盤突出診療指南》中所提倡的診斷基準如**表2**所示[28]。

● 自覺症狀

特徵為腰痛、下肢疼痛及麻痺。並非所有椎間盤突出都會出現腰痛。下肢疼痛及麻痺會在椎間盤突出造成障礙神經的支配區域出現。此外，該部位可見到各種程度的神經缺損症狀。

● 身體所見

一般而言，腰椎前彎時症狀會更明顯，不僅如此，神經根受刺激的症狀為其特徵。首先，進行仰臥位時伸展單側上肢並抬高的直膝抬腿測試（SLR test），若為陽性，可懷疑是L4/5或L5/S1椎間盤突出（**圖3**）。由於伸展並抬高下肢，刺激坐骨神經，便會在坐骨神經區域輻射疼痛。

SLR：
straight leg raising

表2　腰椎椎間盤突出診療指南制定委員會提倡之診斷基準

1. 有腰部、下肢疼痛（主要是單側，或單側較明顯）。
2. 靜態時也有症狀。
3. 直膝抬腿測試SLR test 70°以下呈陽性（但年長者身上並非絕對條件）。
4. 磁振造影等影像中可見到椎間盤突出，但未同時見到椎管狹窄症。
5. 症狀與影像所見一致。

　　不過在高齡者身上，即使有神經根壓迫，直膝抬腿測試的陽性率也很低。讓患者伸展並抬高患側同側下肢時，許多人說會轉移痛，而讓患者抬起患側對側下肢時，若也說會轉移痛，則是對側徵象contralateral sign陽性，神經根症狀敏感度低，但特異度高。另一方面，患者呈俯臥位，藉由將小腿往上方拉來伸展髖關節，這是股神經牽拉測試（FNS test），若為陽性，則可懷疑是L3/4或更高位的椎間盤突出（圖4）。

FNS：
femoral nerve
stretch

　　此外，受到椎間盤突出障礙影響，有時神經支配區域會產生感覺、運動及深部反射異常（表3）。藉由詳細的下肢神經學檢查，可推斷有障礙的神經根。中心性且椎間盤突出巨大的情況下，呈現雙側下肢、會陰部感覺異常或膀胱直腸障礙等馬尾障礙者很少見，需要早期動手術，不可放過。

II
認識病理

圖3　直膝抬腿測試（SLR test）

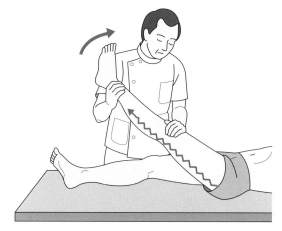

圖4　股神經牽拉測試（FNS test）

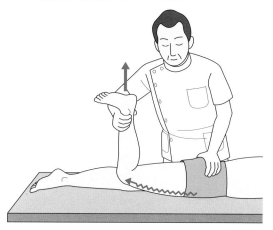

表3　障礙神經根之推斷（高度診斷）

	L4神經根	L5神經根	S1神經根
感覺區域	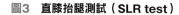		
肌力低下	股四頭肌	脛骨前肌 伸拇長肌	腓腸肌 屈拇長肌
深部反射	膝跳反射↓	─	阿基里斯腱反射↓

●影像診斷

本疾病並無專屬的X光影像所見，磁振造影MRI影像是確診的首要選擇。一般而言，磁振造影的T1加權影像適合掌握椎間盤突出的形態，T2加權影像則可知道椎間盤變性的程度。無徵象的椎間盤突出出現頻率高，即使磁振造影上見到椎間盤突出，也需要整合臨床症狀、神經學所見及椎間盤高度才可確診。

➤治療法

治療基本為局部鎮靜，及給予消炎止痛藥。呈現馬尾障礙時則例外，需要早期動手術。抗拒保守治療的神經根障礙患者，若其高度診斷與症狀、所見相符，可考慮動手術。

●靜養

以針對椎間盤突出急性期的治療來說，支持靜養的證據很少[29]。根據Vroomen等人的研究報告指出，14天靜養臥床與在管理下相當小心地生活，兩者成績沒有差別[30]。在此背景下，比起指示患者要靜養，不如指示患者應該在自身能活動的範圍內，慢慢回歸日常生活。

●藥物治療

一般會選擇使用非類固醇抗發炎藥物、乙醯胺酚及肌肉鬆弛劑等[28]。以病理來說，其中也包含了神經障礙性疼痛的機轉，所以使用普佳寧（pregabalin）、血清素‧正腎上腺素回收抑制劑等機會也增加了。

●神經阻斷

在腰部硬膜外注射類固醇是保守治療的選擇之一。許多報告指出，治療開始早期可有效改善疼痛，但長期恢復機能方面則見不到明顯差異[28,31]。神經根阻斷可確定有障礙的神經根為何，也就是能有效判斷高度，是種診斷性的治療。

●手術治療

呈現馬尾障礙或明顯運動麻痺的情況下，絕對要動手術，不過前述以外的病例，一般會先進行6～12週保守治療，無效才考慮動手術。過去眾多報告指出，手術治療在術後1～2年時的成效比保守治療要來得好，然而其後經過觀察，並無明顯差異[28,32]。近年來，該手術大部分是在顯微鏡或內視鏡下進行，切除突出部分來確實替障礙神經根去除壓力及緊繃，是為手術成效的根本，兩者成效可說幾乎相同[28,33]。

另一方面，以雷射進行的經皮椎間盤消融術，即使僅限定適用於非擠出型的椎間盤突出，改善率也在70%前後，併發症則有脊椎炎、終板‧神經根燒燙傷、骨頭壞死等，應掌握此手術會有這些重大併發症的事實[34,35]。

注意馬尾障礙

　呈現雙側下肢、會陰部感覺異常或膀胱直腸障礙等馬尾障礙病例，要早期進行神經除壓。尤其伴隨膀胱直腸障礙者，希望48小時內能動手術。

椎間關節性腰痛

▶病理

　　所謂椎間關節性腰痛，定義為肇因於椎間關節之構造（骨頭、關節囊纖維、滑膜、玻璃軟骨）及機能變化所產生的疼痛[36]。椎間關節及其周圍組織處分布著豐富的傷害受器，尤其在關節囊的內尾側部及邊緣處、關節突起肌肉附著處分布數量多[37]。傷害受器的存在，表示椎間關節本身容易因為機械應力成為疼痛源頭。另一方面，支配椎間關節的神經——腰神經後枝內側枝，除了支配椎間關節，也支配棘間肌、多裂肌，在椎間關節產生的傷害刺激，有可能引起同神經肌群的反射性攣縮、肌肉緊繃[38]，因此椎間關節性腰痛有可能與肌筋膜性腰痛關係密切。此外也有報告指出，若椎間關節發炎，會波及位於其腹側的神經根，有可能引起神經障礙性疼痛[39]。換句話說，椎間關節處發炎不僅會腰痛，也有可能引起下肢疼痛。如此一來，與其將椎間關節性腰痛視為起因於椎間關節本身的獨立病狀，不如視為疼痛機轉包含源自周圍組織的病態來處置，在臨床上更為實際。

　　椎間關節的機能有：限制椎體間的動作，以及長軸方向的負重轉移。椎間關節會轉移約16%左右的長軸方向負重，剩餘的約84%由椎體及椎間盤負擔[40]。腰椎椎間關節的關節面比胸椎接近矢狀面，所以相對有利於屈曲伸展運動，同時旋轉運動也受到限制[41]。根據生物力學方面的探討報告指出，已知對椎間關節周圍的應力，在腰椎伸展及旋轉的複合運動時會增加，尤其壓力會集中在旋轉方向及對側椎間關節[42,43]。更進一步比較腰椎的伸展及旋轉運動，旋轉運動時椎間關節的接觸壓力大，再加上骶骨側屈，壓力又更大了[44]。從前述內容可知，在伴隨腰椎旋轉的動作中，骶骨側邊傾斜有可能增加對椎間關節的負荷。因此評估椎間關節性腰痛的患者時，不僅要看腰部，更要注意動作及骨盆周圍肌群的影響等，甚至包含骶骨、骨盆在內，相鄰關節的列位失當也要注意。

➤診斷法

●身體所見

　　椎間關節性腰痛一般的身體所見可舉出有：椎間關節部壓痛、關節附近多裂肌硬塊、腰椎伸展或旋轉誘發單側或兩側疼痛且不存在神經缺損症狀等等。然而根據近年來的系統回顧報告指出，診斷椎關節性腰痛時，具有充分特異度的身體所見或病歷很少[45]。

　　根據Jackson等人的大規模診斷學研究，沒有神經缺損症狀的腰痛患者中，椎間關節神經阻斷術有效的患者特徵為：高齡者、有腰痛病史、站位時屈曲體幹伸展到極限會疼痛、沒有下肢疼痛或肌肉攣縮，且在伐氏操作（深呼吸之後憋氣用力）下也不會增強疼痛[46]。此外，在日本田口等人的探討中，單側腰痛患者能局部地表示自己腰痛最強的部位，此一項目是椎間關節性腰痛患者的特徵，除此之外，無法鎖定臨床上其他特徵[47]。至於診斷椎間關節性腰痛經常使用的坎普氏手法（讓腰椎屈曲、伸展來確認是否會誘發症狀），可能有助於排除診斷，另一方面，也明白知道其特異度低（即使用坎普氏手法誘發了腰痛，也無法斷言是椎間關節性腰痛）[48]。

　　綜合上述探討椎間關節腰痛診斷精確度的證據，筆者列出了診斷基準如**表4**所示，根據此基準來診斷。懷疑是椎間關節性腰痛時，筆者認為應該要進行包含影像診斷及診斷性神經阻斷在內的疼痛分析。

●影像診斷

　　從病歷或身體所見懷疑是椎間關節性腰痛時，會藉由電腦斷層或磁振造影來確認椎間關節的變性變化。磁振造影中，有時會見到關節內水腫。另一方面，也有報告說這些椎間關節的變性所見與疼痛沒有關聯，而影像所見說到底，應該僅作為診斷的輔助[49]。投球或投擲（丟鉛球或投擲鐵餅）等伴隨某方向軀幹伸展、旋轉應力的體育項目運動員，許多選手會出現慣用手及對側單側性腰痛，可見到同側椎間關節變性[49]。以陷阱來說，成人發病的腰椎解離症（腰椎疲勞骨折）、骶骨疲勞骨折，以及外側椎間盤突出（尤其是L5/S1）等，也會因為腰椎伸展或旋轉誘發單側腰臀部疼痛，所以影像檢查（磁振造影的短時反轉回復技術STIR尤其有用）時必須排除[49]。

STIR：
short-tau inversion recovery

表4　應懷疑椎間關節性腰痛之身體所見

• 棘突正中央起一橫指以上外側的單側／雙側腰痛
• 伸展、旋轉時的疼痛
• 椎間關節處有壓痛
• 排除用坎普氏手法沒有誘發腰痛的情況
• 排除棘突正中央起一橫指以內的腰痛

●診斷性神經阻斷

　如前所述，診斷椎間關節性腰痛時，是不可能光憑藉身體所見及影像所見就確定診斷的，確定診斷還需要進行椎間關節神經阻斷，或是腰神經後枝內側枝阻斷來確認疼痛改善才行。若藉由神經阻斷症狀消失，便可推測腰痛的原因為椎間關節性，但若疼痛沒有完全消失，而是減輕，便要根據其減輕程度推測與椎間關節性腰痛間的相關程度。診斷性神經阻斷的問題有：安慰劑效果、有可能連來自其他組織的疼痛都阻斷掉（偽陽性），必須要在理解診斷性神經阻斷的極限下，結合病歷、身體所見、影像所見，來整合性地判斷[50]。

➤治療法

●椎間關節神經阻斷

　椎間關節神經阻斷不僅有診斷上的意義，也可期待其治療效果。阻斷效果從數小時，到持續一年以上的長時間都有，視病例而定。椎間關節神經阻斷的高度，可由患者本人以單指指示疼痛部位，也可透過觸診找出壓痛部位來選擇。患者俯臥，X光透視下採斜位，確認椎間關節面，阻斷針頭插進椎間關節內，注射利多卡因1.0mL阻斷神經。若患者是運動選手，阻斷當日完全靜養，只有隔天的練習量要調整，後天起便無限制[50]。

●手術治療

　針對椎間關節性腰痛的手術治療，理論上可考慮脊椎融合術。然而針對椎間關節性腰痛單獨的病態，相當少人考慮脊椎融合術。針對慢性的椎間關節性腰痛，可考慮採用經皮電燒術，限定腰痛持續三個月以上、神經學上沒有缺損症狀、無外傷病史，且即使腰神經後內側枝暫時阻斷也有效的病患採用。然而根據近年來系統文獻回顧[51]與許多機構最新隨機臨床試驗（RCT）的結果[52]，其有效性被打上問號。

RCT：
randomized clinical trials

腰椎椎管狹窄症

➤病理

　所謂腰椎椎管狹窄症，指的是在腰椎處天生的，或是主要因退化性變化引起椎間盤、黃韌帶、椎間關節等神經組織周圍變性，或隨之而來的肥厚，使神經根或馬尾慢性受到壓迫的狀態[53]。由於對神經根或馬尾慢性壓迫，患者會自覺下肢疼痛、麻痺，或者呈現運動麻痺、感覺障礙等臨床症狀，此種狀態便稱為腰椎椎管狹窄症。

腰椎椎管狹窄症的特徵狀態為神經性間歇跛行。所謂間歇性跛行，在靜止時無症狀，或是症狀輕微，然而一旦開始步行，會出現新症狀，或者症狀惡化到無法繼續行走，短暫休息後會恢復，便可再次行走的狀態。間歇性跛行可分為神經性與血管性，而神經性間歇跛行的特徵為與姿勢因素關係密切。患者身上顯示有「走路時惡化的下肢症狀以前彎姿勢休息後，迅速改善」、「用前彎姿勢走路或騎腳踏車，不會有下肢症狀」等姿勢因素存在時，其所見可說會令人強烈懷疑為神經性間歇跛行，也就是腰椎椎管狹窄症。

➤診斷法

診斷腰椎椎管狹窄症最大的問題在於：沒有明確的診斷基準。影像所見中，即使發現椎管內馬尾或神經根受到壓迫，也不一定會引起神經症狀，狹窄程度與臨床症狀嚴重度並非絕對相關[54]。因此光靠影像所見，是不可能診斷腰椎椎管狹窄症的。由日本骨科學會及日本脊椎脊髓疾病學會監修制定的《腰椎椎管狹窄症診療指南》中，腰椎椎管狹窄症定義為症候群，並列出如**表5**所示的診斷基準（準則）[55]。要確定患者罹患腰椎椎管狹窄症，必須經過評估符合診斷基準（準則）所列出的自覺症狀及身體所見，且能確認並合理說明影像所見。診斷為腰椎椎管狹窄症時，為了決定治療方針，要進行神經障礙類型及併發症的評估。

●神經障礙類型之評估

腰椎椎管狹窄症的神經障礙類型可分為：馬尾型、神經根型，以及混合型三種（**表6**）。馬尾型會呈現下肢、臀部及會陰部感覺異常、膀胱直腸障礙、下肢無力感或性功能不全等自覺症狀，沒有疼痛，症狀為兩側性。客觀症狀方面，其特徵為多發性神經根障礙。另一方面，神經根型的主訴為自覺性下肢疼痛，單側疼痛病患比兩側疼痛病患多。客觀症狀方面，其特徵為單一神經根障礙。混合型則是合併有馬尾型及神經根型的病狀。

診斷神經障礙類型，須經過問診、神經根阻斷，接著步行負荷測試來進行[56,57]。尤其高齡者，光憑問診很難充分評估患者本人的自覺症狀，檢驗者與患者一起行走，執行步行負荷測試特別有用。

表5 腰椎椎管狹窄症之診斷基準（準則）

須完全滿足以下4項目：
①從臀部到下肢會疼痛或麻痺。
②從臀部到下肢的疼痛或麻痺，會因為站立或持續行走而出現或惡化，前彎或保持坐位時變輕鬆。
③若單獨只有因行走而惡化的腰痛則排除。
④磁振造影等影像中確認有椎管或椎間孔的變性狹窄，可說明臨床所見。

表6 神經障礙類型之分類

神經障礙類型	自覺症狀	客觀所見
馬尾型	下肢、臀部、會陰部感覺異常	多發性神經根障礙
神經根型	下肢、臀部疼痛	單一神經根障礙
混合型	馬尾型＋神經根型	多發性神經根障礙

透過步行負荷測試，約有一成患者會改變神經障礙類型的診斷，許多根據問診診斷為馬尾型或神經根型的患者，在步行負荷測試後判別為混合型[57]。由於腰椎椎管狹窄症的自然歷程會隨著神經障礙類型而異，所以評估該項能作為決定治療方針的參考。換言之，神經根類型採取自然緩解或保守治療的有效例子多，另一方面，馬尾型則未顯示自然緩解的傾向[56]。未接受適當治療的馬尾型患者，大多會在日常生活下功夫（使用拐杖或手推車等），努力防止間歇性跛行。

●併發症之評估

周邊動脈疾病引起的血管性間歇跛行或糖尿病性末梢神經障礙等疾病會呈現類似腰椎椎管狹窄症的症狀，鑑別診斷很重要。此外，這些疾病合併有腰椎椎管狹窄症的患者也不在少數。

周邊動脈疾病引起的血管性間歇跛行與姿勢無關，特徵為光是站著不動就能減輕下肢疼痛[58]。有無足背動脈、後脛動脈的搏動，或是上下肢血壓比（ABI）可作為參考。糖尿病性末梢神經障礙的發作，與血糖控制及罹患期間有密切關係[59]，初期藉由控制血糖，可期待症狀有所改善。

ABI：

ankle brachial
pressure index

➤治療法

●生活指導

腰椎椎管狹窄症會因為腰椎伸展（增強前彎）引發症狀，所以採用腰椎前彎和緩的姿勢，便可延遲症狀出現的時間，減輕其程度。具體來說，要指導患者步行時使用拐杖或推車、站立時將單腳放在高10cm左右的踏台上、作業時前臂或手肘要有支撐處等等。

●藥物治療[55]

一般來說，大多會給予患者非類固醇抗發炎藥物、肌肉鬆弛劑、甲基鈷胺素（維他命B12），然而治療效果方面的實證不足。口服前列腺素E1（利馬前列素阿法環糊精Limaprost Alfadex）對腰椎椎管狹窄症引起之神經性間歇跛行或下肢麻痺等馬尾障礙，短時間有效。文獻上另有報告指出降鈣素製劑、靜脈注射前列腺素製劑的有效性，但是不適用於健保。

●神經阻斷治療

針對腰椎椎管狹窄症引起的神經根性疼痛，硬膜外阻斷或神經根阻斷法短期內有效[55]，然而是否有高於自然歷程的效果，並無實證。有關注射類固醇效果的報告種類繁多，如今實證尚未有定論[60]。

● 手術治療

對腰椎椎管狹窄症患者進行保守治療或不治療，其自然歷程未必不好。輕度或中度的腰椎椎管狹窄症患者中，採保守治療經過2～10年觀察後，約2～4成最終必須要動手術，然而沒必要動手術的患者中約5～7成的疼痛會減輕[55]。左右保守治療預後的是病狀及初期治療的成效，神經根症狀為主體的患者或初期治療成效良好的患者，長期成效也會被視為良好[61]。另一方面，併發變性側彎的患者身上，保守治療的長期成效不佳。

一般而言，對伴有膀胱直腸障礙的馬尾障礙者或帶有重度神經缺損癥候的病例，會積極建議動手術。出現影響日常生活的間歇跛行、保守治療症狀未改善、在患者本人家屬希望動手術的情況下，會採用相對合適的手術法。判斷為適合動手術的患者，若罹患疾病時間過長，有些人的症狀無法完全改善。此外，我們已知靜態時的下肢麻痺在術後很難消失，必須在術前充分向患者說明並取得同意[62]。代表性術式如下：

①後方減壓術

針對腰椎椎管狹窄症的手術，基本上是以椎板切除術為代表的後方減壓術，其中短期成效大致良好[62-64]。大範圍椎板切除術很久以前就已針對腰椎椎管狹窄症施行，有報告指出其長期成效良好，但可見到成效逐年惡化，尤其是多椎板切除群的成效劣化明顯[65]。一般而言，經過4～5年，整體70～80%的患者可得到良好的成效，到了8～10年以上，維持良好成效的患者平均約落在65%左右[55]。

②脊椎融合術

PLIF：
posterior lumbar interbody fusion

針對腰椎椎管狹窄症的脊椎融合，以在椎體間進行骨頭移植的後側腰椎椎體間融合術（PLIF）為代表性術式，通常會使用椎弓螺釘等金屬器材來固定。脊椎融合術一般會使用於合併有腰椎解離或X光方面不穩定的情況。對此種病例進行融合術的目的為：治療或預防腰痛、改善神經症狀，且預防神經症狀再復發。國外的隨機臨床試驗中，有報告指出比起單獨的減壓術，追加融合術的成效較好[66]，不過也有兩者看不出差別的報告[67]，關於是否應用融合術至今依舊無法取得共識。至於追加融合術的根據──「不穩定性」，其定義與評估基準並不明確。再者，存在不穩定性也未必會產生症狀，不穩定性產生的症狀特徵也尚未充分解明，所以判斷是否施行融合術很困難，可想見現狀是每個病例各自判斷其適用狀況。

追加融合術主要的併發症為：對相鄰椎間的影響、融合處的骨頭癒合不全、術後感染率上升、金屬醫材引起的問題及取骨部疼痛等問題。

結語：對物理治療師之期望

理解病理，可提高物理治療的品質。此外，要注意病狀也有可能隨著病程變化。也就是說，反覆確認症狀、評估身體所見很重要。比方說，有位腰椎椎管狹窄症採用物理治療的患者，在歷程中出現馬尾障礙及下肢麻痺，後來去動了手術。這種情況下，物理治療師與醫師迅速地合作就很重要。細心的觀察力、溝通能力，以及對疾病、病理的知識（例如：腰椎疾病中的馬尾障礙要動手術），對物理治療師而言可說是相當重要的能力。

參考文獻

1) 菊地臣一：腰痛の発現部位. 椎間板性腰痛. 腰痛, p110, 医学書院, 2013.

2) Edgar MA：The nerve supply of the lumbar intervertebral disc. J Bone Joint Surg Br, 89(9)：1135-1139, 2007.

3) Freemont AJ, et al：Nerve ingrowth into diseased intervertebral disc in chronic back pain. Lancet 350(9072)：178-181, 1997.

4) Burke JG, et al：Intervertebral discs which cause low back pain secrete high levels of proinflammatory mediators. J Bone Joint Surg Br, 84(2)：196-201, 2002.

5) Ohtori S, et al：Tumor necrosis factor-immunoreactive cells and PGP 9.5-immunoreactive nerve fibers in vertebral endplates of patients with discogenic low back Pain and Modic Type 1 or Type 2 changes on MRI. Spine(Phila Pa 1976), 31(9)：1026-1031, 2006.

6) Boos N, et al：Classification of age-related changes in lumbar intervertebral discs：2002 Volvo Award in basic science. Spine(Phila Pa 1976), 27(23)：2631-2644, 2002.

7) Hyodo H, et al：Discogenic pain in acute nonspecific low-back pain. Eur Spine J, 14(6)：573-574, 2005.

?) Bogduk N, et al：The nerve supply to the human intervertebral discs. J Anat, 132(1)：39-56, 1981.

8) Nachemson A：Towards a better understanding of low-back pain：a review of the mechanics of the lumbar disc. Rheumatol Rehabil, 14(3)：129-143, 1975.

9) 大島精司, ほか：慢性椎間板性腰痛. J Spine Res, 7(6)：1001-1004, 2016.

10) Leone A, et al：Lumbar intervertebral instability：a review. Radiology, 245(1)：62-77, 2007.

11) Jha SC, et al：Clinical Significance of High-intensity Zone for Discogenic Low Back Pain：A Review. J Med Invest, 63(1-2)：1-7, 2016.

12) Aprill C, et al：High-intensity zone：a diagnostic sign of painful lumbar disc on magnetic resonance imaging. Br J Radiol, 65(773)：361-369, 1992.

13) Modic MT, et al：Degenerative disk disease：assessment of changes in vertebral body marrow with MR imaging. Radiology, 166(1)：193-199, 1988.

14) Albert HB, et al：Antibiotic treatment in patients with chronic low back pain and vertebral bone edema(Modic type 1 changes)：a double-blind randomized clinical controlled trial of efficacy. Eur Spine J, 22(4)：697-707, 2014.

15) Boden SD, et al：Abnormal magnetic-resonance scans of the lumbar spine in asymptomatic subjects. A prospective investigation. J Bone Joint Surg Am, 72(3)：403-408, 1990.

16) Brinjikji W, et al：MRI Findings of Disc Degeneration are More Prevalent in Adults with Low Back Pain than in Asymptomatic Controls：A Systematic Review and Meta-Analysis. AJNR Am J Neuroradiol, 36(12)：2394-2399, 2016.

17) 青木保親, ほか：椎間板性腰痛の診断と治療. MB Orthop, 29(10)：81-90, 2016.

18) Ohtori S, et al：Results of surgery for discogenic low back pain：a randomized study using discography versus discoblock for diagnosis. Spine (Phila Pa 1976), 34(13)：1345-1348, 2009.

19) 日本整形外科学会診療ガイドライン委員会, ほか：腰痛診療ガイドライン2012 第1版（日本整形外科学会 ほか監修）, 南江堂, 2012.

20) Sainoh T, et al : Single Intradiscal Administration of the Tumor Necrosis Factor-Alpha Inhibitor, Etanercept, for Patients with Discogenic Low Back Pain. Pain Med, 17(1) : 40-45, 2015.

21) Sainoh, T, et al : Single intradiscal injection of the interleukin-6 receptor antibody tocilizumab provides short-term relief of discogenic low back pain. prospective comparative cohort study. J Orthop Sci, 21(1) : 2-6. 2016.

22) Manchikanti, et al : An update of comprehensive evidence-based guidelines for interventional techniques in chronic spinal pain. Part II : guidance and recommendations. Pain Physician, 16(2 Suppl) : S49-283, 2013.

23) Nakamura SI, et al : The afferent pathways of discogenic low-back pain. Evaluation of L2 spinal nerve infiltration. J Bone Joint Surg Br, 78(4) : 606-612 : 1996.

24) Mirza SK, et al : Systematic review of randomized trials comparing lumbar fusion surgery to nonoperative care for treatment of chronic back pain. Spine(Phila Pa 1976), 32(7) : 816-823, 2007.

25) Mixter WJ, et al : Rapture of the intervertebral disc with involvement of the spinal canal. N Engl J Med, 211 : 210-215, 1934.

26) Schmorl G, et al : The human spine in health and disease, 2nd ed, Grune & Stratton, New York and London, 1971.

27) Igarashi T, et al : 2000 Volvo Award winner in basic science studies : Exogenous tumor necrosis factor-alpha mimics nucleus pulposus-induced neuropathology. Molecular, histologic, and behavioral comparisons in rats. Spine(Phila Pa 1976), 25(23) : 2975-2980, 2001.

28) 日本整形外科学会診療ガイドライン委員会, ほか : 腰椎椎間板ヘルニア診療ガイドライン, 改訂第2版（日本整形外科学会 ほか 監修）, 南江堂, 2011.

29) Hofstee DJ, et al : Westeinde sciatica trial : randomized controlled study of bed rest and physiotherapy for acute sciatica. J Neurosurg, 96(1) : 45-49, 2002.

30) Vroomen, PC, et al : Lack of effectiveness of bed rest for sciatica. N Engl J Med, 340(6) : 418-423, 1999.

31) Manchikanti L, et al : Effectiveness of therapeutic lumbar transforaminal epidural steroid injections in managing lumbar spinal pain. Pain Physician, 15(3) : E199-245, 2012.

32) Kreiner DS, et al : An evidence-based clinical guideline for the diagnosis and treatment of lumbar disc herniation with radiculopathy. Spine J, 14(1) : 180-191. 2014.

33) Türeyen K : One-level one-sided lumbar disc surgery with and without microscopic assistance : 1-year outcome in 114 consecutive patients. J Neurosurg, 99(3 Suppl) : 247-250, 2003

34) 鈴木省三, ほか : 経皮的レーザー椎間板除圧術（PLDD）のあと再治療を要した症例の検討. 臨床整形外科, 35(5) : 537-543, 2000.

35) Tonami H, et al : MR imaging of subchondral osteonecrosis of the vertebral body after percutaneous laser discectomy. AJR Am J Roentgenol, 173 : 1383-1386, 1999.

36) 菊地臣一 : 腰痛の発現部位. 椎間関節性腰痛. 腰痛, p110-111, 医学書院, 2013.

37) Yamashita T, et al : Mechanosensitive afferent units in the lumbar facet joint. J Bone Joint Surg Am, 72(6) : 865-870, 1990.

38) Wakai K, et al : Primary sensory neurons with dichotomizing axons projecting to the facet joint and the low back muscle in rats. J Orthop Sci, 15(3) : 402-406. 2010.

39) Igarashi, A et al : Inflammatory cytokines released from the facet joint tissue in degenerative lumbar spinal disorders. Spine, 29(19) : 2091-2095, 2004.

40) Adams MA, et al : The effect of posture on the role of the apophyseal joints in resisting intervertebral compressive forces. J Bone Joint Surg, 62(3) : 358-362, 1980.

41) Masharawi Y, et al : Facet orientation in the thoracolumbar spine : three-dimensional anatomic and biomechanical analysis. Spine(Phila Pa 1976), 29(16) : 1755-1763, 2004.

42) Farfan HF, et al : The effects of torsion on the lumbar intervertebral joints : the role of torsion in the production of disc degeneration. J Bone Joint Surg Am, 52(3) : 468-497, 1970.

43) Sairyo K, et al : Three-dimensional finite element analysis of the pediatric lumbar spine. Part I : pathomechanism of apophyseal bony ring fracture. Eur Spine J, 15(6) : 923-929, 2006.

44) Popovich JM Jr, et al : Lumbar facet joint and intervertebral disc loading during simulated pelvic obliquity. Spine J, 13(11) : 1581-1589, 2014.

45) Hancock MJ, et al : Systematic review of tests to identify the disc, SIJ or facet joint as the source of low back pain. Eur Spine J, 16(10) : 1539-1550, 2007.

46) Jackson RP, et al : 1988 Volvo award in clinical sciences. Facet joint injection in low back pain-A prospective statistical study. Spine(Phila Pa 1976), 13(9) : 966-971, 1988.

47) 田口敏彦, ほか : 腰椎椎間関節性疼痛に対するブロック治療の検討. 整・災外, 38 : 121-126, 1995.

48) Stuber K, et al : The diagnostic accuracy of the Kemp's test : a systematic review. J Can Chiropr Assoc, 58(3) : 258-267, 2014.

49) 加藤欽志, ほか : アスリートの腰下肢痛に対する画像診断－注意が必要な画像所見, 脊椎脊髄, 31(3) : 189-197, 2018.

50) 加藤欽志, ほか : プロ野球選手における腰部障害の病態評価への挑戦－診断的ブロックの有用性, 整スポ会誌, 37(1) : 11-16, 2017.

51) Maas E, et al : Radiofrequency denervation for chronic low back pain, Cochrane Database Syst Rev, doi : 10.1002/14651858.CD008572.pub2. 2015.

52) Juch JNS, et al : Effect of radiofrequency denervation on pain intensity among patients with chronic low back pain : The MINT randomized clinical trials. JAMA, 318(1) : 68-81, 2017.

53) 日本脊椎脊髄病学会, 編：脊椎脊髄病用語事典, 改訂第4版, p116, 南江堂, 2010.

54) Jensen MC, et al：Magnetic resonance imaging of the lumbar spine in people without back pain. N Engl J Med, 331(2)：69-73, 1994.

55) 日本整形外科学会診療ガイドライン委員会, ほか：腰部脊柱管狭窄症診療ガイドライン2011（日本整形外科学会 ほか監修）, 南江堂, 2011.

56) 菊地臣一, ほか：腰椎疾患における神経性間欠跛行 第2報 治療成績. 整形外科, 38：15-23, 1987.

57) 二階堂琢也, ほか：腰部脊柱管狭窄；歩行負荷試験. MB Orthop, 23(10)：34-39, 2010.

58) Markmann JD, et al：Lumbar spinal stenosis in older adults：current understanding and future directions. Clin Geratr Med, 24(2)：369-388, 2008.

59) Maser RE, et al：Epidemiological correlates of diabetic neuropathy. Report from Pittsburgh Epidemiology of Diabetes Complications Study. Diabetes, 38(11)：1456-1461, 1989.

60) Friedly JL, et al：A randomized trial of epidural glucocorticoid injections for spinal stenosis. N Engl J Med, 371(1)：11-21, 2014.

61) Miyamoto H, et al：Clinical outcome of nonoperative treatment for lumbar spinal stenosis, and predictive factors relating to prognosis, in a 5-year minimum follow-up. J Spinal Disord Tech, 21(8)：563-568, 2008.

62) 加藤欽志, ほか：腰部脊柱管狭窄症に伴う自覚症状-術前後での変化 前向き研究. 臨整外, 42(10)：1007-1011, 2007.

63) Atlas SJ, et al：The Maine Lumbar Spine Study, Part Ⅲ. 1-year outcomes of surgical and nonsurgical management of lumbar spinal stenosis. Spine(Phila Pa 1976), 21(15)：1787-1794, 1996.

64) Weinstein JN, et al：Surgical versus nonoperative treatment for lumbar spinal stenosis four-year results of the Spine Patient Outcomes Research Trial. Spine(Phila Pa 1976), 35(14)：1329-1338, 2010.

65) 井口哲弘, ほか：広範椎弓切除術の長期成績. 脊椎脊髄, 21(4)：414-419, 2008.

66) Herkowitz HN, et al：Degenerative lumbar spondylolisthesis with spinal stenosis. A prospective study comparing decompression with decompression and intertransverse process arthrodesis. J Bone Joint Surg Am, 73(6)：802-808, 1991.

67) Försth P, et al：A Randomized, Controlled Trial of Fusion Surgery for Lumbar Spinal Stenosis. N Engl J Med, 374(15)：1413-1423, 2016.

3　認識病理（腰椎解離症）

Abstract

■ 腰椎解離症是發育期在腰椎的椎弓峽部（pars interarticularis）發生的疲勞性骨折，尤其腰椎伸展、旋轉時旋轉方向及對側的椎弓峽部處可見到高應力，從腹側、尾側起往頭側進行。

■ 病期分為「超初期」、「初期」、「進展期」、「末期」四期，電腦斷層CT、磁振造影MRI檢查有助於這些診斷。

■ 從以矯具治療、體幹訓練為中心的保守治療到手術治療，治療方針隨病期而異，無論如何選擇都必須充分顧慮到患者的背景。

前言

　　腰椎解離症是發育期在腰椎的椎弓峽部（pars interarticularis）發生的疲勞性骨折[1]（圖1）。成人的話，這種發育期的疲勞性骨折無法治癒，指陷入假關節的狀態。報告指出，包含無癥候的腰椎解離症在內，日本人有5.9%罹患了腰椎解離症，臨床上也很常見[2]。病期根據進展程度可分為三階段，必須要應對病期思考治療方法。此處主要說明發育期腰椎解離症的發生機轉，以及其後續病理。

發生機轉

　　以前曾經提倡腰椎解離症的原因有先天性、外傷、血流不全等說法，不過現在從①在胎兒或新生兒身上見不到[3]、②在出生後便未曾步行過的人身上見不到[4]、③在軀幹運動多的體育選手[5]或反覆軀幹不隨意運動的手足徐動症（athetosis）患者[6]身上的發生率高、④影像歷程類似於長骨的疲勞性骨折[7,8]等觀點來看，雖然無法否定遺傳因素，但其主因則視為疲勞性骨折。

圖1　腰椎解離症

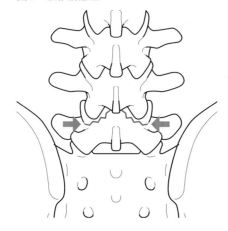

　若真正的病狀是疲勞性骨折，考慮會蓄積疲勞的腰椎運動便是理解發生機轉所不可或缺的。Sairyo等人運用有限元素分析法探討[9]，其結果如**圖2**所示，腰椎伸展、旋轉時椎弓峽部可見到高應力，且腰椎同時伸展並旋轉時應力值最高。此時應該注意的是：應力集中在旋轉方向及對側椎弓峽部上，也就是說，往右旋轉時，會在左椎弓峽部產生高應力。在需要眾多旋轉運動的右投棒球選手或排球選手身上也會見到左側單側脊椎解離症，兩者沒有矛盾。一旦產生疲勞性骨折，幾乎所有病例都會從腹側、尾側吸收起緻密骨的骨質。此骨吸收影像是往頭側進展，直到完全分離（**圖3**），動作分析的結果也能證實[10]（**圖4**）。

圖2　應用有限元素分析法之應力分布圖

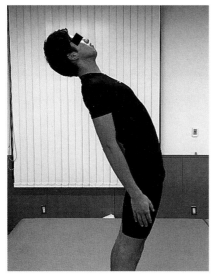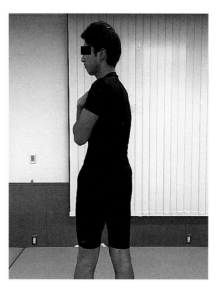

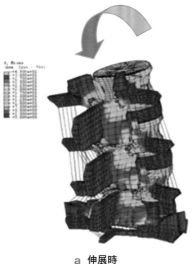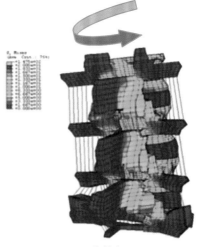

a　伸展時　　　　　　　　　　b　旋轉時

（引用自文獻9）

圖3 腰椎解離症（電腦斷層矢狀面）

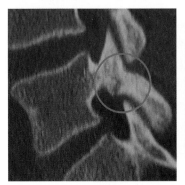 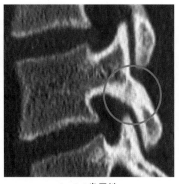 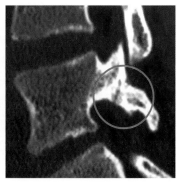

a 13歲男性　　　　　　b 14歲男性　　　　　　c 16歲男性

骨吸收影像會從腹、尾側開始。

圖4 施加於椎弓峽部之應力及其方向

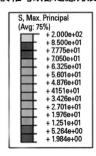 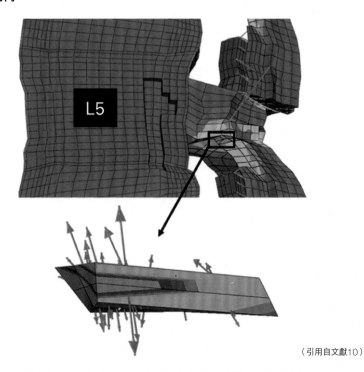

（引用自文獻10）

關於病理

　　腰椎椎弓峽部從疲勞性骨折開始，經過三個病期：①解離初期、②解離進展期、③解離末期，終至腰椎解離症，電腦斷層CT有助於病期診斷（**圖5**）。

　　椎弓峽部的骨吸收影像可見到髮絲（hair line）狀的時期為「初期」；明顯可見到骨質間隙（gap）的時期為「進展期」；分離處殘留間隙且出現骨硬化影像，也就是形成假關節的為「末期」。近年來由於影像檢查發達，已知有個電腦斷層影像中骨折線尚不清晰、只在磁振造影MRI中出現亮度變化的時期，我們將這時期稱為「超初期」，加上超初期，將病期分為四期。各個病期疼痛的原因都不同。

從「超初期」到「初期」的疼痛是疲勞性骨折本身的疼痛。由於是骨折部位的疼痛，所以相較之下激痛點也較為明顯，但是如果骨折處的出血或浮腫影響到周圍軟組織，會呈現神經根疼痛或背部的肌肉疼痛，不僅在腰椎伸展時，有人在屈曲時也會疼痛。

如果變成「末期」的假關節，疼痛原因為發生在分離處周圍的滑膜炎[11]（圖6）。由於發炎也會波及頭尾側相鄰的椎間，對椎間關節施加負荷的腰椎伸展位時疼痛會增強。

圖5　根據電腦斷層CT影像的病期分類

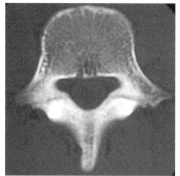
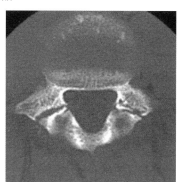
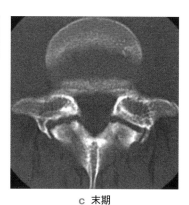

a 初期　　　　　　　　b 進展期　　　　　　　　c 末期

（引用自文獻8）

圖6　分離末期的滑膜炎影像（磁振造影短時反轉回復技術STIR-MRI）

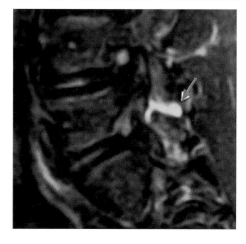

Memo　脊椎滑脫症的發生與骨頭成熟度

有些發育期腰椎解離症會轉變成脊椎滑脫症，據說骨頭越是未成熟，越容易發生滑脫、變嚴重[12]。這與高齡者身上發生的脊椎滑脫症不同，因為解離滑脫症是發生於發育期特有、力學上很脆弱的骨骺板處。

換句話說，椎體骨頭成熟後，不會產生新的滑脫或狀況惡化。若狀況往解離滑脫症發展，不僅會腰痛，也會呈現下肢痛或麻痺等神經根症狀，正確診斷病期及骨頭年齡很重要。

診斷方法

成人的脊椎解離症幾乎都是假關節的末期，可從X光影像診斷出來。然而若是懷疑發育期的初期解離症卻不診察，恐會錯失病狀，由於延遲治療會妨礙骨頭癒合，必須要注意。

無癥候的解離症也不算少，詳細的問診及身體所見對早期發現是不可或缺的。藉由問診可知道運動歷史及發現疼痛的契機很重要，而許多解離症患者表示在靜止時不會痛，運動時，尤其腰部伸展、旋轉時會瞬間疼痛。以身體所見來說，如果伸展位時腰痛增強，或是出現精確的單點壓痛，要強烈懷疑是腰椎解離症，有必要進行影像檢查。

影像檢查基本會照腰椎X光，若斜位影像呈現分離處，也就是可見到「蘇格蘭㹴犬的項圈」的話，則是進展期甚至末期了（圖7）。

初期或進展期大多難以靠X光影像診斷，強烈懷疑解離症時絕對缺不了電腦斷層CT。此外，電腦斷層在治療過程中的骨頭癒合評估上也很有用。

另一方面，磁振造影MRI可用於評估椎弓根部的骨髓（圖8）。Sairyo等人的的報告指出，從T2加權抑制脂肪影像的橫切面，在X光、電腦斷層影像中分離處骨折線變得明顯之前，可在椎弓根見到高亮度變化[13]。「超初期」時便可見到的亮度變化，可認為是疲勞性骨折發生前的壓力反應（stress reaction），是早期發現相關的重要所見[14]。

此外，透過磁振造影的短時反轉回復技術（MRI-STIR）影像，可判斷有無進展期骨折周圍的骨外出血，或是骨髓水腫（圖9）。此技術也可診斷出末期分離部周圍的滑膜炎，明確區別疼痛原因，對脊椎左右病期不同的病例等尤其有效[15]。

圖7　X光影像（斜位像）中之解離症所見（蘇格蘭㹴犬的項圈）

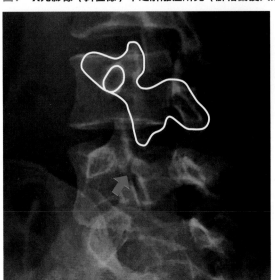

圖8　解離症初期的電腦斷層CT、磁振造影MRI

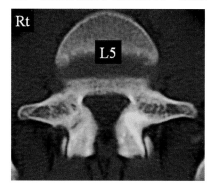

a　電腦斷層

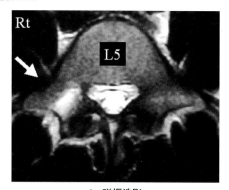

b　磁振造影

⇨：椎弓根部的骨髓水腫影像

圖9　骨髓水腫與骨外出血

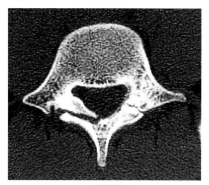

a　電腦斷層

右：末期，左：進展期

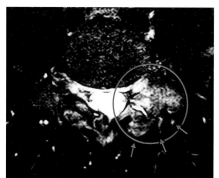

b　磁振造影中的骨髓水腫與骨外出血

Clinical Hint

為了降低電腦斷層攝影時的曝露量

　　診斷腰椎解離症必須用到電腦斷層攝影，然而患者大多在發育期，應該避免不必要的曝露。以我們採用電腦斷層攝影的時機而言，初診會進行一次攝影，之後則用於磁振造影亮度變化消失後的骨頭癒合評估中，此時會針對患部縮限攝影範圍等，盡可能努力減少輻射曝露量。

治療方法

　　腰椎解離症的治療應該在正確掌握病期的情況下，明確訂出治療目標。也就是說，有必要決定治療目的是在於骨頭癒合呢？還是疼痛管理？相對於超初期經過適當治療骨頭癒合率有100%，末期便無法期待骨頭癒合了[15]。

➤①解離症超初期、初期

　　此時機的解離症基本上要中止體育競技，藉由使用硬式軀幹矯具[16]（圖**10**），以骨頭癒合為目標。我們的團隊透過這些保守治療，獲得在三個月內骨頭癒合的比例：超初期100%，初期93.8%[17]。

圖10　硬式軀幹矯具

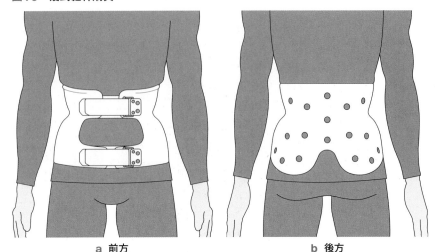

a　前方　　　　　　　　　　　　　　b　後方

為了預防伸展及旋轉，要固定胸廓到骨盆的高度，包覆住臀部。

▶②解離進展期

　　進展期也以骨頭癒合為目標採取保守治療，與初期相同，不過骨頭癒合率降低到80.0%，平均治療期間也會超過三個月[17]。

　　發育期隨著學年不同，目標回歸時期也不一樣，必須向患者本人、監護人充分說明將來的預後並討論，再決定治療方針。

▶③解離末期

　　到了末期已形成假關節，無法期待藉由保守治療使骨頭癒合。因此保守治療主要是在疼痛管理，成人的解離症也是如此。透過穿戴矯具努力使局部得以靜養、減輕疼痛，視情況需要給予內服止痛劑或進行解離處神經阻斷。

　　疼痛強烈，連保守治療都無法改善時則動手術。解離處產生骨刺或軟骨狀組織引起神經根症狀時，要進行「解離部位減壓術」，切除前述生成之物；出現椎間盤變性或脊椎滑脫症時，也有人會採取「腰椎椎體間融合術」，不過本院對發育期患者基本上是採用「解離部位修復術（笑臉桿法smiley face rod法）」[10, 18]（圖11）。此術式使用經皮椎弓螺釘，對背肌群侵入性低，也可保留椎體間的可動性，可認為對青少年效果相當好。

結語：對物理治療師之期望

　　此項介紹了發育期腰椎解離症的發生機轉、接下來的病狀、診斷及治療。

　　尤其治療方面分為①骨頭癒合導向，或是②使假關節解離症不會疼痛導向兩個方針來解說。腰椎解離症大多數患者是體育競技選手，為了休養中不拖累表

圖11　笑臉桿法smiley face rod法

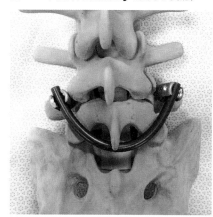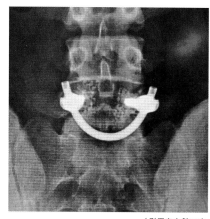

（引用自文獻18）

 Clinical Hint

選擇適當的矯具治療

　　矯具治療的重點在於：以何種目的、控制何種動作。開始治療初期是以骨頭癒合為目的，所以有必要預防增加椎弓峽部負荷的伸展、旋轉。接著骨頭癒合到某種程度，或是針對末期以減輕疼痛為目的時，為了讓患者即使穿著矯具也能進行體育活動，要穿著只預防過度伸展的軟式矯具（**圖12**）。這種矯具的優點在於當場就可塑形、製作。矯具在保守治療中是必要之物，可視病期來選擇。

圖12　運動用軟式矯具（ALCARE公司製造）

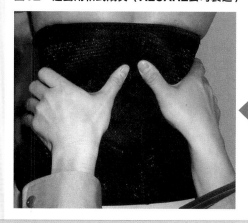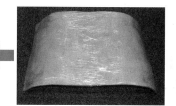

只在腰部加襯墊。

現、預防病症復發，從發病起到回歸競技場上，甚至回歸後，物理治療介入都有其必要。

　　雖然一言以蔽之都是體育競技選手，但是各有各的競技程度或患者背景（學年、團隊內的立場等）。充分了解病患不用說，更重要的是醫師、物理治療師要進行適合每個病患的治療。

文献

1) Wiltse LL : The etiology of spondylolisthesis. J Bone Joint Surg Am, 44-A : 539-560, 1962.

2) Sakai T, et al : Incidence of lumbar spondylolysis in the general population in Japan based on multidetector computed tomography scans from two thousand subjects. Spine (Phila Pa 1976), 34(21) : 2346-2350, 2009.

3) Rowe GG, et al : The etiology of separate neural arch. J Bone Joint Surg Am, 35-A(1) : 102-110, 1953.

4) Rosenberg NJ, et al : The incidence of spondylolysis and spondylolisthesis in nonambulatory patients. Spine (Phila Pa 1976), 6(1) : 35-38, 1981.

5) Soler T, et al : The prevalence of spondylolysis in the Spanish elite athlete. Am J Sports Med, 28(1) : 57-62, 2000.

6) Sakai T, et al : Lumbar spinal disorders in patients with athetoid cerebral palsy : a clinical and biomechanical study. Spine(Phila Pa 1976), 31(3) : E66-70, 2006.

7) Fujii K, et al : Union of defects in the pars interarticularis of the lumbar spine in children and adolescents. The radiological outcome after conservative treatment. J Bone Joint Surg Br, 86(2) : 225-231, 2004.

8) Sairyo K, et al : Conservative treatment of lumbar spondylolysis in childhood and adolescence : the radiological signs which predict healing. J Bone Joint Surg Br, 91(2) : 206-209, 2009.

9) Sairyo K, et al : Spondylolysis fracture angle in children and adolescents on CT indicates the facture producing force vector-A biomechanical rationale. Internet J Spine Surg, 1(2) : 2005.

10) Terai T, et al : Spondylolysis originates in the ventral aspect of the pars interarticularis : a clinical and biomechanical study. J Bone Joint Surg Br, 92(8) : 1123-1127, 2010.

11) Sairyo K, et al : Painful lumbar spondylolysis among pediatric sports players : a pilot MRI study. Arch Orthop Trauma Surg, 131(11) : 1485-1489, 2011.

12) Sairyo K, et al : Development of spondylolytic olisthesis in adolescents. Spine J, 1(3) : 171-175, 2001.

13) Sairyo K, et al : MRI signal changes of the pedicle as an indicator for early diagnosis of spondylolysis in children and adolescents : a clinical and biomechanical study. Spine (Phila Pa 1976), 31(2) : 206-211, 2006.

14) Sakai T, et al : Significance of magnetic resonance imaging signal change in the pedicle in the management of pediatric lumbar spondylolysis. Spine(Phila Pa 1976), 35(14) : E641-645, 2010.

15) Yamashita K, et al : Utility of STIR-MRI in Detecting the Pain Generator in Asymmetric Bilateral Pars Fracture : A Report of 5 Cases. Neurol Med Chir(Tokyo), 58(2) : 91-95, 2018.

16) Sairyo K, et al : Conservative treatment for pediatric lumbar spondylolysis to achieve bone healing using a hard brace : what type and how long? : Clinical article. J Neurosurg Spine, 16(6) : 610-614, 2012.

17) Sakai T, et al : Conservative Treatment for Bony Healing in Pediatric Lumbar Spondylolysis. Spine(Phila Pa 1976), 42(12) : E716-E720, 2017.

18) 山下一太, ほか : スポーツ選手の腰痛の正確な診断に基づく低侵襲治療. 関節外科, 35(5) : 489-497, 2016.

II

認
識
病
理

4 認識病理（骶髂關節）

Abstract

■ 骶髂關節受到韌帶限制僅能微微動作，在脊柱根部有吸收衝擊的作用。此關節的機能障礙會在骶髂關節裂隙外緣（髂後上棘PSIS附近）產生臀部疼痛，此外有許多病例伴隨著鼠蹊部疼痛，或與皮節不一致的下肢症狀。骶髂關節障礙缺乏影像所見，但是臨床症狀很有特色，可藉由骶髂關節阻斷術來確診。

前言

　　骶髂關節位於脊柱根部，確實地支撐著占體重2/3的上半身，同時靠著些微的可動區域緩和來自地面的衝擊（圖1）。換句話說，骶髂關節接近人體重心，有吸收衝擊的作用[1,2]，是直立用雙腳步行不可或缺的構造。

　　骶髂關節是由骶骨與髂骨關節面構成的滑膜關節，尤其後上側1/3是由骶髂骨間韌帶將骶骨與髂骨結合在一起形成韌帶聯合[3]（圖2）。因此骶髂關節的動作受到限制，僅能做出些許關節運動。

圖1　骶髂關節之機能

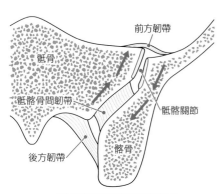

　前方韌帶
　骶骨
　骶髂骨間韌帶
　骶髂關節
　後方韌帶
　髂骨

a　受到韌帶限制僅能稍微運動

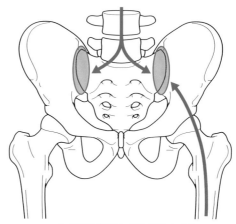

b　位於脊柱根部有吸收衝擊之功用

圖2　骶髂關節之大體解剖

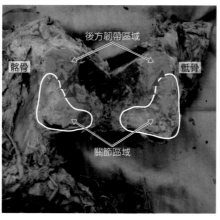

　後方韌帶區域
　髂骨　　　骶骨
　關節區域

此處有往前凸的迴力鏢狀關節面，以及後方韌帶區域。
骶髂關節雖然是滑膜關節，但後上方三分之一沒有關節囊，由骶髂骨間韌帶將骶骨與髂骨結合在一起形成韌帶聯合（▼）。

（來自弘前紀念醫院·小野 睦醫師的好意）

一般關節的基本構造是由關節腔、關節軟骨、關節囊、關節囊纖維膜部分肥厚的關節韌帶[4]所形成的，而以骶髂關節為首，肩鎖關節、腕間關節、跗骨關節等僅容許些微動作的半關節，其特色為關節腔的區域加上韌帶區域占了大部分。因此Bernard將關節腔加上後方韌帶區域，兩者合併定義為骶髂關節[5]。

與肩關節、髖關節、踝關節等可動性大的滑動關節相比之下，以往可動性少的骶髂關節並未受到重視，不過骶髂關節可稍微活動，在人體內的作用有如飛機、汽車、防震結構等常會使用，稱為減震器的緩衝裝置[6]，從此觀點來思考本關節的病理便可容易理解。

發生機轉

骶髂關節是藉由些微可動區域來應對龐大的負荷，所以出其不意的外力或反覆的衝擊會使關節產生不一致，容易引起關節機能障礙＝骶髂關節障礙（**圖3**）。骶髂關節疾病大致分為兩種：①化膿性關節炎等關節腔內的病變、②關節機能障礙＝骶髂關節障礙，大部分是骶髂關節障礙。由此可知，若能診斷並治療骶髂關節障礙，便能應對大多數骶髂關節疾病。本關節微小的不一致所引起的機能障礙目前很難在影像上發現異常，不過以關節運動學治療技術（AKA）博田法為代表的徒手治療中，有許多將骶髂關節不一致變正常的手法，大多數病例也有效，這也證明了骶髂關節障礙的存在[7,8]。

AKA：
arthrokinematic
approach

圖3　骶髂關節障礙

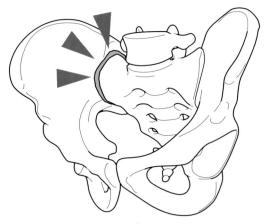

骶髂關節微小的不一致會引起機能障礙。

> **Memo** **閃到腰的實際狀況**
>
> 　　救護車送到本院的急性腰痛患者中，骶髂關節障礙占了13%，是在胸腰椎壓迫性骨折或腰椎破裂骨折等外傷之外最多的病症。腰椎椎間盤突出或椎間盤病變引起腰痛的頻率也很高[9]。稱為閃到腰的病狀有一部分是因為骶髂關節突然產生微小的不一致引起了腰臀部疼痛，各位應該將這想法放在心上。

關於病理

　　以往骶髂關節這種疼痛被認為與生產相關，然而看看來本院的骶髂關節障礙患者年齡分布，從9歲的小女孩到90多歲的男女都有，這種疾病是男女老幼都會發生的平凡腰痛。

　　一旦骶髂關節產生了微小的不一致，後方韌帶會過度緊張。位於此韌帶中的感覺神經末梢或傷害受器受到刺激，可想見會傳出訊號且被視為關節機能異常的疼痛[10]。本關節的不一致，會在抬起重物或不經意的動作下突然產生，造成急性腰痛發作。此外，若不消除此不一致，也會造成慢性腰痛。

針對病理之診斷方法

PSIS：
posterior superior
iliac spine

　　會有骶髂關節裂隙外緣（髂後上棘PSIS附近）的臀部疼痛及鼠蹊部疼痛，此外也有許多患者伴隨著與皮節不一致的下肢症狀[11]（圖4）。骶髂關節障礙的特徵為：約50%會有臀部疼痛伴隨著鼠蹊部疼痛。而腰椎椎管狹窄症或腰椎椎間盤突出中，會鼠蹊部疼痛的頻率為10%以下，非常稀少[13]。

圖4　骶髂關節障礙之疼痛區域

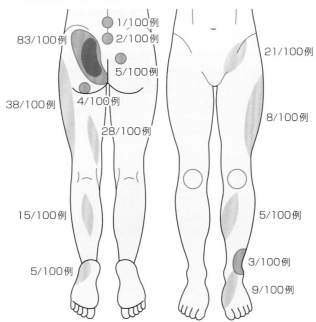

（引用、變更自文獻12）

難以坐在椅子上的病例很多，嚴重者坐5～10分鐘左右便是極限，患者坐著時會抬高患側坐骨離開椅面為其特徵。另一方面，跪坐就很輕鬆，能長時間跪坐者很多（**圖5**）。腰椎椎間盤突出患者坐著的時候也會出現疼痛，不過大多是臀部中央或障礙神經根支配的區域在疼痛，相對地，骶髂關節障礙者在髂後上棘、坐骨結節、鼠蹊部的疼痛大多會惡化，從坐位時的疼痛區域也可鑑別兩者[14]。

若懷疑疼痛來自骶髂關節，則進行牛頓測試Newton test變化版（骶髂關節剪力測試SIJ shear test）[5]、蓋斯林氏測試Gaenslen test、屈展旋伸測試FABERE test等誘發骶髂關節疼痛的測試。以筆者親身經歷來說，患者俯臥，直接壓迫骶髂關節的牛頓測試變化版感受度高，使用廣泛（**圖6**）。此外，骶髂關節障礙中產生髖關節屈曲外展限制的病例並不少，以屈展旋伸測試誘發臀部疼痛，有助於診斷骶髂關節障礙。

SIJ：
sacroiliac joint

FABERE：
flexion-abduction-
external rotation-
extension

圖5　骶髂關節障礙病患的坐姿特徵

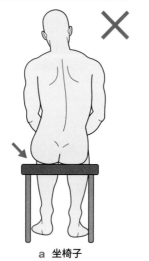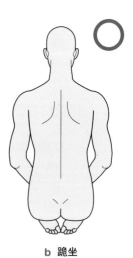

a　坐椅子　　　　　　　　　　　　　b　跪坐

許多患者坐椅子時會抬高患側坐骨離開椅面。另一方面，也有許多患者跪坐較輕鬆。

圖6　牛頓測試Newton test變化版（骶髂關節剪力測試SIJ shear test）

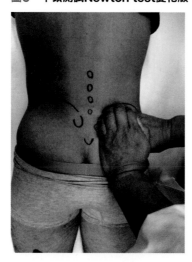

骶髂關節障礙在髂後上棘、骶髂長後韌帶、骶結節韌帶、髂肌會出現明顯的激痛點[15]（圖7）。國際上有報告指出，五個誘發疼痛測試（牽拉distraction、大腿猛推thigh thrust、屈展旋伸FABERE、抗壓compression、蓋斯林氏Gaenslen）中，若有三個以上呈陽性，則有助於診斷，但是特異度並不高[17]。因此我們在日常診察中採用牛頓測試Newton test變化版，除了前述骨盆帶的四個激痛點再加上大腿猛推測試thigh thrust test，更加確認陽性所見越多，該病患越有可能是骶髂關節障礙，最後若施以骶髂關節阻斷可改善70%以上疼痛，則該病患確定診斷為骶髂關節障礙。

影像診斷方面，目前在X光、電腦斷層CT、磁振造影MRI影像上，無法直接抓出骶髂關節些微的不一致。由此可知即使當初骶髂關節的影像所見未受到重視，不過在眾多棘手病例的經驗中，較年輕患者身上症狀側優勢的骶髂關節變性所見、兩側關節面的磨損或骨硬化影像可能與病理有關，可用於輔助診斷（圖8）。此外近年來，已知慢性重症患者可用複合式單光子電腦斷層掃描儀SPECT/CT檢測出異常[19]（圖9）。骨科診療時使用超音波儀器越來越頻繁，解析度明顯進步，經常可在慢性骶髂關節障礙患者身上，見到骶髂骨間韌帶或骶髂後韌帶出現異常影像的例子[20]，替解析病理帶來可能性。

圖7　骶髂關節障礙的四個特徵激痛點

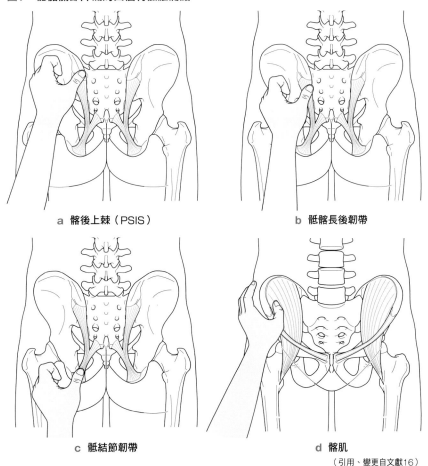

a　髂後上棘（PSIS）

b　骶髂長後韌帶

c　骶結節韌帶

d　髂肌

（引用、變更自文獻16）

圖8　骶髂關節之影像所見

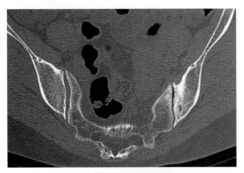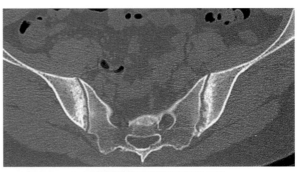

a　左骶髂關節高度變性　　　　　　　　　b　兩側骶髂關節磨損與骨硬化影像

（引用、變更自文獻18）

圖9　複合式單光子電腦斷層掃描儀SPECT/CT檢測出骶髂關節障礙重症之例

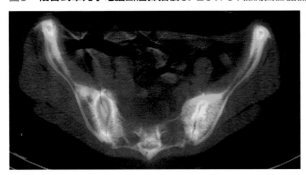

右骶髂關節障礙之例，與症狀側一致的骶髂關節處可見到高濃度。

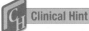

單指測試one finger test

　　筆者想到一個方法：請患者用一隻手指指出身上最痛的部位，稱為單指測試one finger test[21]（圖**10**）。正如Fortin等人[22]所指出的，單指測試在髂後上棘（PSIS）附近時，骶髂關節疼痛的可能性很高。我們的數據中，患者八成以上指到髂後上棘附近時會疼痛[23]。此外，臀上皮神經障礙用單指測試也會指向離中央數cm的外側髂嵴，很容易有嫌疑。要辨別疼痛區域，並不是用整個手掌，而是用單一手指來表示，這樣更能鎖定區域、更嚴謹[24]。正確掌握疼痛區域是探索疼痛源頭的第一步。

圖10　單指測試one finger test

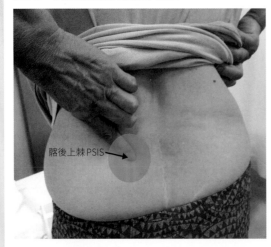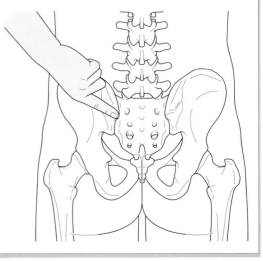

髂後上棘 PSIS

Clinical Hint

骶髂關節分數（骶髂關節障礙、腰椎椎間盤突出及腰椎椎管狹窄症之鑑別）[16]

日本骶髂關節研究會進行多家機構共同研究：將骶髂關節障礙可見之10項特徵所見，與腰椎疾病相互比較，結果可知骶髂關節障礙在①單指測試one finger test指向髂後上棘PSIS、②鼠蹊部疼痛、③骶結節韌帶（STL）壓痛的項目，比起腰椎疾病，陽性率明顯較高。單指測試：3分、鼠蹊部疼痛：2分、坐椅子時疼痛：1分、牛頓測試Newton test變化版：1分、髂後上棘壓痛：1分、骶結節韌帶壓痛：1分，得分總計9分，得到4分以上者，骶髂關節障礙與腰椎疾病的鑑別敏感度為90%，特異度為86%。本分數主要用於脊椎專科門診鑑別腰椎疾病，對檢測腰椎術前、術後是否有合併骶髂關節障礙成效優越。

STL：sacrotuberous ligament

針對病理醫學上之治療

▶保守治療

藉由靜養或給予消炎止痛劑，減輕痛楚的骶髂關節障礙者也不少。

●骨盆束帶

不需要用到像骨盆矯具那樣強韌之物，在髂嵴下方的骨盆處綁上骨盆束帶，便可期待有足夠的效果。尤其帶狀的骨盆束帶不會滑動，前綁、後綁都可以。骶髂關節障礙中，有前綁有效的例子，也有後綁有效的例子，可應對各種類型。

●阻斷治療：診斷與治療的主軸

骶髂關節阻斷分為兩種：關節腔內阻斷、後方韌帶阻斷。以往骶髂關節疼痛的診斷都以關節腔內阻斷為標準方法gold standard，然而其問題在於手法困難、且診斷率並不高。相較之下，我們考慮後提出的後方韌帶阻斷（將後方區域分為四等分，確認各區塊有無疼痛源）[25]手法簡便，用透視進行的話實習醫師也很快就能上手。不僅如此，以筆者親身經驗而言，典型骶髂關節疼痛的患者八成使用後方韌帶阻斷有效，僅有二成需要進行關節腔內阻斷[23]。此外，已知四等分中頭側區塊與上臀部、鼠蹊部症狀有關，尾側區塊則與臀部到下肢的症狀有關，所以可對應症狀選擇要阻斷的區塊[26]（圖**11**）。

關節腔內阻斷方面，以往一般是從尾側1/3處插入，然而此手法困難，成功率並不高，所以我們開發了從關節裂隙中央1/3插入的新手法，提高了阻斷成功率[27]（圖**12**）。

●徒手治療

國內外針對骶髂關節機能障礙的徒手治療種類琳瑯滿目，相關專門職業也變化多端，不過在日本只有醫師或物理治療師、職能治療師持續鑽研和施行的AKA博田法廣為人知，是種使骶髂關節直接正常化的徒手治療，相當有效。

圖11　透視下骶髂關節後方韌帶阻斷

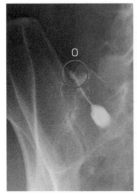 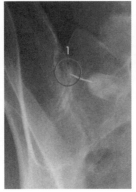 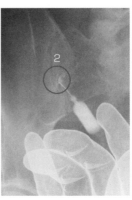 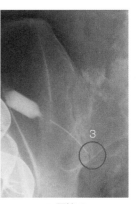

a　區塊 0　　　　　b　區塊 1　　　　　c　區塊 2　　　　　d　區塊 3

圖12　藉由裂隙中央進行之骶髂關節腔內阻斷

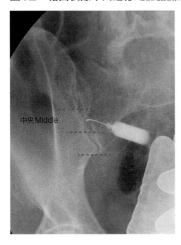 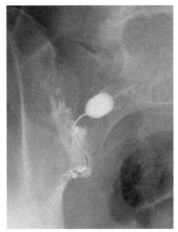

● 運動治療

　　為減輕對骶髂關節的負擔，以改善腰椎可動範圍、獲得髖關節柔軟度為目的的伸展運動，對大多數病例有效。

Clinical Hint

骶髂關節障礙的治療策略
　　首先進行對大多數病例有效且簡便的後方韌帶阻斷，沒有效果的患者再追加關節腔內阻斷即可。

Memo　韌帶阻斷效果之機轉
　　由於骶髂關節阻斷使麻醉效果時間大幅提高，效果持續一週以上的病例不在少數。這很難說是單純局部麻醉造成的效果，有可能是因為在狹窄的關節後方裂隙注入液體，關節略微撐開，改善了關節不一致。

➤手術

●骶髂關節融合術

　大多數病例經過數次阻斷，會逐漸減輕痛楚。然而即使進行六個月以上的保守治療，效果也無法持續，日常生活有困難的病例，要考慮手術治療。我們以往動手術時主要是從腹直肌旁切入的前方融合術（**圖13**），術後成效穩定，但術後會出現大腿外側皮神經痛，或是兩側前方融合術後恥骨聯合疼痛的問題。近年來開發了新的從側邊切入、低侵入性的骶髂關節融合術，其中採用三角鈦植入物triangular titanium implant（i-FUSE implant system®）的手術（**圖14**），在歐美早已施行兩萬五千例以上，手術成效也很不錯[28]。由此可知，尚不到動手術程度的骶髂關節障礙病例相當多，比前述數字更多。

圖13　骶髂關節前方融合術

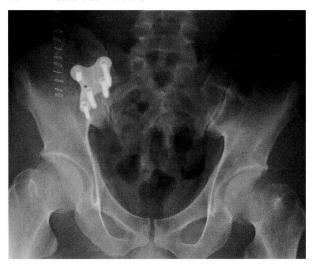

圖14　低侵入性骶髂關節側邊融合術

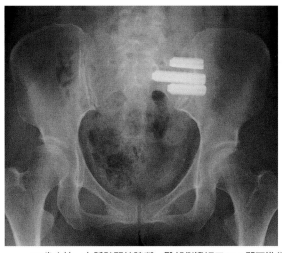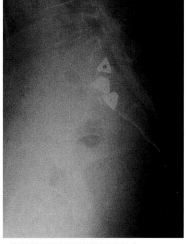

52歲女性，左骶髂關節障礙。臀部側邊切口3cm即可進行，能將臀部肌群傷害抑制到最小。

結語：對物理治療師之期望

ILL：
iliolumbar ligament

　　即使改善了源自骶髂關節的疼痛，也有人依舊殘留著上臀部、下臀部的疼痛。骶髂關節障礙容易與相鄰的韌帶併發、殘存障礙，又以骶結節韌帶（STL）、髂腰韌帶（ILL）尤甚，而鑑別障礙部位必須由醫師進行阻斷並確認其效果。若能確實執行，物理治療師便能更加有信心，以該伸展韌帶為中心構築治療方針，所以相當有助於醫師與物理治療師攜手合作[29]。

　　針對骶髂關節障礙的物理治療方面，AKA博田法相當有效，然而這需要高度的徒手技術，並不容易習得。不過尤其以骶髂關節為首，可動區域相當小的關節而言，AKA博田法作為理論背景的關節運動學、關節神經學知識是治療的基礎[30]。即使無法動到骶髂關節本身，確保腰椎可動性、髖關節柔軟度等，減輕了對骶髂關節的負擔，對眾多病例也有助益。此外，用骨盆束帶或骨盆壓迫手技效果來判定關節不穩定的因素，配合疼痛程度追加穩定關節用的束腹肌訓練[31]也很有用。與醫師合作逐一解析病理，再活用徒手技術，應對病理進行物理治療便可提高治療效果。

文獻

1) Vleeming A, et al：The sacroiliac joint：an overview of its anatomy, function and potential clinical implications. J Anat, 221(6)：537-567, 2012.

2) Lovejoy CO：Evolution of the human lumbopelvic region and its relationship to some clinical deficits of the spine and pelvis. Movement, Stability and Lumbopelvic Pain：Integration of research and therapy(Vleeming, et al eds), p141-158, Churchill Livingstone, Edinburgh, 2007.

3) Egund N, et al：Anatomy and histology of the sacroiliac joints. Semin Musculoskelet Radiol, 18(3)：332-339, 2014.

4) 博田節夫, 編著：AKA関節運動学的アプローチ―博田法, 第2版, p3, 医歯薬出版, 2007.

5) Bernard TN, et al：The sacroiliac joint syndrome. Pathophysiology, diagnosis and management. The Adult Spine：Principles and Practice(Frymoyer JW, ed), p2343-2363, Lippincott-Raven Publishers, Philadelphia, 1997.

6) 村上栄一：仙腸関節の痛み―診断のつかない腰痛, p13-14, 南江堂, 2012.

7) Hakata S, et al：Wirksamkeit der AK-Hakata-Methode bei der Behandlung der akuten Lumbago. Manuelle Med, 43(1)：19-24, 2005.

8) Kogure A, et al：A Randomized, Single-Blind, Placebo-Controlled Study on the Efficacy of the Arthrokinematic Approach-Hakata Method in Patients with Chronic Nonspecific Low Back Pain. PLoS One, 10(12)：e0144325, 2015.

9) 黒澤大輔, ほか：救急車で搬送された急性腰痛症に占める仙腸関節障害の頻度と臨床所見. 整形外科, 65(11)：1132-1136, 2014.

10) Murakami E, et al：Sacroiliac joint injection to diagnose SIJ-related pain：intra-articular or peri-articular? Osteoporose Rheuma Aktuell, 4：24-28, 2015.

11) Murakami E, et al：Leg symptoms associated with sacroiliac joint disorder and related pain. Clin Neurol Neurosurg, 157：55-58, 2017.

12) 村上栄一, ほか：仙腸関節性腰殿部痛の診断と治療. MB Orthop, 18(2)：77-83, 2005.

13) Kurosawa D, et al：Groin pain associated with sacroiliac joint dysfunction and lumbar disorders. Clin Neurol Neurosurg, 161：104-109, 2017.

14) 川上 純, ほか：仙腸関節障害と腰椎疾患の坐位時疼痛領域の比較. 整形外科, 65(6)：513-517, 2014.

15) 黒澤大輔, ほか：仙腸関節障害と腰椎疾患を鑑別できる圧痛点の検討. 整形外科, 63(12)：1231-1235, 2012.

16) Kurosawa D, et al：A diagnostic scoring system for sacroiliac joint pain originating from the posterior ligament. Pain Med, 18(2)：228-238, 2017.

17) Laslett M, et al：Diagnosis of sacroiliac joint pain：validity of individual provocation tests and composites of tests. Man Ther, 10(3)：207-218, 2005.

18）黒澤大輔, ほか：仙腸関節痛の画像診断. 脊椎脊髄, 29（3）：181-185, 2016.

19）Tofuku K, et al：The diagnostic value of single-photon emission computed tomography/computed tomography for severe sacroiliac joint dysfunction. Eur Spine J, 24（4）：859-863, 2015.

20）吉田眞一：関節外後方靱帯リリースと関節内ブロック. 無刀流整形外科 メスのいらない運動器治療（柏口新二, 編著）, p96-100, 日本医事新報社, 2017.

21）Murakami E, et al：Diagram specific to sacroiliac joint pain site indicated by one-finger test. J Orthop Sci, 13（6）：492-497, 2008.

22）Fortin JD, et al：The Fortin finger test：an indicator of sacroiliac pain. Am J Orthop（Belle Mead NJ）, 26（7）：477-480, 1997.

23）Murakami E, et al：Treatment strategy for sacroiliac joint-related pain at the posterior superior iliac spine. Clin Neurol Neurosurg, 165：43-46, 2018.

24）Kanno H, et al：Comparison of low back pain sites identified by patient's finger versus hand：prospective randomized controlled clinical trial. J Orthop Sci, 12（3）：254-259, 2007.

25）Murakami E, et al：Effect of periarticular and intraarticular lidocaine injections for sacroiliac joint pain：prospective comparative study. J Orthop Sci, 12（3）：274-280, 2007.

26）Kurosawa D, et al：Referred pain location depends on the affected section of the sacroiliac joint. Eur Spine J, 24（3）：521-527, 2015.

27）Kurosawa D, et al：Fluoroscopy-guided sacroiliac intraarticular injection via the middle portion of the joint. Pain Med, 18（9）：1642-1648, 2017.

28）Rudolf L, et al：Five year clinical and radiographic outcomes after minimally invasive sacroiliac joint fusion using triangular implants. Open Orthop J, 8：375-383, 2014.

29）佐々木　健, ほか：仙腸関節障害に合併した仙結節靱帯炎の2例. 整形外科, 69（1）：29-31, 2018.

30）片田重彦, 編著：仙腸関節機能障害 AKA-博田法による診断と治療, 南江堂, 2014.

31）浜西千秋：腰痛性疾患にみられる「コルセット筋」の筋力低下と簡便な座位トレーニング. 日本腰痛会誌, 13（1）：52-57, 2007.

II

認識病理

5 認識病理（肌筋膜性腰痛）

Abstract

■ 肌筋膜性腰痛的一般癥候主要可分為三種：肌筋膜性疼痛症候群、肌肉附著部障礙、肌肉拉傷，無論哪種都是軀幹淺層肌群負荷過重時會發生的。明白這些發病機轉，改善身體機能來減輕症狀，以求預防復發。

前言

源自椎間盤、椎間關節、骶髂關節等關節構造的腰痛，或是源自神經的下肢疼痛等相關基礎研究持續發展，逐漸解開其病理面紗，但是源自肌肉或筋膜腰痛的相關基礎研究貧乏，其病理、發生機轉或是最適切的應對方法仍舊不明。

此項將肌筋膜相關腰痛的病理分為：①肌筋膜性腰痛、②豎脊肌附著部病症、③軀幹肌肉拉傷三種，解說推測出的病理、發生機轉以及應對方法。

肌筋膜性腰痛

將肌肉收縮力傳到肌腱，為了保持各條肌肉與周遭組織間的滑動性，讓肌肉能獨立運動，會有層結締組織（筋膜fascia）包覆住肌肉。近年來有關筋膜的研究備受矚目，經過確認，筋膜上分布著豐富的神經組織，還有傷害受器[1]、魯斐尼氏小體、巴氏小體等本體受器存在。此外，若筋膜因為過度活動或不活動等原因誘使發炎，這些受器會增加、疼痛感受性增高，另外，發炎產生的纖維化會降低筋膜間活動性（請參閱「Ⅱ章-1 認識病理（頸椎）」的**圖9**（p.30））。

筋膜不僅有包覆在肌肉周圍的筋膜（muscle-related layer），更可分為分布於皮下薄且廣的淺筋膜superficial fascia（皮下結締組織），以及連結全身傳遞肌肉組織張力較厚的深筋膜deep fascia，深筋膜作用在於維持直立等姿勢，或動作時將肌肉張力傳至全身[2]。

若某塊肌肉因為局部損傷產生發炎或不活動，肌肉會萎縮、筋膜周圍纖維化，招致運動機能降低（請參閱「Ⅱ章-1 認識病理（頸椎）」的**圖9**（p.30））。在這種纖維化筋膜出現的激痛點或硬結稱為肌筋膜激痛點MTP，可想見會成為「腰痛或肩膀僵硬」的原因，此種病理產生的癥候便稱為肌筋膜性疼痛症候群MPS[3]。此外，由於筋膜上有傷害受器，所以肌筋膜激痛點的疼痛會作為轉移痛，藉由深筋膜被認為是遠處部位的疼痛，臨床上有此種經驗。即使沒有發現神經症狀或神經壓迫影像所見，腰臀疼痛往下肢擴散出去的癥候也可認為是病理之一。

MTP：
myofascial trigger point

MPS：
myofascial pain syndrome

一旦肌筋膜纖維化降低了組織的延展性及滑動性，便會如以下所述降低軀幹肌肉機能，招致其他病狀產生，身體機能低下使局部動作低下，更進一步產生肌肉萎縮，而不適當的運動使局部動作亢進增加發炎情況，促進組織纖維化，造成惡性循環。此外，如果疼痛引起末梢神經敏感化、中樞神經敏感化，會使人陷入負面思考，變得不愛活動，減少動作或行為又降低身體機能，也會產生惡性循環。慢性腰痛的保守治療便是在斬斷這些惡性循環。

TLF：
thoracolumbar
fascia

腰部有包圍著腹壁般的胸腰筋膜（TLF），胸腰筋膜附著於腰椎橫突與棘突，筋膜內的腹橫肌收縮會增加胸腰筋膜張力，有助於穩定腰椎[4]（**圖1**）。經確認知道胸腰筋膜存在著豐富的神經組織，容易成為腰痛的源頭[5]。筆者曾在解析腰大肌及腰方肌肌肉活動的實驗中，將電極刺入受試者背部，貫穿胸腰筋膜中葉時，受試者表示感覺到與皮膚相同程度的疼痛。基於此經驗，也可認為豎脊肌及胸腰筋膜間的肌肉間筋膜發炎或纖維化引起的滑動性障礙，是腰痛的起因。

DOMS：
delayed onset
muscle soreness

肌肉組織反覆離心性收縮，會出現稱為延遲性肌肉痠痛（DOMS）的肌肉疼痛，日常生活中很常見。給予以豎脊肌為首的腰背部肌肉反覆的負擔，尤其是反覆離心性收縮，會產生延遲性肌肉痠痛，而給予肌肉負擔或發炎，使得筋膜包圍形成的隔間內壓上升，可想見會刺激筋膜產生鈍痛或不適等症狀。此外，一旦高齡者脊椎壓迫性骨折後腰椎後彎變形，或前彎動作的脊柱後彎姿勢等，使得隔間內壓更加上升，可想見會刺激筋膜誘發疼痛[6]。

圖1　胸腰筋膜（TLF）之構造

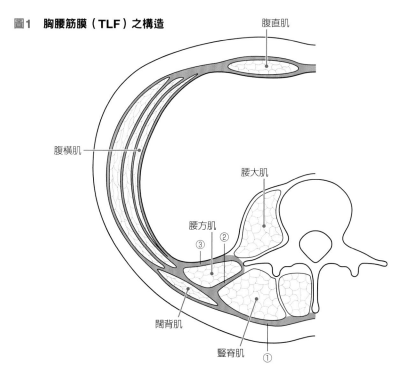

胸腰筋膜包覆著整個軀幹，後葉（①）附著於脊椎棘突，中葉（②）及前葉（③）則附著於脊椎橫突。腹橫肌有提高此束腹狀結構張力的作用。

STIR：

short-tau inversion recovery

➤病患範例（圖2）

　　23歲男性，大學棒球選手（左打手）。練習揮棒一天700次時右腰部疼痛，在第3腰椎橫突附近找到激痛點，磁振造影的短時反轉回復技術MRI-STIR影像中，右髂肋肌前方可見到高亮度區域。此高亮度區域沿著胸腰筋膜擴散，可推測出是藉由胸腰筋膜的傷害受器產生腰痛。

肌肉附著部障礙

　　為了維持運動時的姿勢，會用上直接附著於脊椎的軀幹深層肌肉很合理，而豎脊肌等位於軀幹淺層、橫跨複數關節的多關節肌也會活動，藉由反覆伴隨維持姿勢而來的離心性收縮，持續牽扯著髂崤的肌肉附著部位（圖3）。此種負擔則會造成肌肉與骨頭結合處的附著部位障礙，其發生機轉可認為與肱骨外上髁炎（網球肘）、膝蓋韌帶或阿基里斯腱的附著部位疾患相同。

　　好發部位為髂肋肌，而髂崤附著部位（圖3）出現同部位激痛點時，要懷疑是此種障礙。本疾病容易在對豎脊肌施加過度負荷的運動員身上產生，不過在脊柱後彎變形的高齡者身上也特別容易出現，因為為了維持站位姿勢，持續對豎脊肌施加牽引力便容易呈現相同障礙（圖4）。

圖2　肌筋膜性腰痛之範例

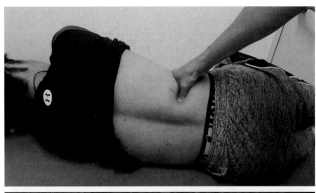
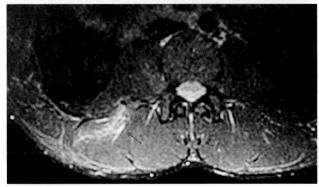

反覆練習揮棒後出現腰痛。右豎脊肌外側發現激痛點，從MRI-STIR影像中橫突附著部位附近，發現外側有高亮度變化（→）。

圖3　豎脊肌之走向與附著部位

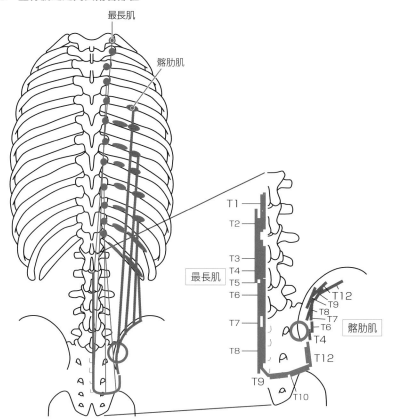

標示出最長肌與髂肋肌的走向，以及骶骨、髂骨上的附著部位。

（引用自SPT2017脊椎）

圖4　脊柱後彎列位產生之障礙

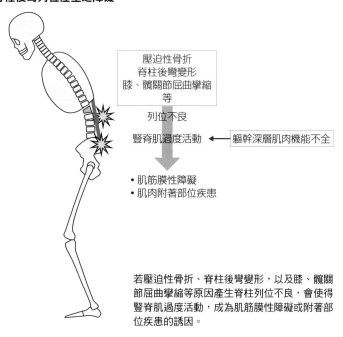

若壓迫性骨折、脊柱後彎變形，以及膝、髖關節屈曲攣縮等原因產生脊柱列位不良，會使得豎脊肌過度活動，成為肌筋膜性障礙或附著部位疾患的誘因。

軀幹肌肉拉傷障礙

離心性收縮的強大伸張力會作用於肌肉筋膜，且在肌肉與筋膜的交界處產生損傷，造成肌肉損傷（拉傷）。發作時大多會形成運動障礙，慢跑時大腿後肌群離心性收縮容易造成肌肉拉傷。同樣的肌肉拉傷障礙可見於棒球、標槍、划獨木舟、手球等急遽轉動軀幹的競技項目，在腹內、外斜肌處造成損傷。此外，筆者也見過體操選手腹直肌拉傷、網球選手腰方肌拉傷的病例（圖5）。

➤病患範例

22歲女性，手球選手。用右手跳躍射門時，左側腹突然疼痛。磁振造影的短時反轉回復技術MRI-STIR影像中可見到左腹內斜肌處有高亮度變化，診斷為該肌肉拉傷（圖5）。

肌筋膜性腰痛之評估

➤脊柱所見

本障礙在脊柱所見中並無特異性，前彎途中或起身等動作開始時會再度出現腰痛。此外，若左側豎脊肌處呈現肌筋膜性疼痛，藉由左斜後彎大多會誘發疼痛或「卡頓感」。

➤激痛點

激痛點大多生成於豎脊肌外側，根據部位的不同與其他腰部障礙區分。

圖5　女子手球選手的病例

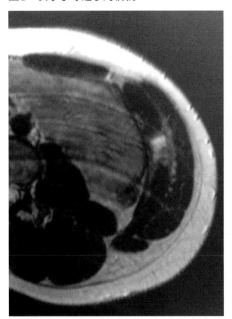

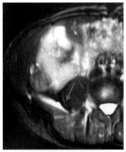

a　腰方肌損傷

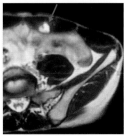

b　腹直肌損傷

射門動作後左側腹疼痛。MRI-STIR影像中可見到腹內斜肌內側有高訊號變化，診斷為該肌肉損傷（拉傷）。

➤影像所見

影像上很少有所呈現，不過懷疑肌肉拉傷時可拍攝磁振造影的短時反轉回復技術MRI-STIR影像，確認損傷部位及程度。

➤其他（俯臥伸髖測試prone hip extension test，圖6）

用於評估豎脊肌的過度活動狀態。俯臥位支撐下肢自主抬高運動時，豎脊肌會活動使骨盆前傾、抬起下肢，有的肌肉附著部位疾患患者會被誘發出疼痛，則該測試判斷為陽性。

肌筋膜性腰痛之發生機轉（圖7）

為了支撐不穩定的脊柱並安穩地運動，除了靠著軀幹肌群的肌力，也需要調整肌肉收縮時機的細緻活動模式。因此如果軀幹肌肉機能低下，會發生以下問題，可預想到各種相關障礙。

①肌肉筋膜（fascia）的纖維化、滑動性障礙

　　→產生肌筋膜性疼痛症候群MPS

②過大的牽扯力道造成損傷或障礙

　　→產生肌肉附著部位疾患、軀幹肌肉拉傷、扯裂性骨折

③胸腰筋膜牽引力低下

　　→導致腰椎分節不穩定，產生椎間關節障礙或椎間盤障礙等疾患

④骨盆附著肌群牽引力不足、協調性低下

　　→導致骨盆不穩定，產生骶髂關節障礙或骨盆髖關節障礙

如前所述，軀幹肌肉機能異常不僅是肌筋膜性障礙的發病機轉，也與其他產生腰部障礙有關，所以肌筋膜性障礙常與其他腰部障礙合併發作。

圖6　俯臥伸髖測試prone hip extension test

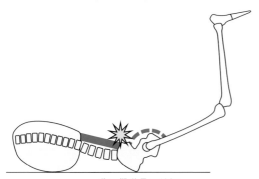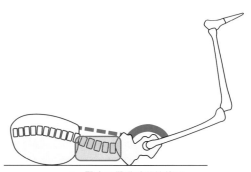

a　背肌帶動骨盆前傾　　　　　　**b　臀大肌帶動髖關節伸展**

指示患者俯臥，膝關節屈曲後自己抬高下肢，會藉由豎脊肌活動使骨盆前傾，用以抬高下肢，可重現豎脊肌附著部位的疼痛（a）。

軀幹深層肌肉活動可穩定軀幹，若藉由臀大肌活動伸展髖關節，不會誘發腰痛（b），所以有必要進行此種肌肉活動的運動員復健。

圖7　軀幹肌肉機能與機能不全引起之障礙

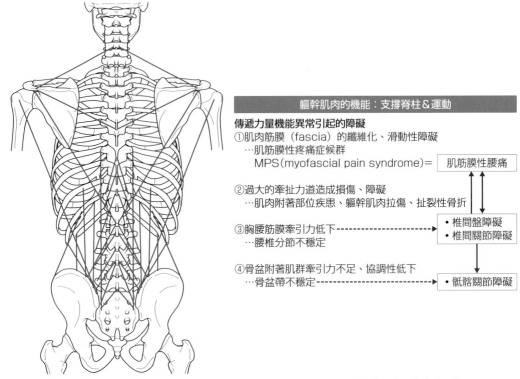

軀幹肌肉的機能：支撐脊柱&運動

傳遞力量機能異常引起的障礙

①肌肉筋膜（fascia）的纖維化、滑動性障礙
　…肌筋膜性疼痛症候群
　　MPS（myofascial pain syndrome）＝　肌筋膜性腰痛

②過大的牽扯力道造成損傷、障礙
　…肌肉附著部位疾患、軀幹肌肉拉傷、扯裂性骨折

③胸腰筋膜牽引力低下- - - - - - - - - - →
　…腰椎分節不穩定

• 椎間盤障礙
• 椎間關節障礙

④骨盆附著肌群牽引力不足、協調性低下
　…骨盆帶不穩定 - - - - - - - - - - - - →　• 骶髂關節障礙

軀幹肌肉、筋膜具有傳遞力量的機能，負責支撐脊柱及運動。若此機能異常，會產生肌筋膜性腰痛、軀幹肌肉拉傷、肌肉附著部位疾患、伴隨腰椎分節不穩定的椎間盤障礙或椎間關節障礙，骨盆帶不穩定則會產生骶髂關節障礙等問題。由此經緯可知，肌筋膜性腰痛大多會合併出現來自其他組織的腰痛。

根據發生機轉之應對方法

　　要保持折返或跳躍著地等瞬間減速的動作時，便會產生離心性收縮，巨大的拉扯力道作用在肌肉、筋膜、肌腱、肌肉附著部位上，是否損傷視程度而定。肌肉分為跨越複數關節的多關節肌，以及位於關節周圍的單關節肌，為了支撐關節，位於關節附近，使用慢肌纖維豐富且持久的單關節肌是很合理的。然而一旦因為某種理由單關節肌的機能低下，多關節肌的活動比例增加，反覆的負荷便會造成肌肉疼痛或肌肉附著部位障礙，而短時間使勁作用則會造成肌肉損傷。此障礙的發生機轉是四肢、軀幹共通的損傷機轉。軀幹中的單關節肌有以直接附著於脊椎的腹橫肌、多裂肌為代表的軀幹深部肌群，多關節肌則有豎脊肌、腹外斜肌等，軀幹深層肌肉活動時機延遲或肌肉活動不足等產生的機能低下，可想見會增加多關節肌的負擔，因此需要提高運動時軀幹深層肌肉的機能。

此外，由於軀幹深層肌肉的活動提高了脊柱、骨盆的穩定性，可想見四肢運動的效果更佳，比方說趴下時伸展髖關節的動作，主要是臀大肌、大腿後肌群在活動，不過有種運動策略是運用豎脊肌使骨盆前傾，下肢能抬得更高。反覆此動作使豎脊肌過度活動，會導致肌肉疼痛或附著部位障礙。實際指示有豎脊肌附著部位障礙的患者趴下並抬高下肢，會伴隨著前述的骨盆前傾，同時會重現腰痛（俯臥伸髖測試prone hip extension test，圖6）。根據Oh等人的報告[7]，量測趴下並抬高下肢時豎脊肌、臀大肌、大腿後肌群的肌肉活動，接著進行促進腹橫肌收縮的收緊運動，同樣量測其肌肉活動，發現收緊運動會抑制豎脊肌的肌肉活動、提高臀大肌的肌肉活動。由此可知，對於伴隨豎脊肌過度活動的患者而言，運動時促進腹橫肌活動，可提高其肌肉使用方法（運動控制motor control），樂見抑制豎脊肌的活動。

從相同的運動控制觀點來看，探討硬舉或著地動作時藉由背部、臀部、大腿後方深筋膜，對延續的後方肌肉筋膜連結處的負擔（圖8）。透過軀幹深層肌肉活動，結合腰椎骨盆成為一個單位（單一單元理論one unit theory）[8]，腰椎與骶髂關節得以穩定的狀態下，用臀大肌伸展髖關節的動作來伸展身體是很合理的。但若軀幹深層肌肉或臀大肌機能低下，腰椎穩定性降低，豎脊肌便會離心性收縮，如此反覆下來就導致肌筋膜性腰痛或附著部位疾患。而同時，腰椎、骨盆不

圖8　硬舉、著地動作對後方肌筋膜連結處的負荷

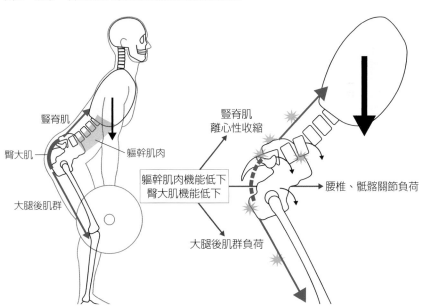

由於軀幹深層肌肉及臀大肌能穩定脊柱、骨盆，而臀大肌出力則可流暢做出軀幹、骨盆及大腿的伸展動作。如果軀幹肌肉或臀大肌機能低下，豎脊肌過度活動，便導致肌筋膜性腰痛或附著部位疾患。此外，腰椎、骨盆不穩定會產生椎間盤障礙、椎間關節障礙、骶髂關節障礙，增加對大腿後肌群的負荷，則會導致坐骨結節附著部位疾患或肌肉拉傷。

穩定也會導致椎間盤障礙、椎間關節障礙或骶髂關節障礙。更進一步來看，大腿後肌群會代替臀大肌控制骨盆前傾，大腿後肌群產生離心性收縮，產生與豎脊肌相同的坐骨附著部位疾患或肌肉損傷。因此為了預防這些障礙發生，需要運動控制motor control──讓軀幹深層肌肉或臀大肌在適當的時機活動。

其介入方法並未統一，不過可以反覆俯臥伸髖動作或各種穩定體操等，促使腹橫肌收縮及臀大肌活動，讓位於中樞的肌肉學習協調性。此外，功能性訓練、瑜伽、皮拉提斯、太極拳等運動介入也能提高肌肉協調性，可認為是有效的方法。

再者除了這些對策，為了矯正脊柱的後彎列位，維持骨盆、髖關節、膝關節可動性，提高豎脊肌肌耐力的有氧運動也可認為有助益（圖9）。

針對肌筋膜性腰痛之治療方法

肌筋膜性腰痛不動手術，而是採取以下保守治療來應對。

▶藥物治療

針對肌筋膜性腰痛，急性期會給予消炎止痛藥抑制發炎，除了口服劑日本也經常使用經皮吸收劑。

▶阻斷注射

以前曾對肌肉筋膜纖維化或發炎產生的肌筋膜激痛點myofascial trigger point進行激痛點注射阻斷，不過近年來在超音波影像引導下，採用的治療法是注射生理食鹽水等來剝離筋膜間的黏著處（超音波引導下筋膜鬆動法）。其疼痛部位隨病例而異，不過大多是在多裂肌、最長肌、髂肋肌的肌間筋膜，或這些筋膜的骨頭附著處（腰椎橫突前端、副突）（圖1），會對同部位進行阻斷注射。對肌間筋膜的滑動性障礙所產生的疼痛不會使用局部麻醉劑，而有報告指出，使用生理食鹽水剝離沾黏（液體筋膜鬆動術hydro-release），疼痛改善情況良好，也有助於理解同障礙的病理，值得玩味。

圖9　肌筋膜性腰痛運動治療之概念

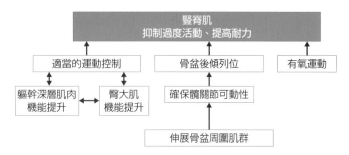

透過各種動作抑制豎脊肌過度活動、提高耐力，來預防障礙。必須要素如圖示。

▶物理治療

有溫熱治療、超音波治療、牽引治療、按摩、針灸等各種介入方法，替代醫療的印象深入人心。理解肌筋膜性腰痛的病理後，意識到要剝離肌間筋膜沾黏處，再以按摩等方法介入，可想見效果會更好。

▶矯具治療

目的為減輕對豎脊肌的負擔，急性期症狀強的時候使用。但若在減輕疼痛後繼續使用，會因為肌肉不活動導致肌肉萎縮，也能預想到陷入惡性循環，所以為了習得正確的運動控制，要進行運動治療。

▶運動治療

為了預防反覆腰痛、防止腰痛慢性化，透過評估各個病患身體特性，了解低下的身體機能後，必須要進行努力改善前述情況的運動員復健。圖9列出了障礙發生機轉，根據這些機轉進行運動介入。具體而言，要指導患者提升軀幹深層肌肉機能的收緊運動等腹橫肌單獨收縮訓練[8]、活化臀大肌的維持橋式姿勢、確保髖關節可動性的伸展髂腰肌、股直肌運動。

結語：對物理治療師之期望

肌筋膜性腰痛是反映某種身體機能低下而產生的癥候，物理治療師要推定其原因，並找出應對的姿勢。

文獻

1) Mense S, et al : Evidence for the existence of nociceptors in rat thoracolumbar fascia. J Bodyw Mov Ther, 20 (3) : 623-628, 2016.
2) Klingler W, et al. Clinical Relevance of Fascial Tissue and Dysfunctions. Curr Pain Headache Rep, 18(8) : 439, 2014.
3) Ramsook RR, et al : Myofascial Low Back Pain. Curr Pain Headache Rep, 16(5) : 423-432, 2012.
4) Willard FH, et al : The thoracolumbar fascia : anatomy, function and clinical considerations. J Anat, 221(6) : 507-536, 2012.
5) Tesarz J, et al : Sensory innervation of the thoracolumbar fascia in rats and humans. Neuroscience, 194 : 302-308, 2011.
6) 紺野慎一, ほか：腰椎背筋群のコンパートメント内圧上昇と腰痛. 臨床整形外科, 28(4)：419-426, 1993.
7) Oh JS, et al : Effects of Performing an Abdominal Drawing-in Maneuver During Prone Hip Extension Exercises on Hip and Back Extensor Muscle Activity and Amount of Anterior Pelvic Tilt. J Orthop Sports Phys Ther.37 (6)：320-324, 2007.
8) 金岡恒治：腰痛の病態別運動療法-体幹筋機能向上プログラム. p4-7, 文光堂, 2016.

6 認識手術特性

Abstract

■ 脊椎的手術大致分為前方術式與後方術式，基本上是以①減壓、②融合、③矯正或整復的組合來進行。

■ 頸椎的椎板成形術（椎管擴大術）是針對頸椎的脊髓病變，從後方廣泛施行的減壓術，雖然長期成效穩定，但會有軸向疼痛或C5麻痺等問題。

■ 頸椎前方融合術，是從前方切除脊髓或神經根的壓迫性病變，以此改善症狀的術式。可避免侵害頸部後方肌群，另一方面，長期下來也會形成相鄰椎間障礙的問題。

■ 針對腰椎椎間盤突出的手術治療成效穩定，近年來逐漸演變成低侵入性，問題在於會復發。

■ 腰椎椎管狹窄症會單獨進行除壓術，或是追加融合術。脊椎融合術在移植骨著生後才算完成，因此有必要以數個月為單位，仔細觀察術後歷程。

前言

　　脊椎所動手術基本上是以①減壓、②融合、③矯正或整復的組合來進行。為了理解脊椎手術術式，首先必須要確認哪種手術內容、要在哪個脊椎高度進行。此外，抵達脊椎的方式是從前方進入？還是從後方進入？隨進入方式不同，手術特性也大相逕庭。開始脊椎術後物理治療時，必須要向醫師確認術式及其特性，建議各位詳細確認患者的手術紀錄。本項將解說代表性的術式。

頸椎椎板成形術（椎管擴大術）

➤手術適用情況

　　椎板成形術可說是頸椎手術中代表性的後方術式，時至今日，日本思考並提出眾多術式，廣泛使用中[1-4]。適用疾病為頸椎椎管狹窄引起的頸部脊髓疾患，有步行障礙或手部精巧運動障礙等脊髓症狀者，若病況為進行性則適合動手術[5]。即使神經症狀輕，但磁振造影影像中硬膜管壓迫嚴重、能確認脊髓內訊號變化，是考慮早期手術的時候。對頸椎疾患、頸椎椎間盤突出、頸椎後縱韌帶鈣化等，可不問原因疾患便施行本手術，尤其發現多椎間狹窄的情況下，是個好選擇。此外，即使單椎間狹窄但伴隨著發育性椎管狹窄，有必要多椎間擴大時也會施行。

　　椎板成形術的減壓效果可藉由擴大椎管、讓椎管內脊髓能往後方移動來達成。因此頸椎後彎嚴重的病例中，有的脊髓無法往後方移動，也就無法解除脊髓的壓迫。這種情況下，則研究使用前方減壓術，或者透過追加融合術（使用後方器械）來形成頸椎的前彎位。

➤手術概要

椎板成形術大致上可分為側開式[2]跟正中縱切式[4]（**圖1**）。

側開式會將骨膜下的兩側椎邊肌剝離，在單側椎弓與椎間關節突起的交界處縱切後，於對側椎弓形成側溝當成鉸鍊，打開椎弓。壓迫病變左右有差異時，要打開壓迫嚴重的那側。接著用氫氧磷灰石製成的間隔物（spacer）等維持擴大的椎弓。

正中縱切式則會將骨膜下的兩側椎邊肌剝離，以兩側椎弓及椎間關節突起交界處作為側溝，正中縱切椎弓，用左右對開的方式擴大椎弓。擴大後的椎弓放入氫氧磷灰石製成的間隔物，再用尼龍線等縫合固定（**圖2**）。

無論哪種術式，都能在脊髓減壓方面獲得穩定的長期成效，但是同時也有軸向疼痛或頸椎可動區域低下的問題[6]。所謂軸向疼痛，是在頸椎後方手術後會增強頸部或肩膀周邊的疼痛，有報告指出發生頻率為10～20%，各設施間多少有差異[5]。為了預防軸向疼痛，有保存整塊頸韌帶的方法、重新縫合到頸半棘肌的方法、縱切棘突前端的方法、保留C2或C7棘突選擇性進行椎板成形術的方法等等，各式研究報告琳瑯滿目。

圖1　椎板成形術

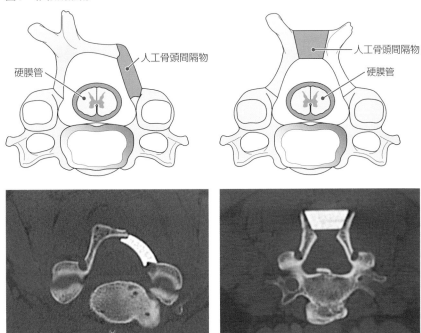

a　側開式　　　　　　　　　b　正中縱切式

（上圖引用自文獻7）

圖2　正中縱切式椎板成形術

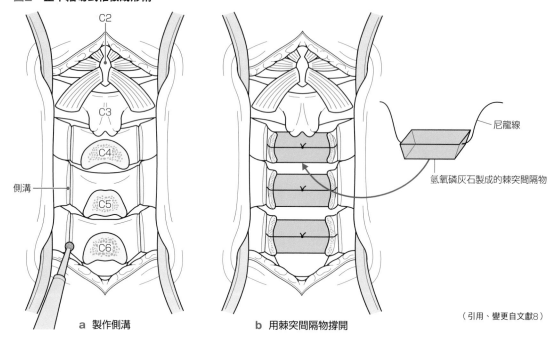

a　製作側溝　　　　　　b　用棘突間隔物撐開

側溝

尼龍線

氫氧磷灰石製成的棘突間隔物

（引用、變更自文獻8）

▶施行物理治療的注意之處

　　手術當日要在床上靜養。隔天若全身情況穩定，可以藉著床邊坐起後，站立或下床走走，基本上不需要裝設頸部輔具。也有的設施會以術後靜養為目的，給患者軟項圈固定一～二週（不過有報告指出，術後早期除去外固定，開始運動治療，有助於減輕軸向疼痛）。術後第二天便拔掉引流管，漸進式練習站立、步行、四肢肌力訓練及職能治療（手部精細運動練習、日常生活活動ADL練習）。

　　術後主要是三角肌或肱二頭肌等上肢近端肌肉會發生肌力低下的情況（C5麻痺），約5%左右病患會發生，發生機轉有神經根障礙說、脊髓障礙說，但至今尚無定論。

ADL：
activities of daily
living

頸椎前路減壓融合術

▶手術適用情況

　　頸椎前路融合術是針對脊髓或神經根的壓迫性病變，從前方切除病變來改善症狀的術式。若壓迫病變位於脊髓前方，可直接切除。其他優點有：可使狹窄化的椎間高度復原、穩定原先不穩定的椎間、可矯正變形，以及避免侵入頸部後方肌群。

　　適用對象為：頸椎椎間盤突出、脊髓型頸椎病變、神經根病變、頸椎後縱韌帶鈣化、頸椎損傷等等，主要適用於脊髓或神經根呈現前方受到壓迫的症狀。尤其固有椎管前後徑寬闊，脊髓壓迫部位侷限於一～二椎間者，大多會選擇頸椎前路減壓融合術[5]。

➤手術概要

　頸椎前路融合術會切除病變高度的椎間盤、骨刺、韌帶鈣化來減壓，接著取出椎體的一部分，插入自體骨頭或植入物，融合椎間（**圖3**）。與從後方切入的椎板成形術相比，可直接去除骨刺或椎間盤等前方壓迫病變。此外，藉由移植骨頭到椎間，融合椎間可獲得穩定性，也可矯正局部變形（後彎或高度前彎）獲得良好列位等為其優點。另一方面，其缺點則是：難以應對三椎間以上的多椎間病變或發育性椎管狹窄，且與後方術式相比，頸部臟器、血管、神經之併發症風險較高。

圖3　頸椎前路減壓融合術

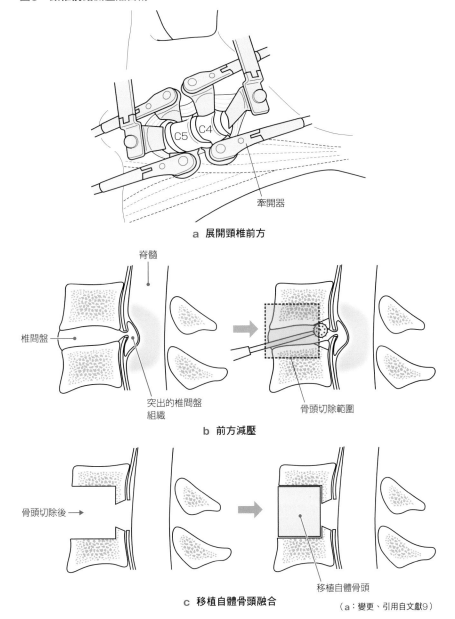

C5　C4

牽開器

a 展開頸椎前方

脊髓

椎間盤

突出的椎間盤組織

骨頭切除範圍

b 前方減壓

骨頭切除後 →

移植自體骨頭

c 移植自體骨頭融合

（a：變更、引用自文獻9）

沿著支配喉頭的喉返神經走向，從左側前頸部往椎體前方下刀。走胸鎖乳突肌內側避開外側的頸動脈鞘，避開內側的氣管、甲狀腺、食道，進入肌肉間抵達椎體前面。切除椎間盤後，在椎體挖出矩形的骨溝。連椎體後緣都進行骨性減壓後，切除後縱韌帶，此時若見到游離的椎間盤突出便切除。有時也會對神經根減壓，視術前的壓迫程度而定。

接著從髂骨取出移植骨，插入部分切除的骨溝。對於融合範圍長或不穩定的患者，也有打入鋼板用器械固定的需要。根據術中的固定性或骨質，後續治療也會不同。前路減壓融合術最明顯的併發症有：移植骨脫落、假關節、取骨部位疼痛、喉返神經麻痺（聲音沙啞）、食道損傷等等。

➤施行物理治療的注意之處

術後一～三個月要穿戴頸圈，主要在限制頸椎的前後彎動作。無論是否有植入物，本術式都以骨頭癒合為優先，應避免造成頸部負擔的運動。此外，由於從髂骨採取了骨頭，所以術後早期要盡量避免增加附著在取骨處肌群負擔的運動。一邊考慮全身狀態及頸部靜養情況，一邊漸進式練習站立、步行、四肢肌力訓練及職能治療（手部精細運動練習、日常生活活動ADL練習）。

腰椎椎間盤切除術

➤手術適用情況

椎間盤突出的治療基本上採用保守治療，但是如果進行了保守治療三個月以上，日常生活動作依舊受到限制、因為嚴重疼痛採用藥物治療或神經阻斷卻無法減輕症狀，或因為社會環境沒時間採用保守治療等情況，則考慮動手術。另一方面，有膀胱直腸障礙時要緊急動手術，若肌力低下越發嚴重也推薦儘早動手術。

➤手術概要

針對腰椎椎間盤突出施行的手術，一般會採用直接切除突出部位的後方術式。後方椎間盤切除術大致可分為LOVE法變形版肉眼直視、顯微鏡和內視鏡（椎間盤微創內視鏡切除術MED法）式。近年來，也逐漸採用局部麻醉下的經皮內視鏡椎間盤切除術（PED法）（**圖4**）。

肉眼直視、顯微鏡下的椎間盤切除術，會在正中間縱向切開皮膚約2～4cm，從後方進入，將椎間盤突出側的椎邊肌剝離骨膜，打開部分椎弓及椎間關節內側並部分切除，再部分切除黃韌帶露出硬膜。用肉眼、放大鏡、顯微鏡確認硬膜及神經根後仔細剝離，再切除椎間盤突出部分。

椎間盤微創內視鏡切除術（MED法）會切開約1.5～2cm的皮膚，經由多裂肌內抵達椎弓後面／硬膜外，以內視鏡切除椎間盤突出。這些治療法有很多比較研究，後方術式的顯微鏡手術、內視鏡手術，或者普通的LOVE法變化版經過比較，無論哪種長期的術後成效都相同[10]。

MED：
micro endoscopic discectomy

PED：
percutaneous endoscopic discectomy

圖4 椎間盤微創內視鏡切除術（MED法）與經皮內視鏡椎間盤切除術（PED法）

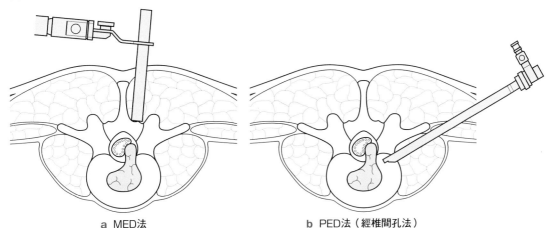

a MED法　　　　　　　　　　　b PED法（經椎間孔法）

不管對皮膚及肌肉組織的侵入程度，哪種術式對椎間盤的處置與侵入性基本上是相同的。因此即使內視鏡手術是低侵入性，應該審慎評估術後早期回歸運動或重度勞動。有報告指出，在椎間盤微創內視鏡切除術（MED法）平均調查期間3.6年的中長期調查中，復發率為10.8%，而其中有一半在MED術後一年內便會復發，與以往術式的復發時期相比提早了[11]。

各種椎間盤切除術的併發症有：神經根損傷、麻痺或感覺障礙增強、硬膜損傷、血腫造成的麻痺、傷口感染、深部靜脈血栓等等。

▶施行物理治療的注意之處

伴隨前彎的運動或負荷會使椎間盤內壓受到更強的影響，因此要努力減輕早期給予椎間盤的負荷。為了術後盡早回歸運動，日常生活也要特別注意（像是坐車長時間移動等等）。已知椎間盤突出的類型中，往尾側移動的椎間盤突出容易復發[11]。

腰椎椎弓截骨術

▶手術適用情況

腰椎椎弓截骨術或腰椎開窗術主要是應用於腰椎椎管狹窄症的術式，會從後方進入椎管內，切除壓迫神經的椎弓或黃韌帶。最近以減輕術後疼痛、預防腰椎術後不穩定為目的，手術只會切除壓迫神經的部位，而保留肌肉附著的棘突或背肌。症狀輕微或發病初期進行保守治療，除了生活指導盡量避免會使症狀出現的動作（伸展腰椎等），再配合藥物治療、神經阻斷治療、輔具治療、物理治療、運動治療等等，會有一定的效果。但若因為膀胱直腸障礙等的馬尾障礙、進行性肌力低下、嚴重的步行障礙，影響日常生活時，則要研究是否動手術。

➤手術概要

　腰椎椎管狹窄手術的目的在於：替受到壓迫的神經根或馬尾減壓。以往一般都是進行切除後方組織的部分椎弓切除術，不過為了保留後方的支撐組織，展開時下功夫、使用顯微鏡、內視鏡等，發明了眾多低侵入性手術技法。如果伴隨腰椎不穩定，或是減壓有可能使穩定性惡化，則考慮追加融合術。

　從後方進入抵達椎弓、椎管有各式各樣技法。開窗術會將兩側椎邊肌從棘突剝離，露出該椎弓。不侵入椎邊肌、棘上、棘間韌帶等後方支撐脊柱的組織，也保留椎邊肌附著部位的正中縱切式椎弓切除術，可獲得與以往椎弓切除術相同的寬廣視野（**圖5a**）。將症狀嚴重側單側的椎邊肌從棘突剝離，也有切除棘突基部進行兩側減壓的方法（**圖5b**）。以這些技術展開後，用肉眼、放大鏡、顯微鏡或內視鏡進行神經減壓。骨頭切除方面，上位椎弓會切到黃韌帶附著部位，下位椎弓會從上關節突起，經過椎弓根部切到椎間孔入口處，包含神經根在內充分減壓。切除骨頭切除部分的黃韌帶，對硬膜外靜脈叢充分止血，確認正下方椎間盤有無壓迫後插入引流管，結束。

　併發症有：神經障礙、硬膜損傷、血腫引起的麻痺、傷口感染、深部靜脈血栓等等。

圖5　腰椎後路減壓術

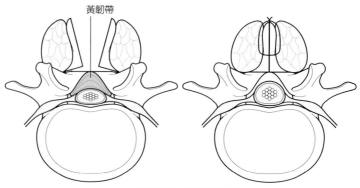

黃韌帶

a　棘突縱切式椎弓切除術

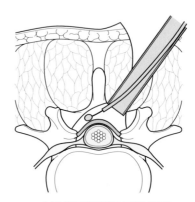

b　內視鏡下單側進入兩側減壓術

（**a**：引用自文獻12，**b**：引用自文獻13）

➤施行物理治療之注意事項

腰椎椎管狹窄症患者大多是高齡者，除了腰椎以外，合併有變形性關節炎等運動器官疾患者不在少數，因此訂定復健計劃時，有必要也將共病症（comorbidity）考慮進去。術後第一～二天除去訓練，靜養部分隨意安排的設施很多，不過站立、步行、四肢肌力訓練要階段性、慎重地進行。

腰骶椎部融合術（併用器械）

➤手術適用情況

腰椎融合術，是目的為相鄰的腰椎骨頭癒合的術式。讓腰椎前方部分，也就是椎體間骨頭癒合的術式（椎體間融合術），根據進入途徑可分為後述各式各樣的方法。另一方面，讓腰椎後方部分，也就是橫突及椎間關節骨頭癒合的術式，稱為後側方融合術（圖6）。

腰椎融合術會針對以下病理施行：①椎管不穩定引起神經症狀或疼痛、②神經減壓等手術操作引發不穩定、③脊柱後彎或側彎等脊柱變形產生姿勢平衡不良，造成日常生活舉動、生活品質QOL低下。適用疾病有：腰椎變性滑脫症、解離滑脫症、伴有不穩定性的腰椎椎間盤突出或椎管狹窄症、腰椎後側彎症等，此外，再次動手術的病例中，若減壓範圍擴大也可施行融合術。

QOL：
quality of life

腰椎變性疾病引起神經症狀的病例，首先要研議椎弓切除等神經減壓手術。是否合併使用融合術，則要綜合考慮患者腰痛有無神經症狀、影像上的不穩定性、脊椎變形程度、姿勢平衡、患者年齡、職業或活動性、全身狀態等項目後再判斷。

近年來的腰椎融合術由於內固定材料進步，使用金屬材料的器械手術成為主流，使得簡化術後治療成為可能。然而伴隨骨質疏鬆症的患者恐有術後內固定材料折損或脫落的危險，術後治療須多加小心。

圖6　腰椎融合術骨頭移植之差異

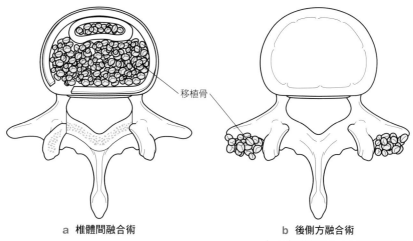

移植骨

a　椎體間融合術　　　　　　　b　後側方融合術

（a：引用自文獻14，b：引用自文獻15）

➤手術概要

　　固定前方要素的椎體間融合術有：從後方進行、侵入包含多裂肌在內椎邊肌的後側腰椎椎體間融合術（PLIF）、經椎間孔腰椎椎體間融合術（TLIF），以及從前方進入不會損及後方肌群的前側腰椎椎體間融合術（ALIF）。此外近年來，從側邊進行椎體間固定的側邊腰椎椎體間融合術（LIF）急速普及，還有經腰大肌進行的極外側椎體間融合術（XLIF）、為了迴避損傷腰大肌及影響腰神經叢，從腰大肌前緣進行的斜側邊椎體間融合術OLIF（圖7），側邊進入的術式則會損傷腹斜肌群與腹橫肌。

　　PLIF從後方進入，切除兩側椎間關節、黃韌帶，替硬膜管減壓，接著在硬膜外側抵達並切除椎間盤，插入自體骨頭或人工間隔物。插入椎弓螺釘，用螺帽鎖緊，固定好椎體間。優點來說，不僅正中央的椎管，椎間盤腔擴大也能替椎間孔的神經根減壓，甚至矯正滑脫，可支撐前方負荷，獲得整圈強韌的初期融合。

　　TLIF應該能迴避PLIF的缺點——術中牽扯神經組織的操作，切除單側關節突後進入。從側邊替硬膜管減壓後，不用直接牽扯神經組織，接著連對側椎間盤都切除，連同自體骨頭插入迴力鏢型等撐開左右的間隔物。

　　ALIF可直接抵達椎間盤，藉由大範圍切除椎間盤，確實製作出固定椎體間用的骨頭基礎。適用疾病為：出現椎間不穩定性的變性疾患、外傷、感染症、腫瘤。有使用自體骼骨移植及脊椎籠架的方法。

　　XLIF或OLIF可透過使用專用的牽開器與光源，以最低侵入程度進行椎體間融合術。此外，這類術式異於ALIF之處為：連對側的纖維環都能切離，插入將近椎體橫徑的大型脊椎籠架，有效恢復椎間高度，因此常使用於變性滑脫症或變性側彎等脊柱變形病例。

圖7　椎體間融合術進入途徑之差異

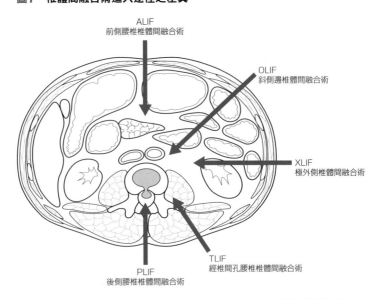

（引用、變更自文獻16）

PLF：
posterolateral
fusion

固定後方要素的術式有後外側植骨融合術（PLF），從橫突固定到椎弓、椎間關節。PLF是在切除部分椎弓減壓後，切磨上下橫突到關節突間部位、椎間關節外側，還有椎間關節的皮質骨露出健康組織再骨頭移植。都是用椎弓螺釘固定，但前方支撐性與PLIF相比較少，所以必須要注意施加於螺釘的負擔很大。

這些脊椎融合術的併發症有：感染、神經根障礙、脊髓液滲漏、血腫、肺栓塞等等。中長期則有假關節、相鄰椎間變性惡化等等。由於併用器械，感染或金屬折損等合併症的發生頻率變高，也有人髂骨的取骨部位會疼痛。

➤施行物理治療之注意事項

為了獲得長期良好的成效，骨頭癒合很重要。裝配束腹方面，要確認過方法及期間再指導患者。一邊考慮全身狀態，一邊漸進式進行站位、步行、四肢肌力的訓練。

文獻

1) 小山正信, ほか：頸椎椎弓切除術の一新術式の試み. 中部整災誌, 1：792-794, 1973.

2) 平林 洌：頸髄症に対する広報除圧術としての片開き式頸部脊柱管拡大術について. 手術, 32：1159-1163, 1978.

3) 辻 陽雄：En-bloc laminectomy. 整形外科, 29：1755-1761, 1978.

4) 黒川高秀, ほか：棘突起縦割法脊柱管拡大術. 別冊整形外科, No.2, 頸椎外科の進歩（小野村敏信, ほか編）, p243-250, 南江堂, 1982.

5) 頸椎症性脊髄症診療ガイドライン策定委員会 編：頸椎症性脊髄症診療ガイドライン2015, 改訂第2版, 南江堂, 2015.

6) Wada E, et al:Subtotal corpectomy versus laminoplasty for multilevel cervical spondylotic myelopathy a long-term follow-up study over 10 years. Spine, 26(13)：1443-1447; discussion 1448, 2001.

7) 本郷道生, ほか：頸部脊柱管拡大術. 整形外科術後理学療法プログラム, 改訂第2版（島田洋一, ほか編）, p14, メジカルビュー社, 2014.

8) 石井 賢：片開き式頸椎椎弓形成術（ELAP）. OS NEXUS, No.2 頚椎・腰椎の後方除圧術（西良浩一, ほか編）, p24, メジカルビュー社, 2015.

9) 宮本 敬：頚椎椎体亜全摘前方除圧固定術. OS NEXUS, No.6 脊椎固定術 これが基本テクニック（西良浩一, ほか編）, p94, メジカルビュー社, 2016.

10) Li X, et al：Tubular microscopes discectomy versus conventional microdiscectomy for treating lumbar disk herniation: Systematic review and meta-analysis. Medicine (Baltimore), 97(5)：e9807, 2018.

11) Matsumoto M, et al：Recurrence of lumbar disc herniation after microendoscopic discectomy. J Neurol Surg A Cent Eur Neurosurg, 74(4)：222-227, 2014.

12) 渡辺航太：腰部脊柱管狭窄症に対する棘突起縦割式椎弓切除術. OS NEXUS, No.2 頚椎・腰椎の後方除圧術（西良浩一, ほか編）, p140, 142, メジカルビュー社, 2015.

13) 中西一夫, 長谷川 徹：内視鏡下片側進入両側除圧術（MEL）. OS NEXUS, No.2 頚椎・腰椎の後方除圧術（西良浩一, ほか編）, p157, メジカルビュー社, 2015.

14) 篠原 光, 曽雌 茂：TLIF（経椎間孔的腰椎椎体間固定術）. OS NEXUS, No.6 脊椎固定術 これが基本テクニック, p116, メジカルビュー社, 2016.

15) 本郷道生, ほか：インストルメント併用腰仙椎部固定術. 整形外科術後理学療法プログラム, 改訂第2版（島田洋一, ほか編）, p35 メジカルビュー社, 2014.

16) Mobbs RJ, et al：Lumbar interbody fusion: techniques, indications and comparison of interbody fusion options including PLIF, TLIF, MI-TLIF, OLIF/ATP, LLIF and ALIF. J Spine Surg, 1(1)：2-18, 2016.

7 慢性腰痛

Abstract

■ 慢性腰痛並非單純延續急性腰痛的狀態，由於非器質性因素使病態複雜化的情況並不少。

■ 篩檢是否存有心理、社會性因素，骨科患者精神方面問題之簡易量表BS-POP很有用。

■ 治療慢性腰痛患者的重點在於確立信任關係。針對無法以理學所見或影像所見合理說服的患者，再怎麼向患者說明其不合理，也無法解決問題。

■ 應對慢性腰痛患者的物理治療師，最需要的資質為傾聽、同感患者的苦惱，體貼患者的態度。

前言

以往腰痛不論什麼原因，都是根據其罹患期間分為急性腰痛與慢性腰痛，一般而言，慢性腰痛的基準為「持續三個月以上」[1]。話雖如此，即使都稱為慢性腰痛，其樣貌也不一樣。慢性腰痛並非單純延續急性腰痛的狀態，由於非器質性因素使病態複雜化的情況並不少。

診斷慢性腰痛之要點

➤ 容易錯過的病理

診斷腰痛時，不漏掉腫瘤、感染、骨折等嚴重病狀或外傷很重要。急性歷程較為容易診斷，但若臨床症狀穩定，未執行必要檢查就隨便治療，也有因此錯過嚴重病狀或外傷的病例（**圖1**）[2]。尤其有必要注意源自腹腔內臟器官或婦科疾病等，運動器官以外容易遺漏的病狀。此外，雖然惡性腫瘤（原發性或轉移性）造成腰背部疼痛的比例未滿1%[3]，錯失後會影響到生命預後，所以必須經常放在心上。由此可知，有癌症過往（尤其是前列腺癌、肺癌、乳癌者）的高齡者，思考其腰痛原因時，要時常將轉移性脊椎腫瘤含括在內。尤其持續花長時間來看門診的情況下，有些病狀會隨著時間經過變化（例如：某位腰椎椎管狹窄症患者從某時起腰痛變嚴重，實際上是化膿性脊椎炎發作），患者表示症狀惡化時，有必要進行紅旗徵兆red flags的再確認（**表1**）[1]。紅旗徵兆為陽性時，應該毫不猶豫地向主治醫師報告。

圖1　觀察坐骨部位轉移性骨腫瘤之病程

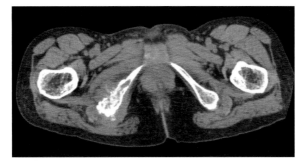

70歲女性，因為腰痛、兩側臀部疼痛定期來看門診，接受保守治療（投藥、激痛點注射）。曾接受過橫結腸癌的化療，但負責醫師沒掌握到。患者表示右臀部疼痛惡化後，應對病狀進行局部注射、骶骨硬膜外阻斷等，觀察其病程約四個月。由於疼痛逐漸增強，靜止時也會疼痛，所以進行影像檢查。骨盆電腦斷層中可見到右坐骨處有蝕骨的情況。

（引用自文獻2）

表1　應懷疑合併嚴重脊椎疾病的紅旗徵兆（危險訊號）

> * 與時間或活動性無關的腰痛
> * 胸部疼痛
> * 有癌症、類固醇治療、人類免疫缺乏病毒
>   HIV感染之病史
> * 營養不良
> * 體重減少
> * 大範圍影響的神經症狀
> * 結構性脊柱變形
> * 發燒

（引用自文獻1）

HIV：
human
immunodeficiency
virus

BS-POP：
brief scale for
psychiatric
problem in
orthopaedic
patients

➤心理、社會性因素之評估
　～骨科患者精神方面問題之簡易量表BS-POP很有用～
　　腰痛的惡化及延遲，從早期開始便與心理性、社會性因素關係密切。疑似與心理、社會性因素有關的慢性腰痛患者特徵如**表2**所示[4]。此外，篩檢患者是否有精神醫學方面的問題，或者是否存在心理、社會性因素，「骨科患者精神方面問題之簡易量表（BS-POP）」（**表3**、**4**）很有用。BS-POP是沒有精神醫學、心理學方面涵養的骨科醫師或物理治療師，為求簡便篩檢患者是否存在精神醫學方面的問題，所開發出的評量[5]。治療者使用的問題有8項（**表3**），患者使用的則有10項（**表4**），每個問題各取1~3分，治療者用的總計有8~24分，患者用的總計有10~30分，以此來評估。治療者用的11分以上，或者治療者用的10分以上、加上患者用的15分以上者，視為異常值[6]。經過BS-POP評估，結果懷疑與精神醫學方面的問題有關，僅憑骨科醫師、物理治療師難以應對的患者，基本上應該請身心科等專業人士來進行精神醫學方面的評估、診斷。慢性腰痛相關的代表性精神醫學方面問題整理於**表5**。

表2　疑似與心理、社會性因素有關的慢性腰痛患者特徵

腰痛部位	腰痛範圍不明顯 疼痛部位會隨時間改變
疼痛程度	疼痛的表現很情緒化 多話且疼痛的表現浮誇 症狀程度隨心理狀態改變 詳細記錄疼痛變化
腰痛以外合併的身體症狀	大多併有頭痛、肩膀僵硬等主訴
身體症狀以外合併的症狀	併有失眠、煩躁等感覺

（引用自文獻4）

表3　BS-POP醫療者用

詢問項目	回答與分數		
1. 疼痛不曾停止	1 沒有	2 偶爾會不痛	3 幾乎隨時都痛
2. 表示患部的方法很特別	1 沒有	2 指著患部	3 明明沒有指示卻開始脫衣服露出患部
3. 患肢整體疼痛（麻痺）	1 沒有	2 偶爾會	3 幾乎隨時都是
4. 建議患者去做檢查或治療時，患者會不高興、易怒或拿理由搪塞	1 沒有	2 稍微抗拒	3 相當排斥
5. 感覺檢查中一刺激就過度反應	1 沒有	2 稍微過度	3 明顯過剩
6. 反覆詢問症狀或手術相關問題	1 沒有	2 偶爾會	3幾乎都是
7. 對治療團隊的態度會看對象而改變	1 沒有	2 稍微	3 明顯
8. 一有輕微症狀，就會想著要是沒有這個症狀就好了，相當在意	1 沒有	2 有點在意	3 非常在意

（引用自文獻2）

表4　BS-POP患者用

詢問項目	回答與分數		
1. 曾變得想哭，或是哭過嗎？	1 沒有	2 偶爾	3 幾乎都是
2. 總覺得悲慘，心情快樂不起來嗎？	1 沒有	2 偶爾	3 幾乎都是
3. 總是很緊張、焦躁嗎？	1 沒有	2 偶爾	3 幾乎都是
4. 一點點小事就會讓你生氣嗎？	1 沒有	2 偶爾	3 幾乎都是
5. 食慾跟平常一樣嗎？	3 沒食慾	2 偶爾會沒食慾	1 很平常
6. 一日之中，早上的心情最好嗎？	3 沒有	2 偶爾	1 幾乎都是
7. 會有不知名的疲倦嗎？	1 沒有	2 偶爾	3 幾乎都是
8. 能像往常一樣工作嗎？	3 不行	2 偶爾會辦不到	1 可以
9. 能好好睡覺嗎？	3 不行	2 偶爾睡不好	1 睡得很好
10. 會由於疼痛以外的原因讓你無法入睡嗎？	1 沒有	2 偶爾很難入睡	3 幾乎都是

（引用自文獻2）

表5　慢性腰痛相關的代表性精神醫學方面問題

身體型疾患	身體化疾患、無法鑑別的身體型疾患、轉化症、疼痛疾患、慮病症
焦慮疾患	恐慌症、適應障礙症
情感疾患	憂鬱症、躁鬱症（雙極性障礙）
發育疾患	精神發育遲緩、注意力不足及過動症
人格疾患	自戀型、強迫型、做作型

（引用自文獻4）

▶針對慢性腰痛患者之問診

　　詳細詢問慢性腰痛患者病歷是基本，要確認腰痛隨時間產生的變化。仔細確認是否存在腰痛惡化、緩解的因素（不僅姿勢或動作，也包含結婚、轉職等生活上發生的事件）。此外，要聆聽手術治療等治療歷程（是否在眾多醫療機關看診過？有無經過數次腰椎手術？當時對治療的反應如何？）。盡可能取得患者的社會背景，仔細聆聽其生育歷史、學歷、職業歷史、生活歷程、家族構成、興趣，以及目前的煩惱等等。許多慢性腰痛患者的病歷非常地長，也很豐富多彩，有必要多次長時間問診的情況也不在少數。花時間仔細問診，不僅是收集情報，更有助於確立治療者－患者間的信任關係。

Clinical Hint

面對患者物理治療師的態度

　　慢性腰痛的患者中，也有人不敢將煩惱告訴醫師，只與物理治療師商量。患者將煩惱「說出口」本身也有治療的作用，治療師須要採取體貼患者煩惱的態度。

自覺症狀特徵及理學所見

　　原因是心理、社會因素，並非器質性問題的慢性腰痛患者特徵如下所示[7,8]：

▶非器質性壓痛nonorganic tenderness（圖2）

　　明明不是誘發疼痛的檢查，患者卻表示非常疼痛。如果檢查者只有輕輕捏起患者的皮膚，患者卻表示非常疼痛且範圍更廣大，是為陽性。

▶給予軸心方向負荷的模擬測試（圖3）

　　讓患者站直，檢查者從患者頭部往下壓，若患者表示會腰痛，則為陽性。此動作應該不會直接作用在腰部才對。

圖2　非器質性壓痛nonorganic tenderness

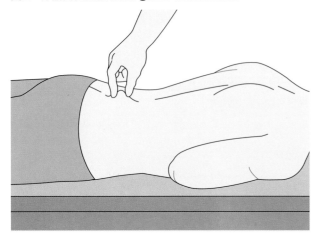

圖3　給予軸心方向負荷的誘發測試

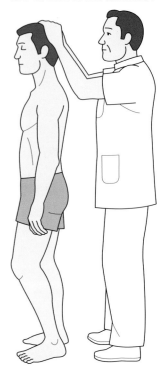

▶模擬旋轉測試（圖4）

請患者站立，讓雙肩與骨盆在同一平面（也就是從胸椎到腰椎不能旋轉），檢查者以外力轉動軀幹的操作下，若患者表示會腰痛則為陽性。此操作不能直接在腰椎施加扭轉的力量。

▶胡佛氏測試Hoover test（圖5）

對於躺下卻無法抬高下肢的患者，這個測試可以看出患者是否是刻意不抬高下肢。請患者躺下，抬高單側下肢。試圖抬高的反作用力會在對側下肢施加向下的力量，檢查者可由此確認。若患者認真地嘗試抬高下肢，那麼檢查者的手掌可感受到健側下肢的力量。若患者並沒有嘗試著抬高下肢，檢查者撐在健側下肢的手掌便感受不到力量，本測試為陽性。

▶伯恩氏測試Burn's test（圖6）

請患者跪坐在診療台上，腰部稍微抬高，檢查者牢牢固定住患者雙腳，再請患者伸手去碰地板（腰椎屈曲動作）。此時由於下肢後方有施加壓力，所以會腰痛的患者應該能較輕易地屈曲腰椎。由此可知，無法屈曲腰椎、做出誇張快摔下去的樣子、或是堅稱辦不到者，本測試為陽性。

圖4 模擬旋轉測試

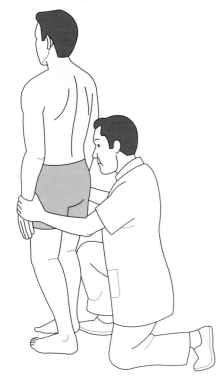

圖5 胡佛氏測試Hoover test

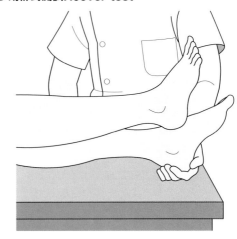

圖6 伯恩氏測試Burn's test

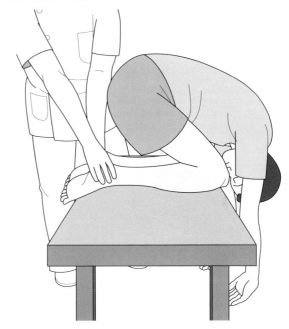

> **翻轉測試flip test**
> （間接直膝抬腿測試indirect straight raising test，**圖7**）

SLR：
straight leg raising

　　本測試是針對直膝抬腿測試SLR test高度陽性患者所進行的裝病測試。首先請患者坐正，緩緩伸直單側的膝蓋。若是真正的坐骨神經痛，患者會在與直膝抬腿測試幾乎相同角度時表示疼痛，且為了減輕疼痛將軀幹往後倒。若是裝病，即使超過直膝抬腿測試的角度也不會喊痛，可以打直軀幹就這麼伸展膝蓋。

圖7　翻轉測試flip test

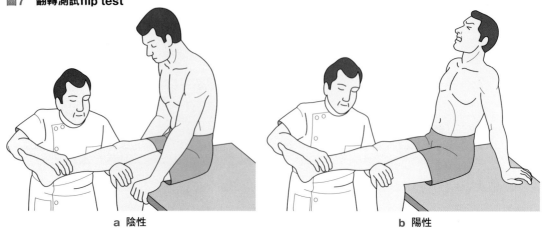

a　陰性　　　　　　　　　　　　　　　　　b　陽性

圖8　馬格努森氏測試Magnuson's test

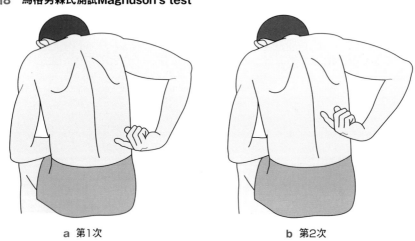

a　第1次　　　　　　　　　　　　　b　第2次

➤馬格努森氏測試Magnuson's test（**圖8**）

請患者坐正，用手指出自己腰背的疼痛位置。接著進行毫無關聯的理學檢查轉移患者注意力，請患者再次指出疼痛部位。真正疼痛強烈的患者兩次都能比向同樣部位，但裝病的患者第一次跟第二次比的位置就有差異。

➤曼科夫氏手法Mannkopf's maneuver（**圖9**）

首先請患者坐正，測量脈搏。接著按壓患者疼痛的部位，刻意施加痛楚，立即重新測量脈搏。如果真的疼痛強烈，可見到脈搏數增加10%以上，裝病者則沒有變化。

針對慢性腰痛之處置

慢性腰痛患者的治療重點在於確立信任關係。對於無法合理說明理學所見或影像所見的腰痛患者，無論向患者說明這多麼不合理，也無助於解決問題。患者因為某

圖9　曼科夫氏手法Mannkopf's maneuver

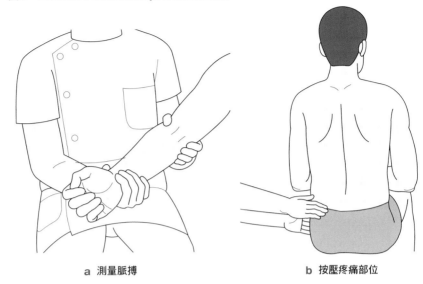

a　測量脈搏　　　　　　　　　　　b　按壓疼痛部位

種機轉持續感受疼痛或痛楚是事實，充分理解這點，並接納患者的態度很重要。

　　福島縣立醫科大學附屬醫院骨科（以下稱為本科）從1996年6月起，與身心醫療科聯手合作，開始對運動器官相關的慢性腰痛患者進行照會（liaison）診療[9]。所謂liaison，是法語「攜手合作」、「聯絡」的意思，複數科別固定通力合作，多方面、多範圍地診療，稱為照會診療。

▶照會診療之導入[9]

　　透過包含徹底問診、診察、影像檢查在內的精密檢查，沒有明顯器質性異常的情況下，會轉介患者至身心醫療科（精神科）就診。要向患者本人說明疼痛的原因有可能與心理問題相關，到身心醫療科就診且從精神醫學方面切入有助於治療。若患者同意，便介紹至身心醫療科就診。也有的慢性腰痛患者無法接受自己的腰痛與心理因素有關。此外，即使建議患者至身心醫療科就診，抗拒的人也不在少數。對於這種患者，明白告知其頑固性疼痛有必要從多方面評估治療，而且並非一切都交給身心科，說到底骨科醫師作為主治醫師，會持續參與治療，這很重要。

▶照會診療中的腰痛治療[9]

　　首先，設定治療目標要明確，並反覆傳達給患者。許多慢性腰痛患者會堅持要「讓疼痛消失」，然而就現實來說，難以達成的情況也很多。所以治療的目標並非「讓疼痛消失」，而要將焦點放在因為疼痛造成社會生活機能的障礙上，將目標修正為「即使有疼痛，也能活動」、「即使有疼痛，也能過日常生活」。接著，告訴患者「減輕疼痛並非首要目標，而是最終目標」。

身為骨科醫師，必須要明確告訴患者不需要手術、阻斷治療有可能中止、止痛藥有可能逐漸減量或中止等情況。物理治療在照會診療中，也占有重要地位，然而相關內容尚未有明確的證據，在醫療現場大多會配合患者個人的疼痛情形或活動性，強化、維持其四肢軀幹肌力，導入步行訓練、有氧運動、簡易的腰痛體操等等。從會腰痛且動彈不得的狀態，努力往即使有腰痛也能活動的狀態前進，給予其積極樂觀的回饋（聲援）。

慢性腰痛患者很高比例合併有憂鬱症、焦慮疾患，所以必須要併用抗憂鬱藥物或抗焦慮藥物等藥物治療的情況很多。此外，骨科醫師、物理治療師也要開始採用認知行為治療方面的手段。認知療法的基礎在於：讓患者本身注意到腰痛的原因與心理社會方面問題有關，患者本身察覺到了心因與腰痛間的相關性，解決該心因便是認知療法的最終目標。心理社會方面的問題舉例來說，高齡者身上常見有婆媳問題，年輕人身上常見同袍間的糾葛、家庭內孤立或職場、學校內孤立等等患者無法獲得周遭援助的狀況。了解患者家庭或職場等環境因素後，便可以在能介入的範圍內調整環境，但必須與包含身心醫療科在內的專業人士攜手合作才行。以頑固性疼痛來說，即使殘留著症狀，患者也不會醫院一間看過一間，而是乖乖來本院看診，這件事本身就是一種治療成功的形態，偶爾也必須有這種認知。

針對慢性腰痛患者的腰痛治療，物理治療師身負重任。面對慢性腰痛患者的物理治療師最需要的資質是：傾聽、同理患者的苦惱，並貼近患者的態度。

文獻

1）腰痛診療ガイドライン策定委員会, ほか編：腰痛診療ガイドライン2012（日本整形外科学会, ほか監修）, 南江堂, 2012.

2）加藤欽志, ほか：原因不明の非特異的腰痛に陥りやすい病態（おとな）. MB Orthopaedics, 29(10)：69-74, 2016.

3）Deyo RA, et al：Cancer as a cause of back pain：frequency, clinical presentation, and diagnostic strategies. J Gen Intern Med, 3(3)：230-238, 1988.

4）二階堂琢也：腰痛が長く続く原因は何が考えられますか？ -慢性腰痛の原因, 腰痛診療ガイド（紺野愼一, 編）, p14-16, 日本医事新報社, 2012.

5）佐藤勝彦, ほか：脊椎・脊髄疾患に対するリエゾン精神医学的アプローチ（第2報）-整形外科患者に対する精神医学的問題評価のための簡易質問表（BS-POP）の作成. 臨整外, 35(8)：843-852, 2000.

6）渡辺和之, ほか：整形外科患者に対する精神医学的問題評価のための簡易質問票（BS-POP）– 妥当性の検討. 臨整外, 40(7)：745-751, 2005.

7）Cipriano JJ：Photographic Manual of Regional Orthopaedic and Neurological Tests, 4th ed, Lippincott Williams & Wilkins,Philadelphia, 2003.

8）Waddell G, et al：Nonorganic physical signs in low back pain. Spine(Phila Pa 1976), 5(2)：117-125, 1980.

9）加藤欽志, ほか：腰痛に対するリエゾン精神医学的アプローチ. 神経内科, 83(2)：137-140. 2015.

III

部位、症狀別之評估／處置

1 頸部疼痛

Abstract

■ 評估、治療頸部疼痛時，要根據以解剖學與運動學為基礎的臨床推論，透過施加機械應力時症狀的反應，進行最終臨床判斷，這點很重要。

■ 針對非外傷性頸部疼痛要鎖定方向性偏好directional preference，可沿著方向性偏好施加力學性負荷。

前言

頸部疼痛與腰痛相同，難以斷定原因組織的情況很多[1]，或許稱之為非特異性頸部疼痛挺合適的。由此可知，有必要根據形態學分類及其他分類判斷處置策略，所以物理治療評估變得相當重要。

分類法琳瑯滿目，而分類的好處在於可顯示出處置策略的方向性。此處列出頸部疼痛的分類，如**表1**所示。

由於篇幅的緣故，無法介紹所有分類的評估、處置策略，本項將概略解說可用機械應力來評估的「非外傷性頸部疼痛」。接著從機能面分為「上位頸椎」與包含上位胸椎的「中下位頸椎」來思考，大多能順利進行力學上物理治療評估的解釋或臨床推論。因此，此處會將焦點特別放在包含上位胸椎的中下位頸椎處。

基本知識

▶形態學方面之分析

有關細部構造解說請參考其他成書，此處僅擷取物理治療機能評估上特別重要的部分。

考慮包含上位胸椎的中下位頸椎機能異常時，必要將下頁①～③點放在心上。

表1　頸部疼痛的分類

• 非外傷性頸部疼痛	• 發炎狀態
• 末梢神經敏感	• 心因性頸部疼痛
• 中樞神經敏感	• 頸源性頭痛
• 神經根病變	• 頸性眩暈
• 嚴重病狀（例：骨折、惡性腫瘤）	• 其他
• 外傷性頸部疼痛	

①鉤狀突與上位椎體間形成了鉤椎關節（盧旭卡關節），對頸椎的伸展、屈曲有很大的貢獻。

②脊椎有椎間盤、椎間孔、椎間關節，椎間關節在矢狀面上的傾斜會隨著頸椎越下位，越接近垂直。

③頸椎側屈會產生往同側的旋轉，頸椎的旋轉則伴隨著往同側的側屈。

頸椎動作除了屈曲、伸展、旋轉、側屈，還有頭部水平往前的前突（protraction），以及頭部水平往後拉的後收（retraction）（圖1）。前突會出現上位頸椎最大伸展與下位頸椎輕度屈曲，後收則是上位頸椎最大屈曲與下位頸椎輕度伸展[2]。此外，屈曲時出現上位頸椎、下位頸椎中度屈曲，伸展時則出現上位頸椎、下位頸椎中度伸展[2]。下位頸椎的最大屈曲出現在前突狀態的屈曲[3]，下位頸椎的最大伸展則出現在後收狀態的伸展[4]。

由此可知，下位頸椎區域機能異常會使得矢狀面的活動大受影響，對各椎體施加特別的機械應力時，有必要將關節高度及椎間關節傾斜程度列入考慮。不僅如此，疼痛擴散至上肢者不在少數，有的椎間孔或更末梢區域的末梢神經壓迫或滑動性障礙會與症狀有關。

圖1　前突與後收

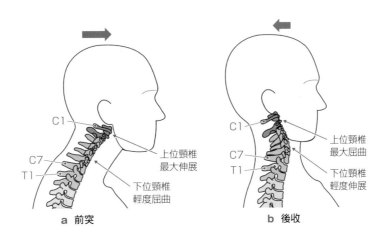

上位頸椎
最大伸展

下位頸椎
輕度屈曲

a 前突

上位頸椎
最大屈曲

下位頸椎
輕度伸展

b 後收

Clinical Hint

對下位頸椎施加負荷時的建議

　　下位頸椎有問題，若右側屈受限，可推測向右旋轉也受到限制。接著用向右旋轉的手技改善症狀，若出現停滯效應（Plateau effect），則考慮施加右側屈的負荷，有進一步改善的可能性。

Memo　對下位頸椎施加負荷時的力道方向

　　施加負荷欲使下位頸椎產生生理學上的動作時，記得力道方向為「從碰觸的地方往眼睛的方向」。

➤根據症狀的反應來分析

我們熟知解剖學、運動學的物理治療師在臨床推論或臨床判斷時，容易一股腦兒全都倚賴解剖學、運動學。雖然解剖學、運動學在臨床推論時很重要，但是到了出現症狀要治療時，根據施加機械應力下症狀的反應，進行最終臨床判斷也愈加重要。

有關症狀反應，該確實掌握的用詞有：中心化（centralization）、末梢化（peripheralization）、方向性偏好（directional preference，DP）。所謂「中心化」，是針對脊柱，在某個特定末端區域施加機械應力，使得末梢症狀往脊柱側移動，症狀範圍減少的現象（圖2）。相對地，「末梢化」則是對脊椎施加某個特定的機械應力，其症狀會往末梢移動的現象。這些現象的重點並非症狀強弱，而是在於部位的變化。發生症狀中心化的機械應力方向是物理治療適合介入的，應該積極處理，而發生末梢化的機械應力方向則應該避免。所謂「方向性偏好DP」，是導向改善症狀的機械應力方向。

使用機械應力進行物理治療機能評估時，最少必須掌握住所謂的危險訊號。由於篇幅的緣故，詳情請參考其他成書[6,7]。

Memo	**方向性偏好DP伸展之例**

　打個比方，很籠統表示的「下位頸椎的伸展」，更精確說明則是「C3相對於C4往後方、下方滑動（也就是C3相對於C4伸展）」，若症狀藉此減輕或中心化，則方向性偏好DP為伸展。

圖2　中心化

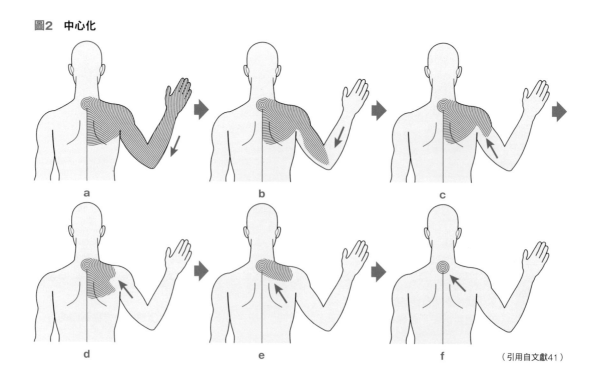

a　　　　　　　　　b　　　　　　　　　c

d　　　　　　　　　e　　　　　　　　　f　　　　　（引用自文獻41）

比方說，是否有引起上位頸椎韌帶損傷或鬆弛的外傷起點？或是有無嚴重慢性風濕性關節炎病史等等，務必要在問診時確認，不能忘記。此外，患者是否長期使用類固醇？或者有無嚴重骨質疏鬆？這些都必須在力學方面的物理治療評估前確認。

有時頸部疼痛也跟血管系統有關，疑似椎基底動脈循環不全的5D2N徵兆（dizziness：眩暈、diplopia：複視、drop attack：突然失去意識、dysarthria：構音困難、dysphasia：吞嚥障礙、nausea：噁心、nystagmus：眼球震顫）非常著名。別太急著見到治療效果、不要遺漏重大的發現，這才是重點。因此，物理治療評估應該要有系統地進行，可採用固定的問診表避免遺漏重要所見[8]。

Memo **意識到方向性偏好DP下處理之效果**

存在中心化或方向性偏好時，由Long等人[5]以腰痛患者為對象進行無作為臨床試驗，顯示出意識到方向性偏好進行機械應力的正當性。將產生中心化的腰痛患者290位分成三群介入：①運動與方向性偏好相符組、②運動與方向性偏好正好相反組、③與方向性偏好無關往多方向運動，但不會動到末端區域，而是伸展髖關節或大腿肌群組。結果運動與方向性偏好相符組出現明顯改善（身體恢復或症狀改善95%）。

Clinical Hint

肩膀感到疼痛，這是肩膀的問題？還是來自頸椎的轉移痛？

肩關節抬高或外轉時產生肩膀疼痛，疾病診斷名稱有肩膀二字，去治療肩膀卻得不到想像中的效果，你是否曾遇過這樣的病例呢？根據近年的研究，不僅腰部，肩膀也有許多症狀與影像所見不一致的情況[9]。有肩膀症狀時，要考慮是否跟頸部相關[10]。從臨床報告來看，也有許多肩膀症狀是源自頸部的病例[11,12]。肩膀與頸部有肌肉相連，所以肩膀外轉等肌肉收縮會略微動到頸椎[13]。由此可知，即使因為肩膀動作出現疼痛，馬上就認為是肩膀的問題為時過早，務必要觀察頸椎才對。

已知肩膀器質性的問題跟頸椎問題相同，都會輻射至上臂或前臂[14,15]。此外，頸椎的問題有些也會輻射至肩帶[16-18]。另一方面，肩膀問題反而很少輻射到肩帶。因此問診時，即使沒有頸部症狀、也不是僅僅肩膀有問題，而是肩帶也有症狀的話，可以考慮從頸部介入，改善的可能性很高。

Clinical Hint

轉移痛與神經根性疼痛

上肢疼痛方面，不可搞混referred pain（轉移痛）與radiculopathy（神經根疾患）引起的redicular pain（神經根性疼痛）。無論哪種都伴隨著上肢疼痛，但決定性的差異在於：若是神經根疾患引起的神經根性疼痛，則症狀會沿著皮節出現，且必須要同時存在相對應的髓節肌肌力低下。非神經根性疼痛的上肢疼痛應考慮為椎間盤或椎間關節[16-18]、肌肉激痛點，或肩關節問題引起的轉移痛[14,15]。

Memo 　生理心理社會bio-psycho-social模式

　　不只頸部疼痛，任何診斷為運動器官疾病的情況下，都必須要有生理心理社會bio-psycho-social模式的見解，這如今成了全世界的常識。所謂生理心理社會模式，並非疼痛為「局部組織損傷所引起」，而是「局部問題，而且也會受到心理社會狀況影響」這種想法。根據近年各式各樣的疼痛研究，已明確知道「疼痛程度」並不等於「局部所受侵害刺激的量」。

　　為了實踐生理心理社會模式，物理治療師要儘早認知到意為「患者阻礙恢復的心理、認知問題」之黃旗徵兆yellow flag，並適切地應對。

Memo 　預測預後篩檢工具

　　為了早期預測到不悉心介入就會延遲恢復、甚至變嚴重的病例，有效率地進行物理治療分級，所以經常會使用問卷。針對腰痛有目標治療次分組背部篩檢工具STarT Back Screening Tool[19]等等，而同時能應用於頸部疼痛的則有厄勒布羅肌肉骨骼系統篩檢問卷Örebro musculoskeletal screening questionnaire[20]。根據Takasaki等人[20]的研究，使用此問卷有助於發現黃旗徵兆，並知道這有強化物理治療師以生理心理社會模式評估介入意識的傾向。

　　根據近年來的研究，已知疼痛會引起頸部肌肉活動模式變化，或外傷後馬上會造成肌肉組織變性，尤其會引起使深層肌群活動低下的各種變性[21,22]。疼痛引起的活動模式變化有個人差異[23]，不過整體來說，會引起表淺肌肉活動亢進與深層肌肉活動抑制或延遲的控制異常情況[24,25]。長期處於控制異常的狀態，有可能與其他問題結合使情況複雜化[26]。由此可知必須評估是否有控制異常，若出現異常，則有必要進行某程度的介入。

　　雖然尚未充分解明針對肌肉控制異常最有效的介入是什麼，不過可以想見有意識、低負荷地促進頸部深層肌群收縮，並學習運動是有其必要的[27-29]。學習運動中，來自末梢的正確感覺輸入非常重要。由此可知，若出現疼痛這種來自末梢的訊號輸入，便會妨礙其他類型的訊號輸入，影響運動學習[30]。為了有效地學習運動，有必要儘早減輕、解除疼痛，做好運動治療的準備。

頸部疼痛之評估

➤姿勢評估

　　提到為什麼不良姿勢不好，這是因為不良姿勢會持續對單一方向施加負荷。由於個人電腦普及，頭部前傾的姿勢出現率高升，這應該不用說明了吧，然而最近則是智慧型手機普及，頸部持續屈曲，已知使用智慧型手機與頸部疼痛有關聯[31]。頭部長時間往前，會使上位頸椎持續伸展且對下位頸椎產生持續屈曲的負荷。當然，考慮到對肌肉的影響，由於上位頸椎伸肌群收縮的同時也處於短縮位

置，這便是肌肉短縮或痙攣發生的原因。同樣地，頸部長時間呈屈曲狀，會使得上、下位頸椎產生持續的屈曲負荷，頸部伸肌群便陷於肌肉疲勞狀態中[32,33]。由此可知，針對修正不良姿勢這種機械應力，評估其症狀會如何變化，是一連串使用機械應力評估課程的第一步，說不定能得到方向性偏好DP的線索。

Clinical Hint

姿勢評估的重點

比方說平常就把筆電放在膝蓋上長時間作業的人，其症狀會從頸部延伸到雙肩帶。問診時，讓患者坐在床上，腳不落地，再來評估患者顯現出何種姿勢崩壞。問診中患者本人沒有意識到姿勢時，正是評估的最好時機。問診中若患者頭部隨著時間逐漸往前，誘發了往常從頸部到肩胛骨的疼痛，便正好趁機修正姿勢來分辨症狀反應。若單靠著修正姿勢就減輕了症狀，可讓患者成功體驗到靠自己也能改善症狀，同時也顯示出伸展下位頸椎機械應力為方向性偏好的可能性。

➤評估頸椎可動性及確認方向性偏好DP

Memo

確認方向性偏好注意之處

由於有方向性偏好，所以必須要注意該方向的可動範圍限制。

評估頸椎可動性及確認方向性偏好，不僅會運用前彎轉動測試flexion-rotation test這種複合運動軸心的機械應力，也有許多是運用單純在矢狀面、冠狀面、水平面的機械應力。根據Hefford等人[34]的研究，其報告指出，111位頸部疼痛患者中有81%的患者存在著方向性偏好。而具有方向性偏好的患者中，若症狀侷限於頸部或是左右對稱，有94%患者的方向性偏好為伸展方向。此外，若症狀出現在單側，方向性偏好為側屈或旋轉等方向的患者占了20～25%。

已知存在方向性偏好或中心化現象表示預後良好[35]，尤其頸部疼痛方面與機能改善有關[36]。因此，頸部疼痛患者大部分會由於物理治療師介入急速改善，可見探詢方向性偏好對評估非常重要。

Clinical Hint

用於發現方向性偏好之建議

儘早找出方向性偏好，對加速評估治療不可或缺。探詢方向性偏好的麻煩之處在於，施予患者一次負荷會出現疼痛惡化等負面反應，但重複施加負荷卻瞬間改善疼痛、改善可動範圍，這種情況非常多。此外，適當的負荷量會漸漸減輕症狀，但施力過重或過輕卻經常使症狀惡化。為了使症狀達到目標，也要顧慮到患者的心理因素。所以要有從問診、姿勢評估、可動範圍檢查數據進行臨床推論、分析患者表情言行舉止，並一邊考慮動作品質一邊調整負荷量的能力。

基準線之評估

為了找出方向性偏好DP，重點在於徹底評估基準線。若不知道施加機械應力前會出現何種症狀，便無法判斷施加機械應力究竟是好是壞。基準線的設立方法不是只看靜態時的症狀（像是疼痛程度或場所），還有機能（例如可動範圍）、機能性動作時的症狀（例如拿起1kg啞鈴並抬高）、各種檢查結果（例如握力或前彎轉動測試flexion-rotation test這類特殊測試的結果）等，項目越多越容易進行臨床判斷。

Memo 判斷有無方向性偏好DP或中心化，已知要由具備力學性診斷及治療MDT（俗稱麥肯西法）資格者進行才值得其他檢查者信賴[37]。

MDT：mechanical diagnosis and therapy

CCF：
cranio-cervical
flexion

> **➤顱頸屈曲測試CCF test**

評估頸部肌群控制能力中，用來評估頸部深層屈肌機能的顱頸屈曲測試CCF test（圖3）很有名。顱頸屈曲測試是在上位頸椎背面放置穩定器，藉著讓患者做出收下巴的動作，使其壓力從20mmHg起每次提升2mmHg的階段性測試[38]。不讓胸鎖乳突肌等表淺的肌肉過度收縮，自然維持10秒，做三次，其中最大的壓力即為分數，已知健康者大多數可做到24mmHg[39]。肌電圖研究已證實了以顱頸屈曲測試分數來評估頸部深層屈肌肌肉活動性的妥當性[40]。

圖3　顱頸屈曲測試CCF test

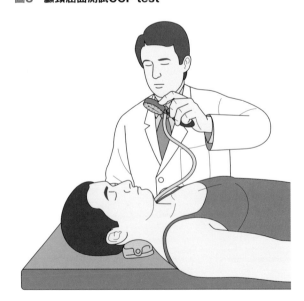

筆者進行顱頸屈曲測試CCF test之順序

①請患者仰躺立起膝蓋，雙手呈外轉狀，收下巴，若此時後腦勺出現疼痛，則不進行顱頸屈曲測試。顱頸屈曲測試不會誘發頸部疼痛。

②請患者舌頭頂住口腔上壁，閉起嘴巴但上下排牙齒稍稍離開。若患者正在胸式呼吸，則請他吐氣時稍微收下巴。

③第一關：評估能否進行顱頸屈曲測試

以收下巴的動作將穩定器的壓力從20mmHg提升到24mmHg，維持該狀態2～3秒。同樣地，每次增加2mmHg，直到30mmHg為止，此時評估者要觀察或觸摸患者頭部動作與頸部表淺屈肌群。從20mmHg到30mmHg分五階段進行時，頸椎屈曲角度應該是緩緩增加，除了最後兩階段之外，其他階段應該無法觀察或觸摸到胸鎖乳突肌、斜角肌的活動。

④第二關：顱頸屈曲持久力測試

即使第一關壓力無法提高到30mmHg，也會進行顱頸屈曲持久力測試，但若達不到22mmHg則不進行。

患者收下巴將壓力提高到第一階段——22mmHg，維持10秒鐘。若能維持10秒三回，則提高壓力到下一階段（24mmHg），如此反覆。

筆者的顱頸屈曲測試之判定基準

只要觀察到下列任一點，則判斷該階段顱頸屈曲測試未正確進行。

· 目標壓力上升，但上位頸椎的屈曲並未階段性增加（可見到頭部後收的動作）。
· 抬起頭部。
· 其壓力並非平緩上升，而是急遽上升，超過目標壓力。
· 從20mmHg到26mmHg的三階段中，可觸摸到表層頸部屈肌群或舌骨肌群過度活動。
· 放鬆時穩定器的指針沒有回到20mmHg，而是顯示22mmHg以上。
· 目標壓力無法維持固定，會下降。
· 用卡頓的頸部動作勉強維持住目標壓力。

Memo **顱頸屈曲測試起始姿勢之設定**

為了正確進行顱頸屈曲測試，起始姿勢非常重要。具體來說，後腦勺要用毛巾摺疊起來、厚的部分來調整位置。毛巾的厚度要調整成使耳洞與肩峰呈水平。對是否完全水平存有疑問時，則加一些毛巾厚度，絕對不能讓頭部在後收的狀態下測試。頭部的正中位大致以額頭呈水平來調整。

頸部疼痛之治療手技

若介紹所有能應用於頸部疼痛的手技，本書會變成厚厚的辭典，因此希望各位以在各專門講座或大學習得技術為目標。由於此處篇幅有限，以下簡單介紹：① 幾個力學性診斷及治療MDT或穆利根徒手治療概念中可介紹的機械應力範例、②處置末梢神經敏感之例、③修正姿勢之例。

▶頸部機械應力之例

施加機械應力的方法有千百種。此處將介紹被動的關節鬆動術之外經常使用的施加方法中，幾個力學性診斷及治療MDT[41]或穆利根徒手治療概念[42]的範例。

①坐位的自我後收retraction並自行施加過度壓力[41]（圖4）

後收retraction時讓頭部水平後退很重要。若在下顎施加過度壓力出現顎關節等疼痛的情況，也可以按壓上顎。

②坐位的自我後收retraction以繩帶施加過度壓力

使用Y型的繩帶，手拿繩帶往前壓，同時頭部後收（圖5a、b）。可拉扯繩帶來調整最想施加負荷的高度。Y型繩帶也可用領帶等物代替。

**圖4 坐位的自我後收retraction
並自行施加過度壓力**

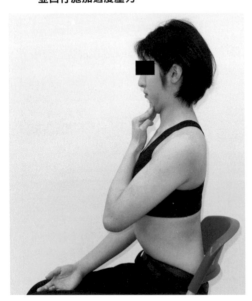

Memo　過度壓力

所謂過度壓力，是動作做到可動區域最末端之後，再自己施加壓力的手技。

Clinical Hint

適度施予負荷之訣竅

在腰部放入腰枕等物，使頸部在正中位便可容易給予適度的負荷。

③坐位的後收retraction由治療師施加過度壓力[41]

　　患者自行後收retraction到最末端後，由治療師施加過度壓力（**圖6**）。施加一次過度壓力後，回到正中位。治療師施加過度壓力時，前臂要保持水平，給予左右均等的壓力。脊柱側的手掌魚際隆突要放在棘突，也就是正中間。

④坐位的後收retraction＋伸展extension[41]（**圖7**）

　　患者坐著，後收retraction到最末端後，背部也靠上椅背，同時伸展。

圖5　坐位的自我後收retraction以繩帶施加過度壓力

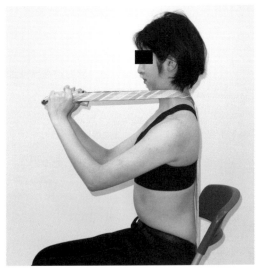
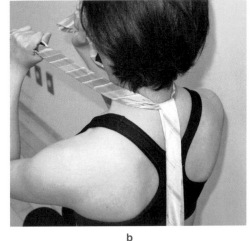

a

b

圖6　坐位的後收retraction由治療師施加過度壓力

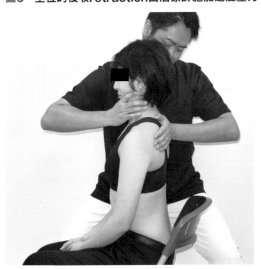

手掌魚際隆突要放在方向性偏好DP最明顯的位置。換句話說，要根據臨床推論，嘗試在各種高度施加負荷，找出反應最大的部位。

圖7　坐位的後收retraction＋伸展extension

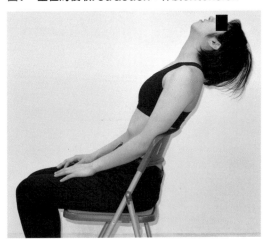

在伸展最末端，反覆自己轉動5～10°左右二、三次後再伸展，便能達到真正的伸展最末端，大多能確認明顯的方向性偏好DP。

⑤坐位的自我側屈並自行施加過度壓力[41]（圖8）

　　頭部在前方，頸部從正中位側彎，用同側的手像要拉扯顳部般施加過度壓力，為了防止軀幹往同側屈曲（圖9），對側的手要抓住椅面等處。

⑥坐位的側屈並由治療師施加過度壓力[41]（圖10）

　　患者自己動到可動區域最末端後，由治療師施加過度壓力，施加一次後回到正中位。治療師的拇指要抵住棘突的側屈側（圖11），用雙手施力。

⑦坐位的自我旋轉並自行施加過度壓力[41]（圖12）

　　旋轉側的手放在臉頰上，對側的手扶住後腦勺，施加旋轉的過度壓力。

⑧坐位的旋轉並由治療師施加過度壓力[41]（圖13）

　　患者自己轉動到可動區域最末端後，由治療師施加過度壓力，施加一次後回到正中位。治療師旋轉側及對側的拇指靠在棘突外側，制止脊椎的動作。旋轉側的手掌握後腦勺。

圖8　坐位的自我側屈並自行施加過度壓力　　　　**圖9　坐位的自我側屈並自行施加過度壓力（錯誤示範）**

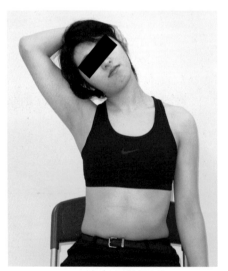　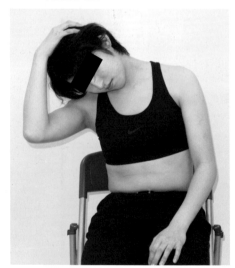

若頸椎不是從正中位，而是從前突位protrusion開始動作，會無法充分對目標部位側屈施力，要注意。

圖10　坐位的側屈並由治療師施加過度壓力

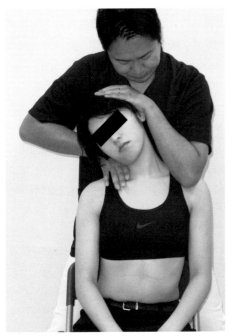

圖11　治療師拇指的按法

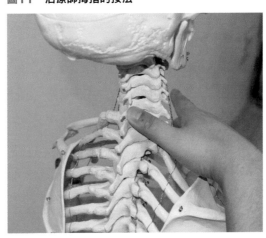

圖12　坐位的自我旋轉並自行施加過度壓力

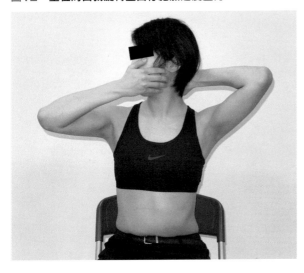

圖13　坐位的旋轉並由治療師施加過度壓力

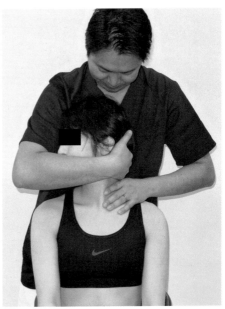

若治療師抬高手肘動作，誘發的不是軸心旋轉，而是側屈。

⑨C3-7中央持續性小面關節滑動術SNAGs[42]

治療師用拇指末節骨頭外側按住C3-7棘突處（**圖14**），朝眼睛的方向施加滑動壓力，在此狀態下，讓患者做出會疼痛、可動區域受限的動作。動作時，要維持固定的滑動方向及壓力。居家運動時，可用寬度約2cm左右的繩帶一邊往眼睛的方向拉扯，一邊運動。若沒有繩帶，也有人用較細的領帶代替（**圖15**）。

⑩C3-7單側持續性小面關節滑動術SNAGs[42]

治療師用拇指末節骨頭外側按住C3-7關節柱（**圖16**），朝眼睛的方向施加滑動壓力，在此狀態下，讓患者做出會疼痛、可動區域受限的動作。動作時，要維持固定的滑動方向及壓力。居家運動時，將繩帶拉至眼前交叉，旋轉側的手一邊將繩帶往眼睛方向拉，一邊運動（**圖17**）。

➤修正姿勢

改變電腦螢幕位置或放電話的場所等，透過改變環境去除不良姿勢關聯因素很重要。尤其對長時間坐著、頭部前傾的頸部疼痛患者，可在腰部放個腰枕，藉由腰椎骨盆的操作減少頭部往前的情況[44]。此外，以頭部前傾姿勢長時間駕駛的患者，經過姿勢修正，配合調整照後鏡，有助於認知到自己姿勢不良的狀態。

圖14　治療師拇指的按法

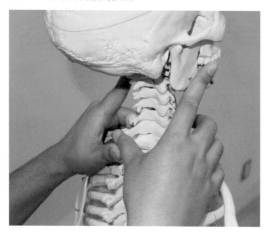

圖15　居家運動

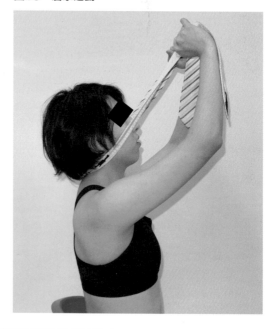

Memo	**C3-7中央持續性小面關節滑動術SNAGs**
	穆利根徒手治療概念中，使用手技時不會疼痛的狀態代表適用。

　　修正姿勢的重點為：①減少骨盆後傾，調整骨盆前後傾至以坐骨支撐體重的位置上、②使患者意識到胸骨並上提，使其胸腰椎以下部位不會伴隨過度伸展、③要有意識地輕輕拿起枕骨[45]。

> **Memo　促進頸部深層肌群與腰部多裂肌收縮之方法**
>
> 　　Falla等人[45]發表了一份很有趣的研究報告：藉由修正姿勢，促進頸部深層肌群與腰部多裂肌收縮之方法。此研究指出，比起單純指示患者「請以自己認為正確的姿勢坐著」，物理治療師加上上述三點指示來修正，更能促進頸部深層肌群與腰部多裂肌收縮。

圖16　治療師拇指的按法

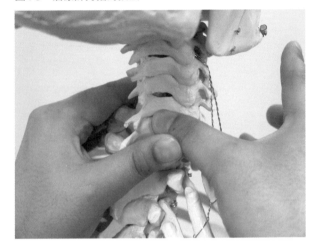

圖17　居家運動

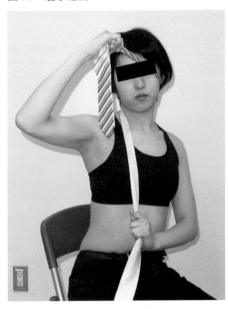

> **Memo　C3-7單側持續性小面關節滑動術SNAGs**
>
> 　　穆利根徒手治療概念中，使用手技時不會疼痛的狀態代表適用。

為了執行有效次級預防策略所下的功夫

　　琳瑯滿目的機械應力方法中，比起該手技的效果，筆者更重視的是患者是否能自行實踐。因此要將治療師插手的被動治療降至最低限度，盡可能引導患者積極參與治療。如果患者本身能沿著方向性偏好DP施加機械應力，藉此實際感受到症狀改善，便能強化自我管理的意識[43]，使運動執行率最大化。

　　治療師的角色並不在於解決患者的症狀，而是要分析評估患者該做什麼才好，讓患者理解治療是患者本身要去進行的，這很重要。若能改革對自我管理的意識，不僅能改變行動提高治療效果，也能想見最終與預防復發有關。在有限的時間裡，要確保患者體驗到藉由自身的機械應力明顯改善症狀並非易事，治療師有必要提高處置、判斷的能力。

文献

1) Childs JD, et al : Neck pain : Clinical practice guidelines linked to the international classification of functioning, disability, and health from the Orthopaedic Section of the American Physical Therapy Association. J Orthop Sports Phys Ther, 38(9) : A1-A34, 2008.

2) Ordway NR, et al : Cervical flexion, extension, protrusion, and retraction. A radiographic segmental analysis. Spine(Phila Pa 1976), 24(3) : 240-247, 1999.

3) Park SH : Kinematic analysis of the lower cervical spine in the protracted and retracted neck flexion positions. J Phys Ther Sci, 27(1) : 135-137, 2015.

4) Takasaki H, et al : A radiographic analysis of the influence of initial neck posture on cervical segmental movement at end-range extension in asymptomatic subjects. Man Ther, 16(1) : 74-79, 2011.

5) Long A ,et al : Does it matter which exercise? A randomized control trial of exercise for low back pain. Spine (Phila Pa 1976), 29(23) : 2593-2602, 2004.

6) Greenhalgh S, et al : Red flags : a guide to identifying serious pathology of the spine, Churchill Livingstone, New York, 2006.

7) Greenhalgh S, et al : Red flags Ⅱ : a guide to solving serious pathology of the spine, Churchill Livingstone, New York, 2009.

8) Soerensen B : Mechanical diagnosis and therapy (MDT) approach for assessment and identification of serious pathology. Man Ther, 16(4) : 406-408, 2011.

9) Girish G, et al : Ultrasound of the shoulder : asymptomatic findings in men. AJR Am J Roentgenol, 197(4) : W713-719, 2011.

10) May S, et al : Expert therapists use specific clinical reasoning processes in the assessment and management of patients with shoulder pain : A qualitative study. Aust J Physiother, 54(4) : 261-266, 2008.

11) Pheasant S : Cervical contribution to functional shoulder impingement : two case reports. Int J Sports Phys Ther, 11(6) : 980-991, 2016.

12) Menon A, et al : Shoulder pain : differential diagnosis with mechanical diagnosis and therapy extremity assessment - a case report. Man Ther, 18(4) : 354-357, 2013.

13) Takasaki H, et al : Cervical segmental motion induced by shoulder abduction assessed by magnetic resonance imaging. Spine(Phila Pa 1976), 34(3) : E122-126, 2009.

14) Bayam L, et al : Testing Shoulder Pain Mapping. Pain Med, 18(7) : 1382-1393, 2017.

15) Bayam L, et al : Pain mapping for common shoulder disorders. Am J Orthop(Belle Mead NJ), 40(7) : 353-358, 2011.

16) Slipman CW, et al : Provocative cervical discography symptom mapping. Spine J, 5(4) : 381-388, 2005.

17) Aprill C, et al : Cervical zygapophyseal joint pain patterns. II : A clinical evaluation. Spine (Phila Pa 1976), 15 (6) : 458-461, 1990.

18) Fukui S, et al : Cervical Zygapophyseal Joint Pain Patterns - Clinical Evaluation by Electrical Stimulation of Cervical Dorsal Ramus. Journal of Japan Society of Pain Clinicians, 3(1) : 34-38, 1996.

19) Hill JC, et al : A primary care back pain screening tool : identifying patient subgroups for initial treatment. Arthritis Rheum, 59(5) : 632-641, 2008.

20) Takasaki H, et al : Cross-cultural adaptation of the 12-item Öebro musculoskeletal screening questionnaire to Japanese (ÖMSQ-12-J), reliability and clinicians' impressions for practicality. J Phys Ther Sci, 29(8) : 1409-1415, 2017.

21) Elliott JM, et al : Magnetic resonance imaging changes in the size and shape of the oropharynx following acute whiplash injury. J Orthop Sports Phys Ther, 42(11) : 912-918, 2012.

22) Elliott J, et al : The temporal development of fatty infiltrates in the neck muscles following whiplash injury : an association with pain and posttraumatic stress. PLoS One, 6(6) : e21194, 2011.

23) Hodges PW, et al : New insight into motor adaptation to pain revealed by a combination of modelling and empirical approaches. Eur J Pain, 17(8) : 1138-1146, 2013.

24) Falla D, et al : Neuromuscular adaptation in experimental and clinical neck pain. J Electromyogr Kinesiol, 18 (2) : 255-261, 2008.

25) Cagnie B, et al : Functional reorganization of cervical flexor activity because of induced muscle pain evaluated by muscle functional magnetic resonance imaging. Man Ther, 16(5) : 470-475, 2011.

26) Hodges PW : Pain and motor control : From the laboratory to rehabilitation. J Electromyogr Kinesiol, 21(2) : 220-228, 2011.

27) Jull GA ,et al : The effect of therapeutic exercise on activation of the deep cervical flexor muscles in people with chronic neck pain. Man Ther, 14(6) : 696-701, 2009.

28) Lluch E, et al : Immediate effects of active cranio-cervical flexion exercise versus passive mobilisation of the upper cervical spine on pain and performance on the cranio-cervical flexion test. Man Ther, 19(1) : 25-31, 2014.

29) Takasaki, H et al : Immediate improvement in the cranio-cervical flexion test associated with MDT-based interventions : a case report. J Man Manip Ther, 24(5) : 285-292, 2016.

30) Boudreau S, et al : The effects of intra-oral pain on motor cortex neuroplasticity associated with short-term novel tongue-protrusion training in humans. Pain, 132(1-2) : 169-178, 2007.

31) AlAbdulwahab SS, et al : Smartphone use addiction can cause neck disability. Musculoskeletal Care, 15(1) : 10-12, 2017.

32) Choi JH, et al : An analysis of the activity and muscle fatigue of the muscles around the neck under the three most frequent postures while using a smartphone. J Phys Ther Sci, 28(5) : 1660-1664, 2016.

33) Kim SY, et al : Effect of duration of smartphone use on muscle fatigue and pain caused by forward head posture in adults. J Phys Ther Sci, 28(6) : 1669-1672, 2016.

34) Hefford C : McKenzie classification of mechanical spinal pain : profile of syndromes and directions of preference. Man Ther, 13(1) : 75-81, 2008.

35) May S, et al : Centralization and directional preference : A systematic review. Man Ther, 17(6) : 497-506, 2012.

36) Edmond SL et al : Association between centralization and directional preference and functional and pain outcomes in patients with neck pain. J Orthop Sports Phys Ther, 44 (2) : 68-75, 2014.

37) Clare HA, et al : Reliability of McKenzie classification of patients with cervical or lumbar pain. J Manipulative Physiol Ther, 28(2) : 122-127, 2005.

38) Jull GA, et al : Clinical Assessment of the Deep Cervical Flexor Muscles : The Craniocervical Flexion Test. J Manipulative Physiol Ther, 31(7) : 525-533, 2008.

39) Kelly M, et al : The craniocervical flexion test : An investigation of performance in young asymptomatic subjects. Man Ther, 18(1) : 83-86, 2013.

40) Falla D, et al : An electromyographic analysis of the deep cervical flexor muscles in performance of craniocervical flexion. Phys Ther, 83(10) : 899-906, 2003.

41) McKenzie R, et al : The cervical & thoracic spine. Mechanical Diagnosis & Therapy, 2nd revised edition, Spinal publications New Zealand Ltd, Raumati Beach, 2006.

42) Hing W, et al : The Mulligan concept of manual therapy. Sydney, Churchill livingstone, London, 2015.

43) Takasaki H : Mechanical Diagnosis and Therapy enhances attitude towards self-management in people with musculoskeletal disorders : a preliminary evidence with a before-after design. SAGE Open Med, 5 : 2050312117740986, 2017.

44) Horton SJ, et al : Changes in head and neck posture using an office chair with and without lumbar roll support. Spine(Phila Pa 1976), 35(12) : E542-548, 2010.

45) Falla D, et al : Recruitment of the deep cervical flexor muscles during a postural-correction exercise performed in sitting. Man Ther, 12(2) : 139-143, 2007.

III

部位、症狀別之評估／處置

2 伸展型腰痛

Abstract

■ 處置伸展型腰痛時的重點為：要從病理肌動學的觀點來針對腰部評估機械應力的原因，並鎖定形成腰痛主因的機能障礙。

■ 伸展型腰痛的治療方針為：腰椎伸展時減少施加於腰部的機械應力。初期為了減輕疼痛及修正列位，會調整必要的肌肉張力，努力改善胸椎及髖關節的可動區域。接著針對軀幹深層肌肉、骨盆周圍肌肉，施行階段性的軀幹、骨盆穩定運動，獲得正常的動態列位，這是引導腰痛患者預防復發的重點。

前言

臨床上會遇見的腰痛患者，大致上可分為：伴隨器質性（構造上）變化的腰痛，以及雖然影像檢查等沒有明顯病變卻呈現腰痛症狀的椎間盤性腰痛、椎間關節性腰痛、骶髂關節性腰痛、肌筋膜性腰痛等等。針對腰痛患者的物理治療有日常生活活動ADL指導等等包羅萬象，不過其主體是運動治療。我們物理治療師要掌握局部的力學性負荷，也就是所謂的機械應力mechanical stress，從病理肌動學加上生物力學的觀點來評估情況，規劃並推展治療計劃。本項將提及、概略介紹伸展型腰痛部分。

ADL：
activities of daily living

基本知識

➤機械應力與腰痛

引起腰痛的原因大致可分為chemical化學性的跟mechanical機械性的。壓迫、拉扯、摩擦、扭轉等等物理性外力是後者機械性的刺激，由於產生這些刺激便誘發了疼痛，若除去這些外力，疼痛就會消失或減輕[1]。此外，分布著眾多傷害受器的腰椎骨盆周邊肌肉、筋膜、椎間盤、關節、韌帶、關節囊，全都容易成為產生腰痛的源頭。

➤腰椎伸展運動與機械應力

伸展時，會產生腰椎矢狀面上後方旋轉與向後的平移運動。該運動與屈曲時不同，要說是韌帶的張力，不如說是受到上下棘突間衝撞（**圖1a**），或者上位椎體的下關節突與下位椎弓板間衝撞（**圖1b**）的限制。一旦增加伸展可動區域，增強前彎，上位椎體的下關節突便會與下位椎體的上關節突、上關節面、椎弓板衝撞（**圖1c**），增加軸向擠壓[2]。此外，據說下位關節（L3/4, L4/5, L5/S1）比上位椎間關節（L1/2, L2/3）受到關節傾斜角度的影響更大，軸向擠壓的比例更高[3]。

➤骶髂關節之生物力學

　　骶髂關節是由骶骨及左右的髂骨所構成。骶骨位於脊柱底部支撐著腰椎,所有施加於脊椎的長軸方向力道,全都透過骶髂關節將負荷傳遞至兩側下肢。換句話說,骶髂關節擔當著負責將負荷從軀幹傳遞到下肢的角色。左右骶髂關節中,骶骨相對於髂骨對稱且兩側同時前傾稱為點頭nutation,後傾則稱為反點頭counter nutation(**圖2a、b**)。骶骨的點頭受到關節面凹凸形狀、骨間韌帶、骶棘韌帶、骶結節韌帶的限制。此點頭動作是斷斷續續傳遞沉重負荷的骶髂關節的安全位置,也就是收緊的位置,或稱自我固定位置。另一方面,骶骨的反點頭則受限於骶髂長後韌帶,據說不適合用於傳遞力量[4]。由此可知,所有增加骨盆帶負荷的課題都不應該產生反點頭的動作[5](**圖2c**)。

圖1　腰椎伸展時的限制因素

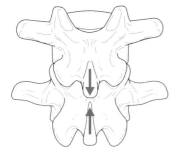 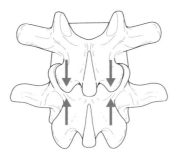 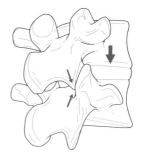

a　上下棘突間的衝撞　　　　　b　上位椎體的下關節突與下位椎弓板　　c　上位椎體的下關節突與下位椎
　　　　　　　　　　　　　　　　　間的衝撞　　　　　　　　　　　　　　體的上關節突、椎弓板衝撞

圖2　骶髂關節的限制因素

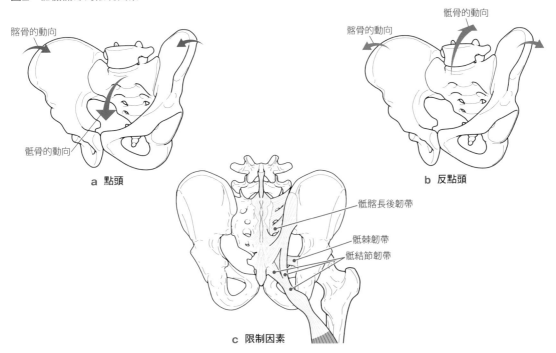

髂骨的動向

骶骨的動向

a　點頭

髂骨的動向

骶骨的動向

b　反點頭

骶髂長後韌帶

骶棘韌帶

骶結節韌帶

c　限制因素

➤腰背部肌肉之生物力學

腰背部肌群位於橫突更後方，作用於腰椎的運動，主要分為起始終止於腰椎、直接作用於其運動的肌群，以及沒有起始終止於腰椎、間接作用的肌群（**圖3**）。

●多裂肌

多裂肌位於腰背部肌群的最內側，大部分由起自棘突呈放射狀且分節性的纖維所構成。由於其深層纖維附著於椎間關節的關節囊，所以運動中有防止被夾進關節內的作用[6]。據說多裂肌與其他棘間肌、橫突間肌等攜手合作，與①脊椎運動時藉著調整椎間關節滑動性，控制施加於該處的負荷或應力，②控制腰椎前彎，透過平均分散力量穩定脊椎有關[7]。

●腰部豎脊肌群

腰部豎脊肌群位於多裂肌外側，由胸最長肌腰部纖維、腰髂肋肌腰部纖維、胸最長肌胸部纖維，與腰髂肋肌胸部纖維四者所構成。這些肌肉包覆著豎脊肌腱膜，然而實質上是胸最長肌胸部纖維及腰髂肋肌胸部纖維所形成的（**圖4**）。胸最長肌腰部纖維與腰髂肋肌腰部纖維則沒有附著於豎脊肌腱膜上。實際上豎脊肌腱膜可在下層的腰部纖維表面自由移動，這使得形成大部分腰部豎脊肌的腰部纖維可獨立於其餘的腰部豎脊肌作用[8,9]。腰部豎脊肌的主要作用有：伸展、產生旋轉力矩、控制脊椎的方向[7]。

圖3　腰部豎脊肌的橫切面

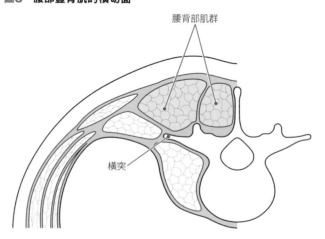

腰背部肌群

橫突

圖4　腰部豎脊肌

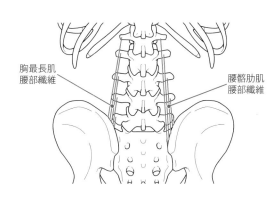
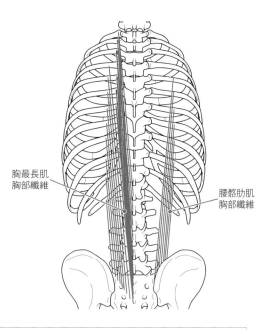

胸最長肌
腰部纖維

腰髂肋肌
腰部纖維

胸最長肌
胸部纖維

腰髂肋肌
胸部纖維

豎脊肌的特徵

　　根據動作發展學觀點來看抗重力活動與前進活動，豎脊肌的特徵如圖5所示。

　　多裂肌是橫跨二～四個椎間的多關節肌，不過走向跟長短迴旋肌、半棘肌同樣呈倒V字狀，可做出雙側性活動及抗重力方向穩定的軀幹伸展。這些是具有單關節肌作用的重要抗重力肌（軀幹穩定肌）。另一方面，最長肌與髂肋肌走向呈V字狀，肌肉長，比起抗重力維持姿勢，前進性更高。這些肌肉是藉由單側性活動讓軀幹往左右屈曲的前進肌，不適合穩定軀幹，肌肉張力過剩容易變成機能性側彎等的原因之一[10.11]。

圖5　豎脊肌的特徵

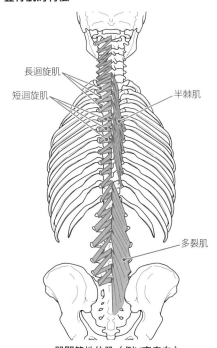
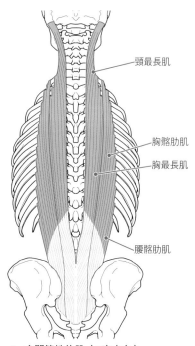

長迴旋肌

短迴旋肌

半棘肌

多裂肌

頸最長肌

胸髂肋肌

胸最長肌

腰髂肋肌

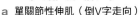

a　單關節性伸肌（倒V字走向）　　　　**b　多關節性伸肌（V字走向）**

● **胸腰筋膜**

胸腰筋膜由包覆腰椎肌肉的前葉、中葉、後葉三層筋膜所構成（請參照「Ⅱ章-5 認識病理（肌筋膜性腰痛）」的**圖1**（p.68））。

前葉很薄，由腰方肌的筋膜產生，附著於前方的腰椎橫突前面內側，外側延續至腹橫肌腱膜相連。

中葉位於腰方肌後方，內側附著於腰椎橫突，外側則與腹橫肌腱膜相連[12,13]。

後葉包覆著背肌群，起自背側正中央腰椎棘突，包覆著背肌群沿著腰髂肋肌外緣與其他胸腰筋膜融合。後葉從顱底走至骨盆，與眾多肌群相連，是片強韌的筋膜[14]。此外，後葉能將負重從軀幹轉移到下肢，同時也有助於穩定軀幹（**圖6**）。

➤ **胸腰筋膜的生物力學**

胸腰筋膜與各種肌肉相連，不僅影響同側，也會影像到對側。此外胸腰筋膜也會藉由側腹肌的腹橫肌、腹內斜肌關係到脊椎穩定性，尤其中葉是最適合將腹橫肌張力傳遞到腰椎的構造。

Tesh等人[15]及Hodges等人[16]的研究報告指出，腹橫肌收縮經由胸腰筋膜中葉，會作用於腰椎伸展。此外，Barker等人[17]的研究報告則指出，傳遞中等腹橫肌收縮的胸腰筋膜中葉張力，對腰椎正中位有分節穩定性的影響。

另外，根據Vleeming等人[18]及Barker等人[19]的研究報告，胸腰筋膜後葉在闊背肌、臀大肌、腹橫肌的牽引下，往同側或對側的淺層位置會改變。不僅如此，Barker等人[20]的報告表示臀大肌產生的骶髂關節壓迫力，會透過胸腰筋膜穩定

圖6　胸腰筋膜與相連的肌肉

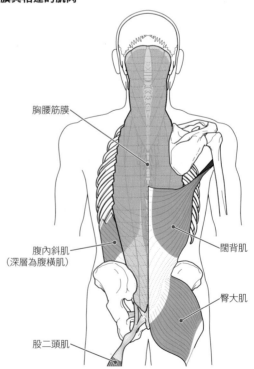

胸腰筋膜

腹內斜肌
（深層為腹橫肌）

闊背肌

臀大肌

股二頭肌

骶髂關節，而且另有van Wingerden等人[21]的報告指出股二頭肌、臀大肌、豎脊肌活動增加時會提高骶髂關節韌性。

由此可知，附著於胸腰筋膜的肌群活動可提高胸腰筋膜的張力，增加腰椎伸展活動或骶髂關節韌性，所以脊椎、骨盆、下肢間透過胸腰筋膜傳遞張力的機能，對提升下位腰椎及骶髂關節穩定性來說極度重要。

伸展型腰痛之評估

伸展型腰痛中發現疼痛的部位，很多並非原因，而是結果。物理治療評估時，為了辨明全身列位、相鄰關節機能、軀幹穩定性與腰痛的因果關係，將施加於腰痛發生部位的機械應力考慮進去，做出機能性的判斷很重要。除此之外，也有必要考慮腰痛的原因是活動性mobility的問題嗎？還是穩定性stability的問題？理解各自的關聯性。

▶問診

透過問診，聽取患者說明何時開始疼痛的（病期）？哪裡疼痛（症狀誘發部位）？是怎麼個痛法？症狀是惡化或減輕（疼痛誘發動作、減輕動作）？來推測機械應力與疼痛的因果關係，同時進行系統性的評估。

▶視診（觀察站姿列位）

偏離正常列位的姿勢不良很多都是機械應力的緣故。矢狀面列位來看，不良姿勢分為四類，可從胸廓、腰椎、骨盆帶、下肢的相對位置關係來說明機械應力及其障礙特性（圖7）。

圖7　不良姿勢

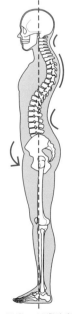 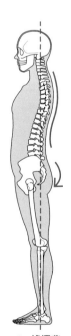 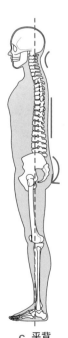 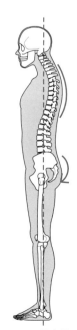

a　後彎－前彎姿勢　　b　搖擺背（sway back）姿勢　　c　平背（flat back）姿勢　　d　後彎姿勢

●①後彎－前彎姿勢（圖7a）

這姿勢也稱為kypholordotic posture，腰骶角度增加、腰椎前彎及胸椎後彎加大，可見到頭部前移，此外也可見到豎脊肌群、髂腰肌、闊筋膜張肌、股直肌短縮或張力過強。再者，腹肌群、臀大肌、大腿後肌群會弱化或因為肌肉拉長產生不平衡。肥胖或腹肌無力的人大多為湯瑪士測試Thomas test陽性。此姿勢會讓後側的椎間盤狹窄，且椎間孔變小。不僅如此，椎間關節受到壓迫，該處由於承受了機械應力，會引起關節發炎與變性，尤其出現退化情況時，會壓迫到神經根與血管。

●②搖擺背（sway back）姿勢（圖7b）

這姿勢也稱為放鬆姿勢（前傾姿勢）。骨盆會前傾或後傾並不固定，不過相對的，骨盆整體會往前位移，產生髖關節伸展與胸椎部位往後方移動。接著下位腰椎前彎與胸椎後彎增加，伴隨著上位腰椎平坦化、頭部前傾位移，除此之外，據說重心線明顯往髖關節後方位移[22]。上側腹肌群、下位腰椎伸肌群、大腿後肌群短縮或張力過大，加上下側腹肌群、髖關節屈肌肌肉拉長及弱化、臀大肌肌力低下，便引起不平衡。

此姿勢會讓下位腰椎的椎間關節過度靠近，因而承受壓迫負荷，若此處出現退化情況，神經根與血管也會受到壓迫。

●③平背（flat back）姿勢（圖7c）

此姿勢的特徵為：腰骶角減少、腰椎前彎減少、骨盆後傾、髖關節伸展。大腿後肌群張力過強、腰部伸展肌與髖關節屈肌群肌力低下且肌肉拉長，會產生不平衡。由於脊椎缺乏生理性的彎曲，腰部椎間盤吸收衝擊的能力降低，容易受損、產生退化。此外，這容易發生在高個子、身體瘦的人身上，屈曲時疼痛者多於伸展時疼痛者[23]。

●④後彎姿勢（圖7d）

此姿勢也稱為kyphotic posture，由於脊柱整體往後彎，所以特徵為：頭部前傾位移，胸椎後彎增加，腰椎前彎減少，骨盆後傾（前傾減少），膝關節呈屈曲位。會產生腹肌群、大腿後肌群短縮，髖關節屈肌群張力過強與髖關節伸肌群肌力低下的不平衡。已知腰椎前彎減少，肌肉內壓上升使得肌肉血流減少，與高齡者的腰痛有深刻的關係。有人會在脊椎壓迫性骨折後產生此姿勢，也有人會因為肌肉不平衡引起機能性變化而產生此姿勢。

➤腰椎伸展時疼痛

有報告指出，腰痛患者中無論有無神經根症狀，第二多的就是腰椎伸展時疼痛[24]。年紀增長等退化變化引起椎間盤厚度減少，作用於椎間關節的機械應力增加，會誘發椎間關節的變形、變性。這是伴隨年紀增長，腰痛原因從源自椎間盤

轉移到源自椎間關節的過程[1]。調整中腰椎伸展時疼痛常見於搖擺背姿勢與後彎－前彎姿勢，其所見特徵為胸椎後彎姿勢[25]。

▶伸展時的疼痛、壓痛部位

從動作時疼痛發生部位或壓痛部位可預想發現該狀況的組織為何，有①肌筋膜性腰痛、②椎間關節障礙、③骶髂關節障礙三種可能性（圖8）。然而肌筋膜性腰痛或骶髂關節障礙，偶爾會伴隨前彎時疼痛，而下位的椎間關節障礙或骶髂關節障礙，症狀不僅在腰背部，有時也會擴散到臀部，所以有必要將這幾點放在心上，進行檢查。近年來，有報告指出臀上皮神經的絞扼性障礙也是筋膜（fascia）相關髂嵴周邊腰痛的要因，也與姿勢不良等有關（圖9）。根據Kuniya等人的研究指出，此種疼痛占了整體腰痛約14%，可見並非少數[26]。

▶自主運動：伸展運動之評估

評估誘發疼痛動作的品質，並確認有無疼痛再現。觀察重點為：①髖關節有無伸展、②骨盆有無後傾、③胸椎有無跟腰椎連動伸展（圖10）。腰痛患者在伸展時，大多缺乏從胸椎到上位腰椎的伸展運動，可見到讓骨盆過度往前方提移、下位腰椎過度伸展所產生的代償動作（圖11）。此外，也存在著見不到骨盆往前移動或胸腰椎伸展，而以膝蓋屈曲進行伸展運動代償的病例（圖12）。從動作時疼痛發生部位或壓痛部位預測發現疼痛的組織，以自主運動解明誘發機械應力的因素。

圖8　疼痛（壓痛）部位

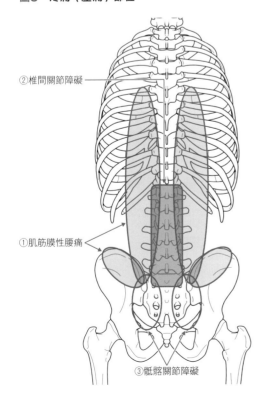

②椎間關節障礙

①肌筋膜性腰痛

③骶髂關節障礙

圖9　臀上皮神經

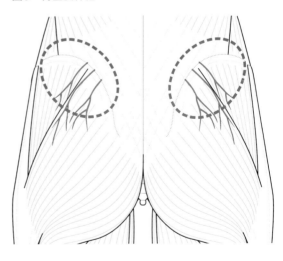

圖10　伸展動作（正常）

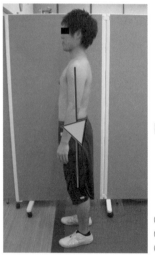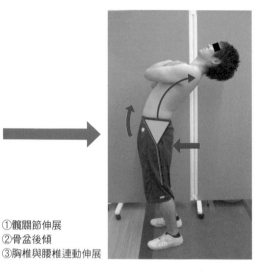

①髖關節伸展
②骨盆後傾
③胸椎與腰椎連動伸展

圖11　伸展運動
　　　（代償例①）

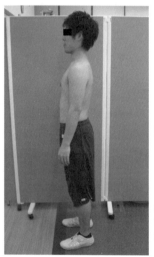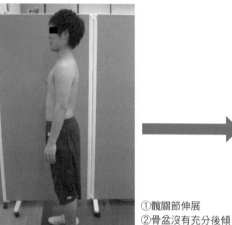

①髖關節伸展
②骨盆沒有充分後傾
③胸椎沒有伸展，下位
　腰椎則過度伸展

圖12　伸展運動
　　　（代償例②）

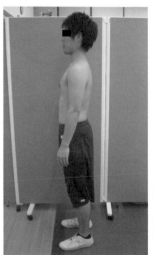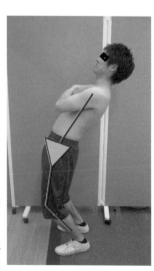

①髖關節沒有伸展，膝
　關節屈曲
②骨盆沒有充分後傾
③胸椎、腰椎都沒有充
　分伸展

➤疼痛部位的應力減輕測試

●椎間關節應力減輕測試

在椎間關節發現伸展時疼痛或壓痛時，為了辨別疼痛發現部位，會進行應力減輕測試。具體來說，會從後方固定該處上位椎體棘突下端，以這狀態讓患者再度伸展。比方說若是L4/5椎間關節障礙，則會固定L4棘突下端，讓椎間關節不會受到壓迫應力。讓患者再度伸展時，如果疼痛減輕或可動範圍擴大，則測試為陽性（**圖13**）。

●骶髂關節應力減輕測試

骶髂關節周圍出現伸展時疼痛或壓痛時，會對骶髂關節進行應力減輕測試。檢查者從後方固定骶骨、從側邊固定髖骨。伸展時在固定骶骨的狀態下，誘導髖骨往後方轉動。此時若疼痛減輕或可動範圍擴大，則測試為陽性（**圖14**）。不僅伸展，屈曲時骶髂關節也會疼痛，或者兩側都會疼痛的話，要懷疑骶髂關節不穩

圖13　疼痛減輕測試（椎間關節）：懷疑L4/5椎間關節障礙之情況

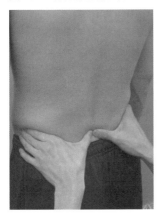
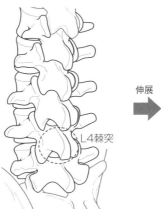
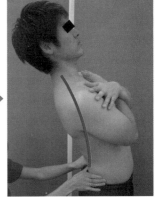

雙手拇指固定住L4棘突下端

如果疼痛減輕或可動範圍擴大則為陽性

圖14　疼痛減輕測試（骶髂關節）：伸展時疼痛之情況

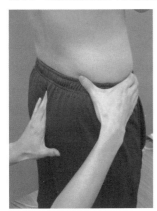
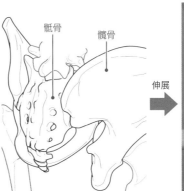
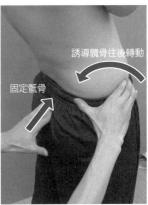

從後方固定骶骨、從側邊固定髖骨

如果疼痛減輕或可動範圍擴大則為陽性

定。壓迫兩側髖骨，再度伸展時保持壓迫髖骨的狀態誘導其向後轉動。此時若疼痛減輕或可動範圍擴大，則測試為陽性[27]（圖15）。

➤ 俯臥位伸展測試

這是針對自主伸展運動時會疼痛的患者進行的鑑別測試。請患者俯臥，接著用雙肘或雙手推床、放鬆腰背部肌肉來被動地伸展脊椎。此姿勢可監控篩檢胸椎及上位腰椎的伸展可動性。若誘發了疼痛，要懷疑是椎間關節性障礙；若疼痛減輕或消失，則懷疑是肌筋膜性腰痛（圖16）。

圖15　疼痛減輕測試（骶髂關節）：伸展及屈曲時會疼痛之情況

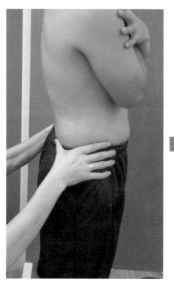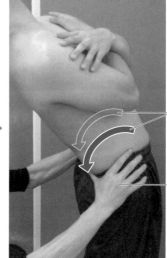

誘導兩側髖骨往後

保持壓迫著髖骨

壓迫兩側髖骨　　　　　　　若疼痛減輕或可動範圍擴大則為陽性

圖16　俯臥位伸展測試

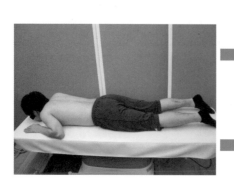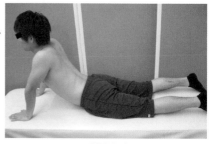

以雙肘推床

以雙掌推床

➤髖關節可動性之評估

靜態列位異常引起的伸展型腰痛中，會產生腰椎過度前彎及骨盆前傾，接著又因為伸展增大了應力，如此造成腰痛的患者不在少數。造成此情況的要因可舉出髖關節屈曲攣縮或肌肉張力過大，有必要鑑別相關肌肉。預測柔軟度降低的肌肉可舉出有髂腰肌、股直肌、闊筋膜張肌，可藉由湯瑪士測試Thomas test變形版[28]來鑑別。請患者坐在床邊，屈曲非檢查側的髖關節與膝關節，用雙手抱著（圖17a）。接著患者保持這姿勢躺下，確認腰椎為屈曲、骨盆為後傾、非檢查側為最大屈曲。接著被動地由他人放下檢查側下肢（圖17b）。正常情況下，檢查側大腿會碰到床，帶著些許壓迫到達10～15°伸展位。

●髖關節外展位

由他人被動地將髖關節擺到15～25°外展位，若檢查者將患者大腿帶到正中位時髖關節屈曲增加，則可確認闊筋膜張肌短縮。

●膝關節屈曲80°

髖關節伸展0°下，股直肌可屈曲膝關節至80°。若膝關節屈曲小於80°，可認為是股直肌短縮。

●髖關節屈曲

大腿無法碰到床時，由檢查者伸展膝關節來放鬆雙關節肌的髖關節屈肌。
若髖關節屈曲角度不變，則主要是單關節肌的髖關節屈肌短縮。

圖17　髖關節可動性之評估

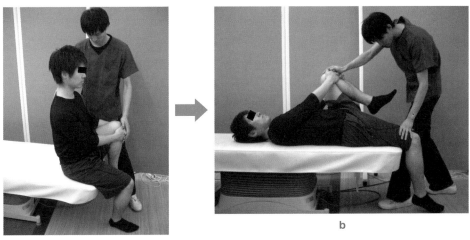

a

b

➤胸廓可動性之評估

後彎－前彎姿勢或搖擺背姿勢等呈現胸椎後彎姿勢的伸展型腰痛病例，會上腹部肌群張力過大或短縮使得胸椎伸展可動性降低，尤其大多可見下位胸廓擴張性低下。胸廓可動性是由胸骨下角的角度來評估，據說正常為70～90°。首先請患者站立，檢查者雙手拇指抵住胸骨下角下緣，確認角度及左右差，軀幹伸展時評估該角度是否擴大。腰痛患者有人會因為腹直肌或腹外斜肌的張力過大或短縮而見不到胸骨下角擴大（**圖18**）。

➤肌肉觸診

針對呈現肌肉張力過大，會影響胸椎、胸廓可動性的肌肉──胸最長肌、腰髂肋肌、腰方肌、腰部多裂肌、腹外斜肌及腹直肌進行觸診。

此外，影響髖關節可動性的闊筋膜張肌、臀中肌、髂腰肌也要觸診。

➤軀幹穩定性之評估

眾所周知腹橫肌的活動對軀幹及骨盆的穩定性很重要。此處將解說用於評估腹橫肌機能的「收緊法（drawing-in）」。

ASIS：
anterior superior iliac spine

患者立起膝蓋仰躺，檢查者可從兩側髂前上棘（ASIS）內下方，以及腹直肌外側進行腹橫肌的觸診。讓患者保持脊椎正中位，脊椎與骨盆盡量不要動，一邊呼吸一邊讓下腹部往背部收緊。正常情況下，會在腹部深層感受到腹橫肌的肌肉張力，腰線變細[29]。此外，若是很難辨別，也可以請患者呼氣到底、停住，讓深部肌群活動後再重新呼吸。收緊法會請患者從仰臥位轉到四肢俯臥位、坐位、站位，一邊改變姿勢，一邊進行階段性評估。

圖18　胸骨下角之評估

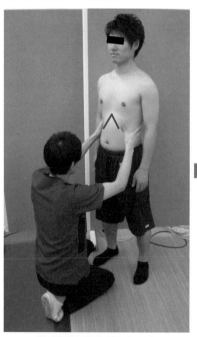

雙手拇指抵住胸骨下角下緣

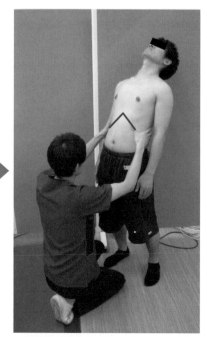

軀幹伸展時確認胸骨下角的角度有無改變

➤負重轉移測試

評估源自骶髂關節的疼痛與骨盆穩定性相關的負重轉移障礙，會使用主動直膝抬腿（ASLR）測試，以及俯臥主動直膝抬腿（PASLR）測試。筆者們調查了ASLR測試與有無腰痛、腹橫肌肌肉厚度間的關聯性。結果腰痛群的腰痛側ASLR測試陽性率明顯增高，腹橫肌肌肉厚度明顯變薄，可知此測試反映出腹橫肌機能，筆者們並對此發表研究報告[30]。

主動直膝抬腿ASLR測試時會請患者仰躺在床上，接著指示患者維持伸直的狀態抬高腳部，檢查者要觀察、詢問患者左右兩側出力感覺是否有差異？哪隻腳比較重？抬高下肢時，有時會見到轉動骨盆、胸腰椎伸展等代償動作。接著在外力被動壓迫骨盆的狀態下進行ASLR，如果主訴或代償動作減輕，則測試為陽性。在髂前上棘ASIS高度處壓迫骨盆是模仿腹橫肌下部纖維及腹內斜肌的收縮，而在髂後上棘PSIS高度處從後方壓迫骨盆則是模仿腰部多裂肌的收縮[31]（圖19）。

俯臥主動直膝抬腿PASLR測試會請患者俯臥，接著指示患者維持伸直的狀態抬高腳部，檢查者則用雙手觸摸兩側臀大肌與豎脊肌，同時確認有無疼痛或肌肉收縮的傳遞狀況（圖20）。正常模式是以：①大腿後肌群、②臀大肌、③對側胸腰椎伸肌、④同側胸腰椎伸肌的順序收縮[32]。異常模式可大略分為兩種：①因早期同側胸腰椎伸肌過度收縮，引起腰椎伸展、旋轉及骨盆前傾，缺乏臀大肌收縮，

ASLR：
active straight leg raising

PASLR：
prone active straight leg raising

PSIS：
posterior superior iliac spine

圖19　主動直膝抬腿ASLR測試

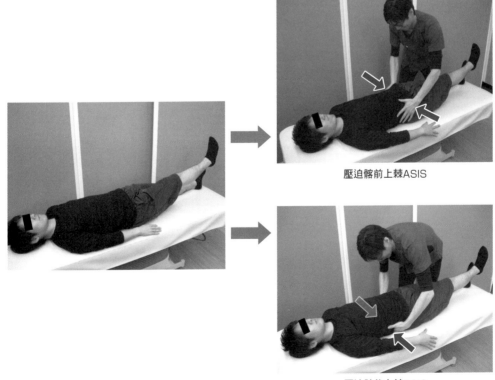

壓迫髂前上棘ASIS

壓迫髂後上棘PSIS

不會出現髖關節伸展。②由於闊筋膜張肌、臀中肌前側纖維的代償性收縮，引起髖關節外展、外轉，缺乏臀大肌或對側胸腰椎伸肌的活動。以上兩種狀況判斷為陽性，懷疑臀大肌或腹橫肌機能不全。

伸展型腰痛之治療

針對伸展型腰痛治療的目的在於：減少伸展時施加於局部的機械應力。伸展型腰痛相關的異常姿勢、機能障礙及機械應力如圖21，包含治療在內的流程圖如圖22所示。一開始為了減輕疼痛及修正靜態列位，要調整必要的肌肉張力及拉筋，改善胸椎及髖關節的可動範圍。接著採中立位置，重新教育穩定軀幹骨盆用的軀幹深層肌肉，使其習得正確的脊椎骨盆的靜態列位。接著努力階段性提升軀幹穩定性，以獲得抗重力位狀況下的動態列位目的。最終要能在自我管理下進行前述行為，習得不容易產生腰痛的姿勢或動作，便能預防腰痛復發。

圖20　俯臥主動直膝抬腿PASLR測試

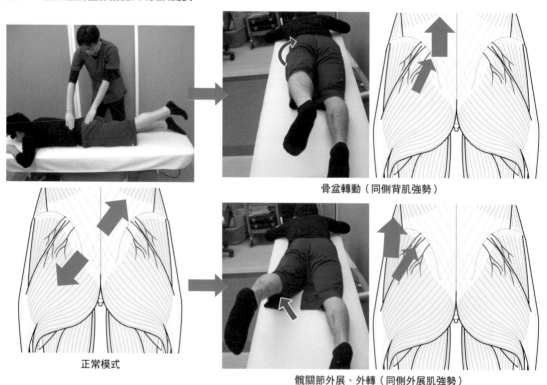

骨盆轉動（同側背肌強勢）

正常模式

髖關節外展、外轉（同側外展肌強勢）

圖21　伸展型腰痛相關的影響因素

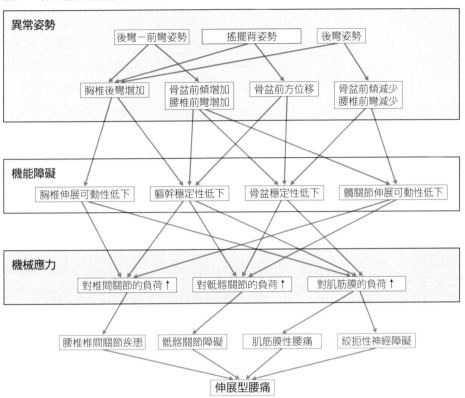

圖22　針對伸展型腰痛之治療方針

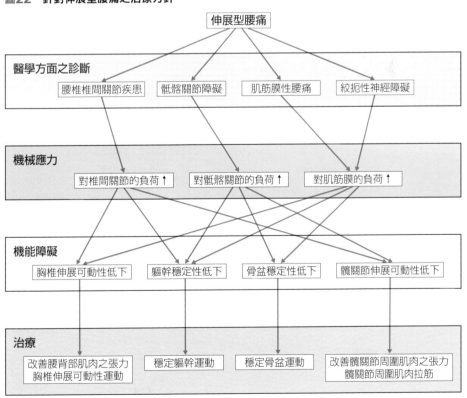

➤改善肌肉張力

對出現短縮、張力亢進、滑動不良的肌筋膜進行處置，目的在於改善肌肉滑動性及肌肉張力。Lanvin等人[33,34]的研究報告指出，腰痛患者的胸腰筋膜會肥厚，更進一步發現其滑動性明顯低下。針對胸腰筋膜及相鄰筋膜改善滑動性與肌肉張力的技法，可說能有效地減輕疼痛，並改善可動性。此外尚有Cholewicki等人[35]的研究報告，指出有助於脊椎分節穩定的軀幹深層肌肉會因為表淺肌肉過剩的代償活動而受到抑制，可見對表淺肌肉的技法在進行穩定軀幹運動之前的階段也是相當重要的。具體的技法來說，先請患者採取能放鬆的姿勢，配合呼吸，對該肌肉施行靜態壓迫。減輕肌肉張力，若肌肉或關節的可動性改善了，便移動到治療部位。再者，配合和緩的自主運動有時也會提高效果。生理學方面的根據有Schleip[36]提出的報告指出，對筋膜或腱膜持續壓迫，可使得肌腱高基氏體的張力感應器產生反應，進而降低肌肉張力。

●改善腰背部肌肉張力（**圖23**）

以胸最長肌胸部纖維為治療對象時，會取T7-12之間，腰髂肋肌與胸最長肌的交界處下手。此外，以腰髂肋肌胸部纖維為治療對象時，則取T10-L4之間，胸最長肌與腰髂肋肌的交界處下手。尤其T12肋骨下端部分腰大肌及腰方肌附著於深處，容易產生滑動不良的情況。

圖23　改善腰背部肌肉張力

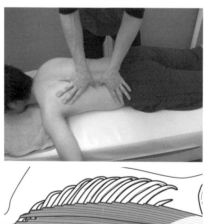

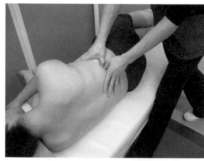

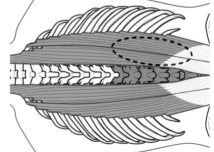

a 對胸最長肌胸部纖維進行的技法　　**b** 對腰髂肋肌胸部纖維進行的技法

臀上皮神經障礙（圖9）據說會發生在神經穿過胸腰筋膜，跨越過髂棘的部位，受到絞扼而產生。加上這點，森本等人[37]發表報告指出，貫穿部位被固定的狀態下進行軀幹屈伸運動或豎脊肌（胸最長肌、腰髂肋肌）張力過大也跟此障礙有關。

●改善髖關節周圍肌肉之張力（圖24）

後彎－前彎姿勢、後彎姿勢的患者中，許多人會呈現髖關節周圍肌肉短縮或張力過強。此外骶髂關節障礙中的髖關節前方肌肉張力過強，會引起相對於骶骨的髖骨前方轉動，反點頭類型腰痛發作的患者也不在少數。闊筋膜張肌與臀中肌前側纖維重疊、臀中肌後側纖維與臀大肌上側纖維重疊行走，針對交界處產生的滑動不良，要努力以手技改善。

●改善胸椎伸展限制及下位胸廓擴張限制（圖25）

呈現後彎姿勢的病例幾乎都是胸椎伸展可動性低下。一旦胸椎伸展可動性低下，下位腰椎便會代償性過度伸展。運動時保持下部軀幹深層肌肉收縮，同時配合吸氣進行動作，可讓下位胸廓容易擴張。此外，腹直肌或腹外斜肌等上位腹肌群張力過大或緊縮力強的患者，要自我紓解該處肌肉，同時轉動。接著使用軟管阻力產生的回饋，便可促進呼吸時下位胸廓後外方的擴張運動。

圖24　改善髖關節周圍肌肉之張力

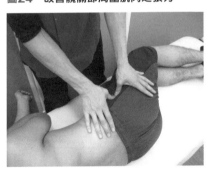
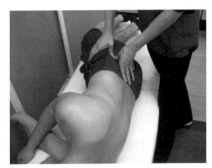

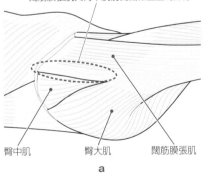
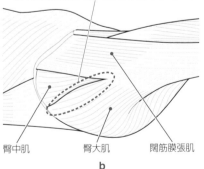

闊筋膜張肌與臀中肌前側纖維重疊的部分

臀中肌後側纖維與臀大肌上側纖維重疊的部分

臀中肌　　　臀大肌　　　闊筋膜張肌

臀中肌　　　臀大肌　　　闊筋膜張肌

a

b

圖25 改善胸椎伸展可動性

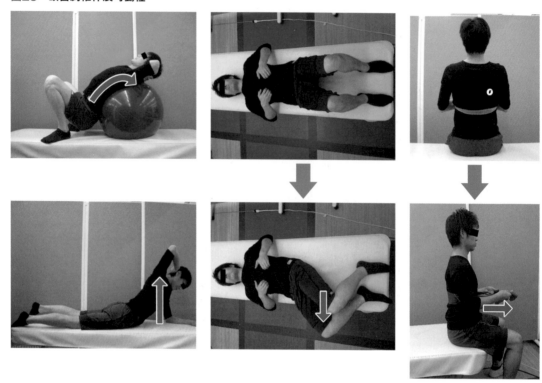

●改善髖關節伸展限制（圖26）

後彎－前彎姿勢及後彎姿勢的患者中，髂腰肌、闊筋膜張肌、股四頭肌會緊縮，容易限制髖關節伸展。拉筋時要注意別讓骨盆前傾或腰椎過度伸展。

➤穩定軀幹運動

穩定軀幹運動在運動治療中也是相當重要的，對減輕腰痛或預防復發有大大的貢獻。此運動的目的，第一是藉由收緊法收縮腹橫肌，並重新教導患者當下的運動感覺；第二，維持脊椎中立位置，同時進行四肢運動課題，藉此獲得動態穩定性。Reeve等人[38]的報告指出，腰椎骨盆的正中位姿勢比搖擺背姿勢還要能活化腹橫肌，能正面影響脊椎穩定性。由此也可知道，除了要有效率地重新教育腹橫肌，也要時常將維持中立位置的念頭放在心上才行。

一開始應該要習得的課題為藉由腹橫肌收緊腹部（等級1）。腰椎、骨盆都不動，維持脊柱正中位的狀態下緩緩呼吸，同時肚臍慢慢往脊椎方向收緊（圖27a）。若透過收緊法活化了腹橫肌，便可換姿勢提高運動程度，藉由四肢改變運動負荷。

等級2的髖關節開合是以對側下肢支撐，同時針對水平面的旋轉負荷，藉此穩定軀幹的運動，可確實活化軀幹深層肌肉（圖27b）。

等級3起的運動將四肢負荷分為A（將彎曲的腳抬至髖關節90°為止）、B（在床上滑動腳跟）、C（將膝關節伸展位的腳抬至45°）三階段進行（圖28）。等

圖26　改善髖關節伸展可動性

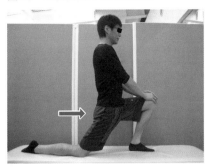

a　髂腰肌

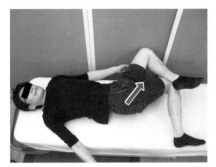

b　闊筋膜張肌

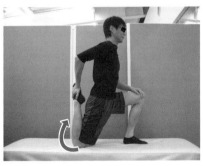

c　股四頭肌

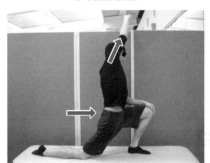

d　髂腰肌與闊筋膜張肌

圖27　穩定軀幹運動（仰臥位）

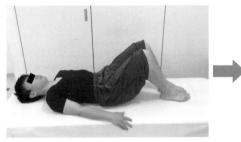

a　等級1　收緊法

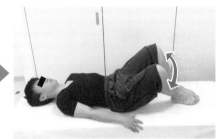

b　等級2　髖關節開合

級3的運動會讓患者仰臥，立起膝蓋，支撐著對側下肢一邊進行。等級4則是用上肢維持對側髖關節90°屈曲位，一邊進行。等級5則是維持對側下肢髖關節90°屈曲位，且要患者自主抬高，難度很高。

習得脊椎正中位下的收緊法後，用四肢趴位也同樣進行四肢負荷的課題（圖29）。筆者們有發表報告，指出要讓腰部多裂肌選擇性收縮，比起橋式，採四肢趴位運動更為有效[39]。藉由下列方法階段性提高運動課題難度。

A：抬高單側上肢、B：單側下肢在床上伸展、C：伸展並抬高單側下肢、D：抬高單側上肢的同時伸展並抬高對側下肢，以上順序階段性提高課題難度。首先反覆同側的運動，接著交互四肢動作。背部的枕骨隆凸、胸椎處、骶骨處三點用指引棒連接起來，可讓患者容易理解脊椎的中立位置為何。這些方法可調整腹部深層肌肉與多裂肌，並且習得與全身肌肉間的協調性。

圖28　穩定軀幹運動（仰臥位）

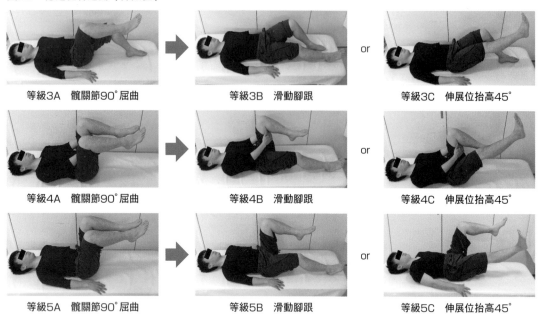

等級3A　髖關節90°屈曲　　　等級3B　滑動腳跟　　　or　　　等級3C　伸展位抬高45°

等級4A　髖關節90°屈曲　　　等級4B　滑動腳跟　　　or　　　等級4C　伸展位抬高45°

等級5A　髖關節90°屈曲　　　等級5B　滑動腳跟　　　or　　　等級5C　伸展位抬高45°

圖29　穩定軀幹運動（四肢趴位）

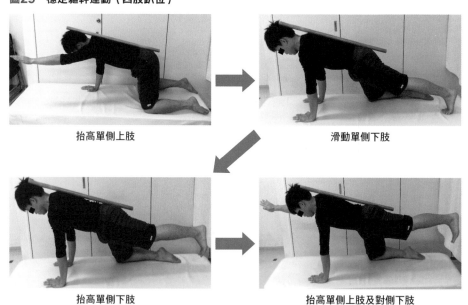

抬高單側上肢　　　　　　　　滑動單側下肢

抬高單側下肢　　　　　　　　抬高單側上肢及對側下肢

➤穩定骨盆運動（圖30）

　　如果從軀幹往下肢的負重轉移脫離正軌，無法獲得骶髂關節的韌性，便會因為不穩定性造成骶髂關節障礙，進而產生疼痛。如圖30所示，該運動是藉由胸腰筋膜來提高骶髂關節韌性，目的為促進臀大肌活動並增強肌力。然而前述俯臥主動直膝抬腿測試PASLR的陽性病例，不僅臀大肌肌力低下，也有許多人伴隨著軀幹

圖30　穩定骨盆運動

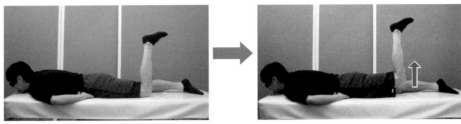

以俯臥位促進軀幹深層肌肉的腹橫肌活動。　　以俯臥位維持腹橫肌收縮，伸展髖關節。以伸展位進行較容易抑制闊筋膜張肌等的活動。

深層肌肉機能不全、闊筋膜張肌或臀中肌的短縮或張力過大。由此可知，一開始針對臀大肌使用技法修正這些情況，較能促進收縮時機或提升活動量。

> ## 結語
>
> 　　我們治療師的角色在於：基於機能解剖學、運動生理學的知識，從生物力學觀點掌握腰痛的病理，再採用分析性的技法。機械應力與腰椎障礙，理解介於其中的機能不全或列位異常，便是迫近腰痛真相的線索，可想見是條開展有效物理治療的捷徑。

文獻

1）小形洋悦：メカニカルストレスからみた腰椎障害と理学療法. 理学療法, 31（7）：706-712, 2014.

2）Bogduk N：Clinical and Radiological Anatomy of the Lumbar Spine, 5th Edition, p73-91, Churchill Livingstone, Edinburgh, 2012.

3）Yang KH, et al：Mechanism of facet load transmission as a hypothesis for low-back pain, Spine（Phila Pa 1976）, 9（6）：557-565, 1984.

4）Vleeming A, et al：The function of the long dorsal sacroiliac ligament：its implication for understanding low back pain, Spine（Phila Pa 1976）, 21（5）：556-562, 1996.

5）Lee D：The Pelvic Girdle, An Integration of Clinical Expertise and Research, 4th edition, p61-69, Churchill Livingstone, Edinburgh, 2010.

6）Bogduk N：Clinical and Radiological Anatomy of the Lumbar Spine, 5th Edition, p93-116, Churchill Livingstone, Edinburgh, 2012.

7）Richardson CA, et al：Therapeutic Exercise for Lumbopelvic Stabilization, A Motor Control Approach for the Treatment and Prevention of Low Back Pain, 2nd edition, p59-73, Churchill Livingstone, Edinburgh, 2004.

8）Bogduk N, et al：A reappraisal of the anatomy of the human lumbar erector spinae. J Anat, 131（Pt 3）：525-540, 1980.

9）Macintosh JE, et al：1987 Volvo award in basic science. The morphology of the lumbar erector spinae. Spine（Phila Pa 1976）, 12（7）：658-668, 1987.

10）松尾　隆：脳性麻痺と整形外科, p29-42, 南江堂, 1991.

11）松尾　隆：脳性麻痺と機能訓練, p19-37, 南江堂, 2002.

12）Bogduk N：Clinical and Radiological Anatomy of the Lumbar Spine, 5th Edition, p93-116, Churchill Livingstone, Edinburgh, 2012.

13）Barker PJ, et al：The middle layer of lumbar fascia and attachments to lumbar transverse processes：implications for segmental control and fracture. Eur Spine J, 16（12）：2232-2237, 2007.

14）Barker PJ, et al：Tensile transmission across the lumbar fasciae in unembalmed cadavers：effects of tension to various muscular attachments. Spine（Phila Pa 1976）, 29（2）：129-138, 2004.

15) Tesh KM, et al : The abdominal muscles and vertebral stability. Spine(Phila Pa 1976), 12(5) : 501-508, 1987.

16) Hodges P, et al : Intervertebral stiffness of the spine is increased by evoked contraction of transversus abdominis and the diaphragm : in vivo porcine studies. Spine(Phila Pa 1976), 28(23) : 2594-2601, 2003.

17) Barker PJ, et al : Effect of tensioning the lumbar fasciae on segmental stiffness during flexion and extension : Young Investigator Award winner. Spine(Phila Pa 1976), 31(4) : 397-405, 2006.

18) Vleeming A, et al : The posterior layer of the thoracolumbar fascia, Its function in load transfer from spine to legs. Spine(Phila Pa 1976), 20(7) : 753-758, 1995.

19) Barker PJ, et al : Tensile transmission across the lumbar fasciae in unembalmed cadavers : effects of tension to various muscular attachments. Spine(Phila Pa 1976), 29(2) : 129-138, 2004.

20) Barker PJ, et al : Anatomy and biomechanics of gluteus maximus and the thoracolumbar fascia at the sacroiliac joint. Clin Anat, 27(2) : 234-240, 2014.

21) van Wingerden JP, et al : Stabilization of the sacroiliac joint in vivo : verification of muscular contribution to force closure of the pelvis. Eur Spine J, 13(3) : 199-205, 2004.

22) Sahrmann SA : 運動機能障害症候群のマネジメント—理学療法評価・MSIアプローチ・ADL指導—（竹井　仁, ほか監訳）, p9-49, 医歯薬出版, 2005.

23) Carolyn K, et al : Therapeutic Exercise : Foundations and Techniques, 6th edition, p409-437, Jaypee Brothers Medical Publishers, New Delhi, 2012.

24) Van Dillen LR, et al : Classification of patients with low back pain. Phys Ther, 2001.

25) Sahrmann SA : 運動機能障害症候群のマネジメント—理学療法評価・MSIアプローチ・ADL指導—（竹井　仁, ほか監訳）, p51-109, 医歯薬出版, 2005.

26) Kuniya H, et al : Prospective study of superior cluneal nerve disorder as a potential cause of low back pain and leg symptoms. J Orthop Surg Res, 9 : 139, 2014.

27) 金岡恒治, ほか : 腰痛の病態別運動療法 体幹機能向上プログラム, p62-81, 文光堂, 2016.

28) Page P, et al : Assessment and Treatment of Imbalance : The Janda Approach, p93-110, Human Kinetics, 2010.

29) Carolyn K, et al : Therapeutic Exercise : Foundations and Techniques, 6th edition, p485-538, Jaypee Brothers Medical Publishers, New Delhi, 2012.

30) 石垣直輝, ほか : 腰椎骨盤痛患者における自動下肢伸展挙上テストと腹横筋筋厚に関する検討. 第20回日本腰痛学会, 2012.

31) Lee D : The Pelvic Girdle, An Integration of Clinical Expertise and Research, 4th edition, p173-254, Churchill Livingstone, Edinburgh, 2010.

32) Page P, et al : Assessment and Treatment of Imbalance : The Janda Approach, p77-91, Human Kinetics, 2010.

33) Langvin HM, et al : Ultrasound evidence of altered lumbar connective tissue structure in human subject with chronic low back pain. BMC Musculoskeletal Disord, 10 : 15, 2009.

34) Langvin HM, et al : Reduced thoracolumbar fascia shear strain in human chronic low back pain. BMC Musculoskeletal Disord, 12 : 203, 2011.

35) Cholewicki J, et al : Stabilizing function of trunk flexor-extensor muscles around a neutral spine posture. Spine(Phila Pa 1976), 22(19) : 2207-2212, 1997.

36) Schleip F : Fascial plasticity–A new neurobiological explanation : Part1. J Bodyw Mov Ther, 7(1) : 11-19, 2003.

37) 森本大二郎, ほか : 上殿皮神経障害の外科的治療成績. Spinal Surgery, 28(1) : 86-89, 2014.

38) Reeve A, et al : Effects of posture on the thickness of transversus abdominis in pain-free subjects. Man Ther, 14(6) : 679-684, 2009.

39) Ishigaki N, et al : Measurement of low back muscle activities during lumbar stabilization exercises. 39th International society for the study of the lumbar spine ; p329, 2012.

3 屈曲型腰痛

Abstract

■ 與其他脊柱物理治療相同，針對屈曲型腰痛進行物理治療時，也要掌握其機械應力，這很重要。

■ 腰椎屈曲時，存在於腰部構造前方的椎間盤會受到壓迫，存在於後方的椎間關節與後方軟組織則是分離或者伸展。

■ 腰椎屈曲時，為了不對腰部的靜態穩定構造施加過多機械應力，脊柱周圍肌群（腹橫肌、多裂肌）的穩定作用、相鄰關節（髖關節、胸椎部位）的可動性很重要。

III 部位、症狀別之評估／處置

前言

「I章-1脊柱物理治療之思路」一項中（p.2），描述了推定疼痛部位後，評估（力學上的推論）機械應力是如何施加於該部位、使該機械應力惡化的機能不全是什麼之必要性。掌握到機械應力，根據評估努力改善眼見的身體機能，針對屈曲型腰痛執行物理治療時的思考流程也同樣如此。

彎曲腰部時出現的疼痛定義為屈曲型腰痛，本項中將解說腰椎屈曲動作時所施加的機械應力，並介紹屈曲型腰痛經常見到的鎖定疼痛部位方法、機能評估，以及運動治療。

基本知識

腰椎屈曲時，腰部結構的動作[1] 如圖1所示。

圖1 腰椎屈曲時各結構的動作

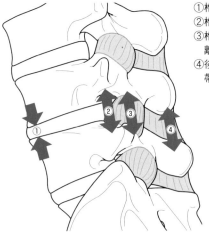

①椎間盤：前方受到壓迫，後方被拉伸
②椎間孔：擴張
③椎間關節：上位椎體的下關節突往上方移動，遠離下位椎體的關節突
④後方軟組織：韌帶（黃韌帶、棘間韌帶、棘上韌帶、後縱韌帶）、肌肉、關節囊等被拉伸

屈曲型腰痛構造學上之推論（圖2）

我們將機能性腰部障礙分為：椎間盤性、椎間關節性、骶髂關節性、肌筋膜性四種，並掌握其病理。有關各病理已於「II章　認識病理」（p.24～）處解說。

「I章-1脊柱物理治療之思路」一項中（p.2），為了評估各病理（鎖定疼痛部位），簡單介紹了去除疼痛測試，不過此處會再進一步詳細介紹。篇幅的關係，此處僅針對腰椎屈曲時容易出現疼痛的椎間盤障礙介紹處置方法。

SNAGs：

sustained natural apophyseal glides

➤針對椎間盤障礙的去除疼痛測試（持續性小面關節滑動術SNAGs變形版：椎間盤持續性小面關節滑動術disc SNAGs，圖3）

相較於站位，腰椎屈曲位時，L3椎間盤的內壓會變成1.5倍[2]。腰椎屈曲引起椎間盤內壓增加，為椎間盤性疼痛出現的根據。透過問診、自主運動推測出腰痛病理為椎間盤性腰痛時，採用去除疼痛測試，徒手減輕對椎間盤的機械應力，見到疼痛減輕效果便可判斷。

圖2　屈曲型腰痛

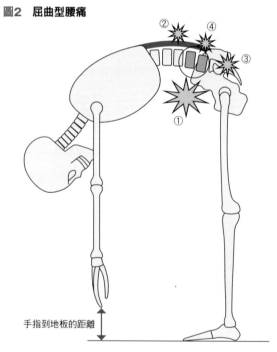

前屈動作會誘發的腰痛
①：椎間盤障礙
②：肌筋膜性腰痛
③：骶髂關節障礙
④：椎間關節障礙

圖3　針對椎間盤障礙的去除疼痛測試

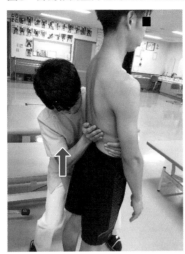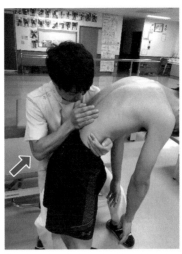

a　　　　　　　　　　　　　　　　b

a：檢測者掌根抵住患者棘突，用雙手將推定障礙分節往椎間關節的關節面方向抬高。
b：用雙手支撐推定障礙分節，檢測者下肢使力，對患者施加向上的力量，以此狀態請
　　患者做出屈曲動作，評估腰痛減輕的程度。

 Clinical Hint

掌握棘突的訣竅
　手掌根部抵住棘突時，最好連同略低於棘突下方的軟組織一起往上抬。

源自椎間盤的腰痛
　針對椎間盤障礙，藉由椎間盤持續性小面關節滑動術disc SNAGs的去除疼痛測試中，疼痛分數從數字評定量表NRS 10→0者不在少數，大多殘留在2～3左右。由此可推測出椎間盤性腰痛的病理為發炎。因此若原本前彎時疼痛分數從數字評定量表NRS 10改善到4以下，可認為去除疼痛測試有效。

NRS：numerical rating scale

屈曲型腰痛力學上之推論

　　運動器官障礙發病的主要原因，是對組織施加了過度的機械應力。若明確找出了疼痛部位，下一步就是要解析給予組織過度機械應力的機能不全為何。

　　屈曲腰椎，會由於前述動作對靜態穩定結構施加壓力。為了不讓這些組織受到過度的機械應力，有必要由脊柱周圍肌群產生穩定脊柱的作用。可舉出有穩定脊柱作用的肌肉為：腹橫肌與多裂肌[3-5]。此外，與腰椎相鄰的關節——髖關節、胸椎部位，若屈曲可動性低下，便會代償性出現腰椎、骶髂關節可動性過剩，承受了壓力，可推測腰痛由此而生。

　　以腰痛者為對象的動作分析、肌肉形態或機能相關報告不勝枚舉，從身體特徵來說，有前彎時腰椎可動性過大或大腿後肌群柔軟度低下[6-8]、髖關節屈曲角度小[9]、臀大肌萎縮[10]、活動性低下[11]等等。因此可想見屈曲型腰痛中穩定脊柱的

腹橫肌及多裂肌機能、相鄰關節機能的髖關節屈曲可動性、髖關節伸展的離心控制很重要，必須要進行評估（圖**4**）。

➤屈曲型腰痛之機能評估

此處介紹有穩定腰椎作用的多裂肌機能評估法，相鄰關節評估方面則是大腿後肌群柔軟度、髖關節伸展的離心控制機能評估法。

● 俯臥伸脊測試prone spine extension test：評估多裂肌機能（圖**5**）

評估多裂肌是否能讓脊柱分節伸展。

圖4　軀幹屈曲時的重要機能

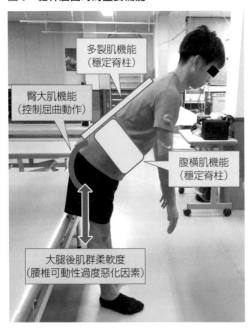

圖5　俯臥伸脊測試prone spine extension test

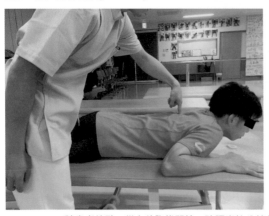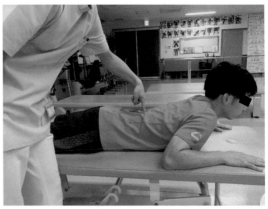

請患者俯臥，從上位胸椎開始，強調脊柱分節伸展運動來測試。如圖所示，要評估患者是否僅能伸展手指指示的部位。

Clinical Hint

上位胸椎伸展不良的原因？

　　比方說，儘管只指示伸展上位胸椎，患者卻伸展了腰部這種不良例子（圖6），很有可能是上位胸椎高度的多裂肌機能低下。此外，也有可能是因為胸椎被動的可動性低下使其無法伸展，所以有必要判別。

圖6　俯臥伸脊測試prone spine extension test不良範例

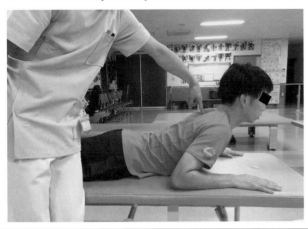

SLR：
straight leg raising

● 直膝抬腿測試SLR test：評估髖關節屈曲可動性（圖7）

　　評估被動地抬高下肢時，是否有抗拒感或骨盆的代償動作。

圖7　直膝抬腿測試SLR test

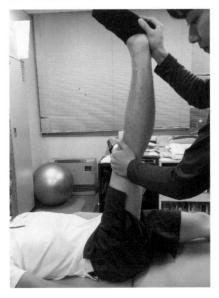

直膝抬腿SLR角度的臨界點

　　忽那等人[12]的報告指出，日本成人直膝抬腿SLR角度的臨界點男性為65°以下，女性為75°以下，超過此角度則為大腿後肌群緊繃陽性。

III

部位、症狀別之評估／處置

●俯臥伸髖測試prone hip extension test：評估臀大肌機能（**圖8**）

評估因為髖關節伸展運動引起的臀大肌內側纖維收縮。臀大肌在軀幹屈曲時，是控制脊柱的必要存在。評估其收縮時，會採用視診、觸診、本人肌肉收縮感覺等方法。

圖8 髖關節伸展運動

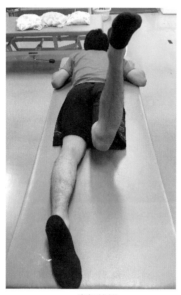 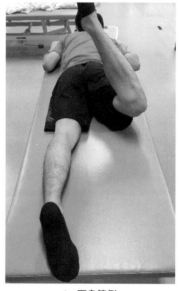

a 良好範例 **b 不良範例**

①患者呈俯臥位，讓抬起側的膝蓋屈曲約90°。
②讓臀大肌內側隨著下腹部、髖關節內收肌收縮，伸展髖關節。
③評估臀大肌內側纖維能否在矢狀面上伸展髖關節。

 Clinical Hint

髖關節伸展時的代償動作

臨床上經常見到的代償動作有：抬高下肢側的骨盆轉動、抬高下肢側的髖關節外展及外轉（**圖8b**）。此狀況下，闊筋膜張肌及臀中肌有可能過度運作。要仔細觀察、非常注意別產生這些代償動作，出現時便修正。修正時，若能讓患者注意力放在收緊draw-in、髖關節內收肌收縮，大多能順利做到。很難經由口頭指示修正時，也可徒手輔助患者擺往正確的運動方向。

髖關節伸展動作不良的原因？

與前述脊椎分節伸展運動相同，有必要判別是否有被動的可動性限制使得髖關節伸展動作不良。

也要評估離心性收縮！

髖關節伸展的離心性控制很重要，所以抬高、放下下肢時，也必須評估臀大肌內側纖維收縮感及動作。

運動要分階段來！

若以俯臥位正確習得了髖關節伸展運動，在做橋式back bridge或深蹲等運動時，提高負荷到同部位收縮可承受的程度，並進行評估。

針對屈曲型腰痛之運動治療

　　前述評估中明顯機能低下時，有必要透過運動治療努力改善。機能評估中介紹的運動可以直接用作運動治療。

● 掌膝著地hand-knee：活化多裂肌的運動治療（圖9）

　　多裂肌活動的運動有掌膝著地hand-knee、橋式back bridge等等[13]。我們在活化多裂肌方面，頻繁使用掌膝著地來指導患者。

圖9　掌膝著地hand-knee

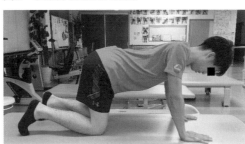

起始姿勢為四肢著地，肩胛骨輕微內收，骨盆稍微前傾。

a　起始姿勢

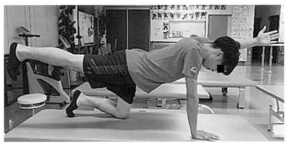

意識放在腹橫肌活動（收緊draw-in），抬高單側上肢及其對側下肢。

b　抬高上下肢

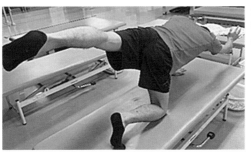

注意抬高下肢側不要出現骨盆轉動或往支撐側的骨盆移動等代償動作。若出現代償動作便修正。

c　不良範例

 Clinical Hint

多活化多裂肌的方法
　　掌膝著地hand-knee（抬高右上肢、左下肢）時，會提高左多裂肌的活動[14]。

● 大腿後肌群拉筋（圖10）

請患者骨盆前傾盡量不要屈曲腰椎，做髖關節屈曲動作來替大腿後肌群拉筋。
上述方法難以保持骨盆前傾時，也可以採用下列方法（圖11）進行。

圖10　大腿後肌群拉筋

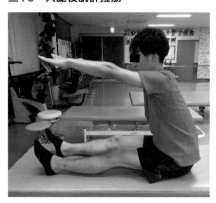

圖11　另一個大腿後肌群拉筋法

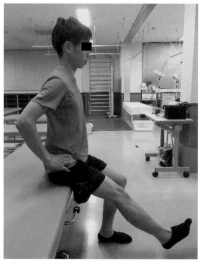

保持骨盆前傾的坐姿，緩緩伸展膝關節。伸
展膝關節的同時，注意別讓骨盆後傾。

 Clinical Hint

必定要判定效果！

　　執行運動治療時，一定要判定其效果。初期評估前彎時會腰痛，進行改善機能
運動後再度做前彎動作來評估，確認腰痛是否改善。假設腰痛增強，則處方不再
使用該改善機能運動，而改尋找別種方法。

結語

　　圖12統整了本項所述針對屈曲型腰痛的物理治療流程。本項中說明了屈曲型
腰痛的疼痛發生機轉，基於此再進一步說明物理治療的方式。在此之前的步驟則
是「Ⅰ章-1脊柱物理治療之思路」一項中（p.2）描述的問診及自主運動評估，由
治療者本身推定疼痛部位，建立疼痛發生機轉的假說很重要。

　　為了提供效果更佳的物理治療，反覆構築高品質的假設並驗證很重要，期望有
幸能參考本項提過的內容作為各位思考過程的一部分。

圖12　針對屈曲型腰痛物理治療之流程

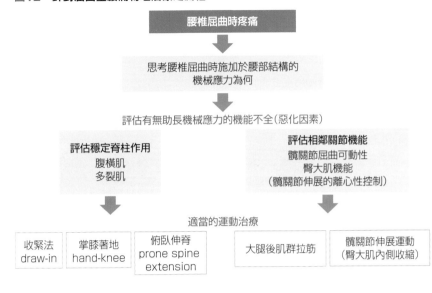

文獻

1) Kapandji AI：カラー版 カパンジー機能解剖学 II 脊椎・体幹・頭部, 原著第6版（塩田悦仁, 訳）, 医歯薬出版, 2008.

2) Nachemson A：The load on lumbar disks in different positions of the body. Clin Orthop Relat Res, 45：107-122, 1966.

3) Hodges P, et al：Intervertebral stiffness of the spine is increased by evoked contraction of transversus abdominis and the diaphragm：in vivo porcine studies. Spine(Phila Pa 1976), 28(23)：2594-2601, 2003.

4) Barker PJ, et al：Effects of tensioning the lumbar fasciae on segmental stiffness during flexion and extension：Young Investigator Award winner. Spine(Phila Pa 1976), 31(4)：397-405, 2006.

5) Wilke HJ, et al：Stability increase of the lumbar spine with different muscle groups. A biomechanical in vitro study. Spine(Phila Pa 1976), 20(2)：192-198, 1995.

6) Esola MA, et al：Analysis of lumbar spine and hip motion during forward bending in subjects with and without a history of low back pain. Spine(Phila Pa 1976), 21(1)：71-78, 1996.

7) McClure PW, et al：Kinematic analysis of lumbar and hip motion while rising from a forward, flexed position in patients with and without a history of low back pain. Spine(Phila Pa 1976), 22(5)：552-558, 1997.

8) Tully EA, et al：Lumbofemoral rhythm during hip flexion in young adults and children. Spine (phila Pa 1976), 27(20)：E432-440, 2002.

9) Kim MH, et al：Comparison of lumbopelvic rhythm and flexion-relaxation response between 2 different low back pain subtypes. Spine(Phila Pa 1976), 38(15)：1260-1267, 2013.

10) Amabile AH, et al：Atrophy of gluteus maximus among women with a history of chronic low back pain. PLoS One, 12(7)：e0177008, doi：10.1371/journal.pone.0177008, 2017.

11) Leinonen, et al：Back and hip extensor activities during trunk flexion/extension：effects of low back pain and rehabilitation. Arch Phys Med Rehabil, 81(1)：32-37, 2000.

12) 忽那龍雄, ほか：成人における下肢挙上伸展角度について-特にSLRテストに対する考察-. リハビリテーション医学, 21(4)：215-219, 1984.

13) Okubo Y, et al：Electromyographic analysis of transversus abdominis and lumbar multifidus using wire electrodes during lumbar stabilization exercises. J Orthop Sports Phys Ther, 40(11)：743-750, 2010.

14) 大久保　雄, ほか：腰椎Stabilization Exercise時の四肢挙上による体幹筋活動変化. 日臨スポーツ医学会誌, 19(1)：94-101, 2011.

4 旋轉型腰痛

Abstract

■ 旋轉型腰痛是在轉動時產生的腰痛總稱，由於牽涉到複雜的複數病理或關節機能障礙，很難鎖定真正的原因。

■ 由於腰椎缺乏轉動的可動性，除了要防止腰椎過度轉動，也要讓胸椎或髖關節能充分轉動，不然無法從根本解決問題。

■ 考慮對腰椎的轉動應力時，不光要看骨盆的轉動，連結骶骨（中軸骨）及髖骨（四肢骨）的骶髂關節舉動也很重要。

前言

本項將旋轉型腰痛定義為「轉動時產生的腰痛」總稱，其中牽涉到複雜的複數病理（椎間盤性、椎間關節性、骶髂關節性、肌筋膜性、神經性）或關節機能障礙，有時也摻雜著屈曲時或伸展時的疼痛。說起來，腰椎本來就很少轉動，除了要防止腰椎過度轉動，也要讓胸椎或髖關節能充分轉動，不然無法預防復發、從根本解決問題。本項中討論的情況並未見到明顯的器質性損傷，主要將焦點放在運動機能障礙引起轉動時的腰痛上。此處將隨著評估及物理治療的進展，介紹應該知道的基本知識、實踐性的評估法及運動治療的方式。

基本知識

➤ 概要

旋轉型腰痛為「轉動時產生的腰痛」總稱。推測由於轉動動作的某種理由，對腰椎施加了局部應力，致使某組織損傷。若原因為異常列位或動作造成損傷，那麼即使損傷部位痊癒，也不能算是打從根本解決了問題。

轉動動作牽涉到多個關節，所以很難鎖定真正的原因。轉動動作不僅要看腰椎的動作，也有必要看髖關節或胸椎等相鄰關節會出現怎樣的行為，並理解各在其中負責的角色。此處將介紹進行後述評估及治療時，應該理解的基礎知識。

➤ 腰椎

腰椎在矢狀面（屈曲－伸展）及冠狀面（側屈）的可動性大，在水平面（轉動）的可動性小，這是因為構造上椎間關節的關節面角度很接近矢狀面的緣故（圖1）[1]。也有報告指出，各個椎間關節的轉動可動區域左右加起來為2°左右[2]。轉動方向使對側椎間關節衝突，若轉動軸上又產生轉動運動，便會導致傷害破口（圖2）[3]。有報告指出，骶骨在側屈的狀態下轉動，屍體椎間關節的接觸

壓會更上一層[4]，相鄰關節的列位失當也有可能造成影響。椎間關節囊中存在著傷害受器，所以如果頻繁產生局部應力，很容易成為疼痛的發生源頭[5]。

椎間盤耐得住屈曲伸展及側屈，但對轉動應力卻很脆弱。且另有數據指出，椎間盤扭轉2～3°便會被破壞[6]。下位腰椎椎間盤變性的患者中，有的與上位相鄰椎間的轉動角度會增加[7]。由前述可知，腰椎本來就缺乏轉動可動性，不過也有必要理解其他關節列位失當或可動性低下會影響到腰椎，並將此放在心上。

圖1　胸椎與腰椎的椎間關節面角度

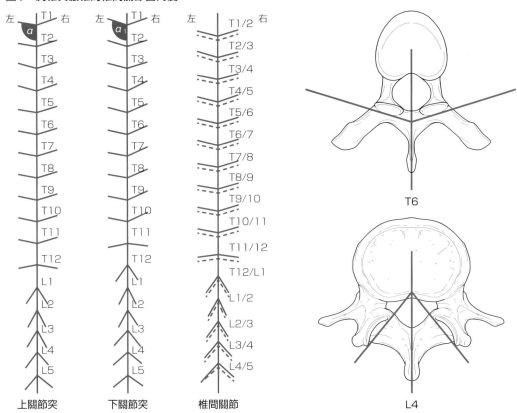

腰椎的關節面角度接近矢狀面。比T10/11上位的關節面是從冠狀面朝向前方，不過比T11/12下位的關節面則是朝向後方。

（引用自文獻1）

圖2　轉動時的椎間關節

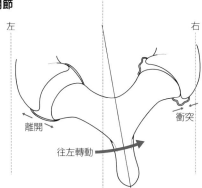

轉動方向及對側的椎間關節相互衝突，若轉動軸上又產生轉動運動，便會導致傷害破口。

（引用自文獻3）

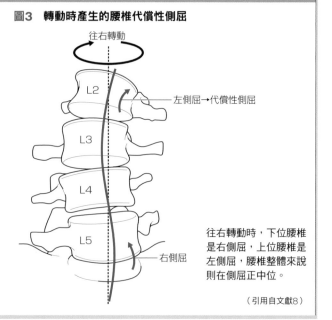

Memo 腰椎的代償性側屈

轉動運動會伴隨著側屈運動，但是下位與上位腰椎會產生相反的側屈運動，而從腰椎整體來看，側屈呈正中位，這便稱為代償性側屈（**圖3**）[8]。經過轉動與側屈調整的運動，說不定分散了局部應力。

圖3　轉動時產生的腰椎代償性側屈

往右轉動

L2 ──左側屈→代償性側屈

L3

L4

L5 ──右側屈

往右轉動時，下位腰椎是右側屈，上位腰椎是左側屈，腰椎整體來說則在側屈正中位。

（引用自文獻8）

➤**胸椎、胸廓**

　　胸椎是負責轉動上半身的主要關節。根據正常人的電腦斷層CT測量，可知道胸椎中T7/8～T10/11的轉動角度最大（**圖4**）[9]。另一方面，T11/12與T12/L1的轉動可動性小，反而是側屈可動性大（**圖4**）[9,10]。從椎間關節面的角度來看，比T10/11上位的關節面也是從冠狀面朝向前方，為有利轉動的結構，然而另一方面，T11/12及T12/L1的關節面角度則接近矢狀面，是不利於轉動的結構[1]。換句話說，比T10上位的轉動並未受到限制，有其可動性，這很重要。

　　胸骨與肋骨形成胸廓，胸廓容易成為限制胸椎伸展與轉動可動性的因素[11]。也有人將肋骨分類為：與胸骨形成關節的為第1～7對肋骨（真肋）、與肋弓形成關節的是第8～10對肋骨（假肋），而尾端游離沒有與胸骨連結的為第11～12對肋骨（浮肋）[12,13]。上位胸廓幫浦把手運動明顯，而下位胸廓則是水桶提把運動明顯[14]。胸廓運動可用肋骨與胸椎連結的肋椎關節轉動軸來說明，上位肋椎關節的轉動軸為冠狀面算起35°，下位肋椎關節的轉動軸則為矢狀面算起35°的位置[13]。

➤**髖關節**

　　骨盆在水平面上轉動時，髖關節的轉動很重要。骨盆往後方轉動（外轉）時，髖關節是內轉；而骨盆往前方轉動（內轉）時，髖關節則是外轉。根據體表標記來測量站位轉動時轉動角度的數據，骨盆水平轉動59.4°時，轉動側髖關節產生屈曲19.6°、內轉18.8°、內收8.9°[15]。換句話說，在負重下的轉動側，股骨自己是外轉，而骨盆會往後轉動（外轉）更大的角度，因此髖關節產生了「內轉」的現象，可如此解釋。若連接股骨與髖骨的外轉肌群（閉孔內肌、閉孔外肌、股方肌、孖上肌、孖下肌）失去延展性，髖關節的內轉也會受到限制（**圖5**）[16]。此

外，若連接股骨與骶骨的梨狀肌與臀大肌失去延展性（**圖6**），骶骨的單邊傾斜會受到限制，也有可能影響腰椎椎間關節使其接觸壓增加[4]。

圖4 胸椎轉動及側屈之可動性

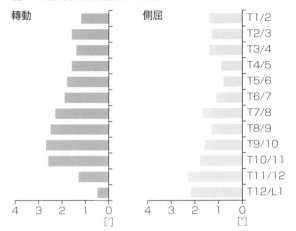

轉動	側屈	
		T1/2
		T2/3
		T3/4
		T4/5
		T5/6
		T6/7
		T7/8
		T8/9
		T9/10
		T10/11
		T11/12
		T12/L1

胸椎中T7/8～T10/11的轉動可動區域大。另一方面，T11/12與T12/L1的轉動小，反而是側屈較大。

（引用自文獻9、10）

圖6 連接股骨與骶骨的梨狀肌及臀大肌

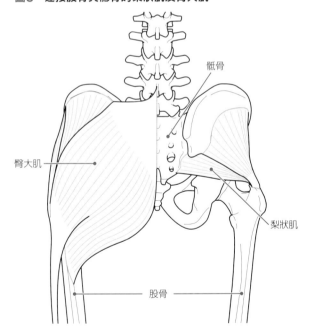

骶骨

臀大肌

梨狀肌

股骨

圖5 髖骨（骨盆）相對於股骨的轉動

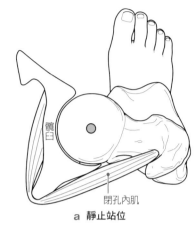

髖臼

閉孔內肌

a　靜止站位

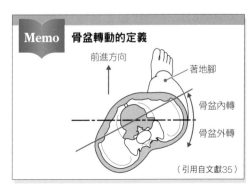

關節力

肌肉（張）力

b　股骨上的髖關節外轉

閉孔內肌延展時髖關節會內轉，髖骨（骨盆）往後方轉動（外轉）（**a**）。閉孔內肌（外轉肌）收縮時髖關節會外轉，髖骨（骨盆）則往前方轉動（內轉）（**b**）。

（引用自文獻16）

> **Memo　骨盆轉動的定義**
>
> 前進方向
>
> 著地腳
>
> 骨盆內轉
>
> 骨盆外轉
>
> （引用自文獻35）

➤骨盆（骶髂關節、恥骨聯合、鼠蹊部）

關於骨盆在水平面上的轉動，要理解不是只有髖關節轉動，還牽涉到骶髂關節的動作，這很重要。骶髂關節連結了骶骨（中軸骨）與髖骨（四肢骨）（**Clinical Hint**）[16]，是在脊柱與下肢間傳遞負重的重要關節。這穩定的關節構造為骨盆環的一部分，由周圍的韌帶堅韌地固定住。另一方面，骶髂關節是由玻璃軟骨形成的滑膜關節，據說有1～2°或1～2mm些許的可動性[17]。單腳站位中負重側的髖骨會相對於骶骨後傾5°左右，呈最緊位置close-packed position，顯示配合度提高[18]。轉動動作方面，轉動側髖骨會後傾，骶骨前傾的同時往單側傾斜，藉此提高骶髂關節的配合度（**圖8**）[19,20]。

恥骨聯合在下肢伸展抬高時也會產生2°左右的後傾[21]。也有數據指出，骶髂關節會疼痛的人，其恥骨大多會往下方位移[22]。換句話說，包含構成骨盆環的骶髂關節（髖骨－骶骨）與恥骨聯合（恥骨－恥骨）在內的骨盆內運動，提高配合度的「髖骨後傾」、「恥骨後傾」、「骶骨前傾且往單側傾斜」，是轉動動作的重點吧。

Clinical Hint

中軸骨與四肢骨

　　將骨架分為中軸骨與四肢骨後，便容易理解骶髂關節的運動（**圖7**）[16]。所謂中軸骨指的是脊柱（頭骨、頸椎、胸椎、腰椎、骶椎、尾椎），四肢骨則是下肢帶（髖骨～大腿以下）及上肢帶（鎖骨、肩胛骨、肱骨以下）。換句話說，骶髂關節是連接中軸骨（骶骨）與四肢骨（髖骨）的關節。

圖7　中軸骨與四肢骨

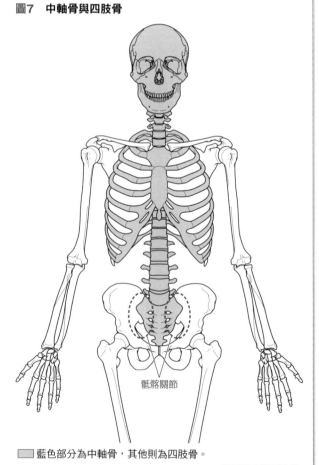

骶髂關節

▇▇藍色部分為中軸骨，其他則為四肢骨。

（引用自文獻16製成）

➤運動學、生物力學

從kinematics（運動學）與kinetics（動力學）的觀點來掌握伴隨轉動運動的身體活動（揮桿、投球等），對推測會從動作產生何種機械應力很重要。投球或高爾夫球揮桿動作中，上桿（後擺）期會先轉動骨盆，接著軀幹隨之轉動，角度甚至超過骨盆，在上桿（後擺）動作最高點骨盆轉動則轉為反方向（投球、揮桿方向），此時骨盆與軀幹的扭轉達最大程度（圖9、10）[23,24]。投球準備離手時，骨盆轉動到了尾聲，軀幹接著轉動，直到球離手的前一刻軀幹越過骨盆，球也跟著離手飛出去（圖10）[24]。從高爾夫揮桿的地板反作用力向量[25]與足壓分布[26]可知，上桿到最高點時後腳側的負重量及足壓增加，另一方面，也可看出從擊球到隨勢期，負重移動到前腳側（圖11）。以站位單純轉動上半身的情況下，也能見到質量中心（COM）改變到轉動側的腳跟[15]。

COM：
center of mass

圖8 轉動時骨盆環變形

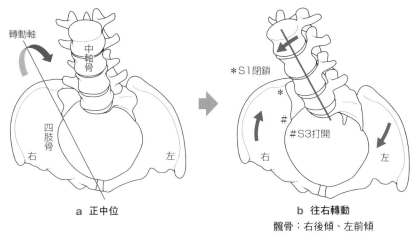

a 正中位

b 往右轉動
髖骨：右後傾、左前傾
骶骨：前傾＋右斜
恥骨：往右後方轉動

轉動側髖骨後傾、骶骨前傾並右斜，提高骶髂關節配合度。恥骨聯合產生後方轉動。

圖9 高爾夫球揮桿時骨盆及軀幹之轉動角度

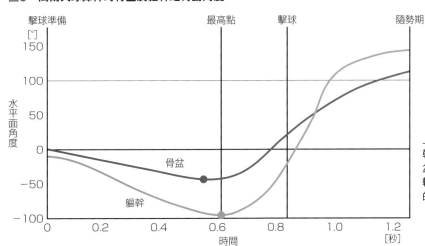

上桿期會先轉動骨盆，接著軀幹隨之轉動，角度甚至超過骨盆，在動作最高點骨盆轉動則轉為反方向，此時骨盆與軀幹的扭轉達最大程度。

（圖片製作引用自文獻23）

圖10 投球動作中骨盆與軀幹之轉動角度

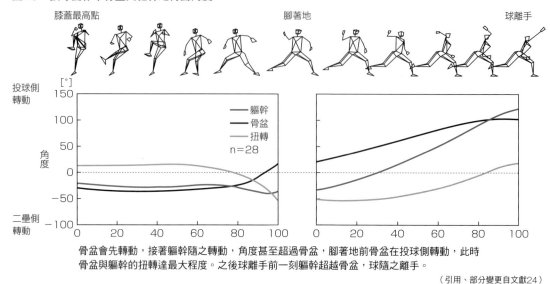

骨盆會先轉動，接著軀幹隨之轉動，角度甚至超過骨盆，腳著地前骨盆在投球側轉動，此時
骨盆與軀幹的扭轉達最大程度。之後球離手前一刻軀幹超越骨盆，球隨之離手。

（引用、部分變更自文獻24）

圖11 高爾夫球揮桿時地面反作用力向量

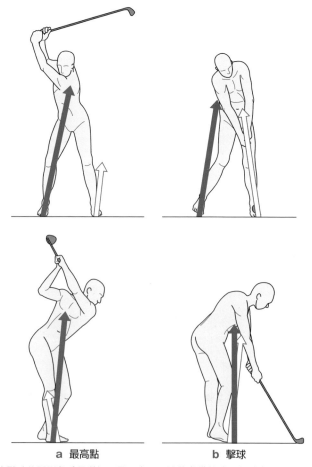

a 最高點　　　**b 擊球**

上桿到最高點時後腳側負重量增加，另一方面，隨著準備擊球，負重會往前腳側移動。

（引用自文獻25）

旋轉型腰痛之評估

➤概要

正如「Ⅰ章-1脊柱物理治療之思路」一項中（p.2）的「評估」所述，首先要設想各種原因同時問診，建立假說。接著藉由自主運動重現的疼痛以及仔細的觸診，從壓痛部位推論損傷的結構性、組織性。經過這些順序，再個別評估相鄰關節的轉動可動性低下或機能低下，推論對疼痛部位會產生何種機械應力。

筆者為了提高轉動的檢查精確度，會個別評估骨盆與胸廓。評估骨盆轉動時要固定胸廓，評估胸廓轉動時則固定骨盆及頭部，固定好再定軸旋轉，如此再現性較佳，並可凸顯可動性低下的情況（**圖12**）。大致掌握骨盆與胸廓的影響後，根據後述各關節機能的個別評估，再更進一步各自鎖定細項原因。雖然客觀來說有很難掌握的轉動限制，不過治療對象明確，讓患者專注其上，能感覺到患者的接受度與治療效果都提高了。

圖12　骨盆與胸廓的轉動可動性測試

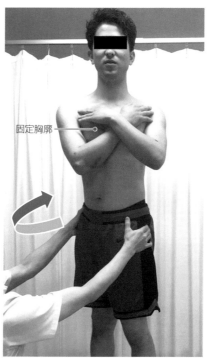
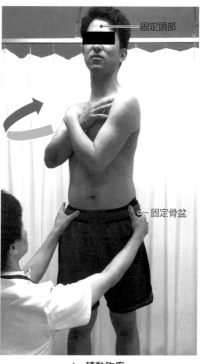

固定胸廓

固定頭部

固定骨盆

a　轉動骨盆
固定胸廓，確認骨盆轉動可動性的左右差異。

b　轉動胸廓
固定頭部與骨盆，確認胸廓轉動可動性的左右差異。

➤針對各關節機能障礙之評估

●骨盆（骶髂關節、恥骨聯合、鼠蹊部、髖關節）

骶髂關節

骶髂關節是脊柱與下肢間傳遞負重的關節，結構上骨盆往後方轉動那側會「髖骨後傾」、「骶骨前傾」來提高骶髂關節的配合度（**圖8**）。

ASIS：
anterior superior
iliac spine

PSIS：
posterior superior
iliac spine首先觸摸得知髖骨的髂前上棘（ASIS）、髂後上棘（PSIS）位置及骶骨傾斜狀況，從骨盆靜態列位來掌握其形狀特徵[27]。基於此靜態列位，動態評估骶髂關節會使用金雞獨立測試stork test[28]與吉列特氏測試Gillet test[29]（**圖13**），無論哪種都是評估相對於骶骨、髂後上棘PSIS後下方的些微舉動，金雞獨立測試stork test的評估對象是站立側，吉列特氏測試Gillet test的評估對象則是離地側。如果髂後上棘PSIS往下位移或者維持原狀不動，則判斷為正常（陰性）；如果髂後上棘PSIS往上方位移，則判斷為異常（陽性）（**Clinical Hint**）。筆者是先從非負重的狀態下（吉列特氏測試Gillet test）觀察動作，再觀察其負重下（金雞獨立測試stork test）的動作，同時評估不同負重下動作是否有差別。然而骶髂關節的動作非常微弱，相當難判別異常與正常。尤其站位時骨盆會整體後傾，又使得判斷難度更上層樓。前述兩種測試都不是敏感度優越的測試，因此應該綜合其他所見再行判斷吧。

圖13　骶髂關節的動態測試

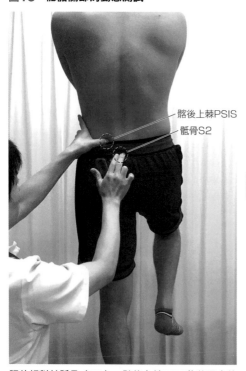

髂後上棘PSIS
骶骨S2

評估相對於骶骨（S2），髂後上棘PSIS往後下方的舉動。金雞獨立測試stork test的評估對象是站立側，吉列特氏測試Gillet test的評估對象則是離地側。若髂後上棘PSIS往後下方位移，判斷為正常。

金雞獨立測試stork test

金雞獨立測試的可信度來說，二分判定法比三分判定法的一致度高[28]。

表1　金雞獨立測試stork test的可信度

二分判定法 （一致度90％）	髂後上棘PSIS相對於骶骨往上位移（陽性），沒位移或往後下方位移（陰性）
三分判定法 （一致度80％）	髂後上棘PSIS相對於骶骨是往上位移、正中位、或往下位移

ASLR：
active straight leg
raising

若出現骶髂關節障礙，主動直膝抬腿（ASLR）便會感覺困難。主動直膝抬腿測試ASLR test可檢測出往前轉動的不穩定性[30]。仰臥位保持膝蓋伸展的狀態抬高下肢5～20cm，將機能障礙分為四階段來評估。判定基準有：檢查對象主觀的「抬高下肢困難度」、「疼痛」、「不適感」，以及根據檢查者觀察的「抬高下肢速度」、「穩定性」、「軀幹代償運動」，根據左右兩邊的差異來判定（**Clinical Hint**）。筆者為了鑑別髖關節機能低下，會徒手誘導檢查對象的髂前上棘ASIS後傾，確認主動直膝抬腿ASLR測試的困難感是否減輕（主動直膝抬腿ASLR髖骨誘導測試）。若經過此操作並無改善，便判斷為源自髖骨往前轉動不穩定的骶髂關節負重轉移障礙。

Clinical Hint

主動直膝抬腿測試ASLR test

主動直膝抬腿測試分為四階段[30]：

　0：檢查對象感受不到限制。

　1：檢查對象表示抬高下肢有困難，但檢查者判斷並無機能障礙的徵兆。

　2：檢查對象表示抬高下肢有困難，檢查者也判斷有機能障礙的徵兆。

　3：無法抬高下肢。

恥骨聯合

如果評估X光影像時出現恥骨往下方位移，表示主動直膝抬腿測試ASLR test為陽性的可能性很高[30]。出現恥骨下方位移的一側，髖骨是在骶髂關節軸上往前轉動。此外，由於同側的髂腰韌帶拉著L4, 5，所以會引起腰椎同側屈曲與往對側轉動（**圖14**）[30]。換句話說，髖骨與恥骨的其中一塊改變了骨盆環的形狀，有必要也將影響下位腰椎列位的可能性考慮進去。

圖14　伴隨恥骨往下位移的髖骨往前轉動

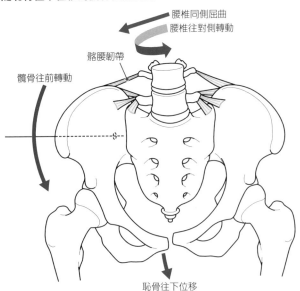

腰椎同側屈曲
腰椎往對側轉動

髂腰韌帶

髖骨往前轉動

恥骨往下位移

（引用自文獻30）

鼠蹊部

　骨盆往後側轉動產生「髖骨後傾」與「骶骨前傾」時，如果鼠蹊部攣縮，髖骨後傾會受到強烈限制。此時筆者會徒手誘導患者髂前上棘ASIS往後傾，觸摸得知鼠蹊韌帶上的皮下組織與下降到鼠蹊韌帶下的髂腰肌之間的滑動不良（**圖15**）。徒手操作的重點在於從鼠蹊韌帶沿著髂棘誘導其轉動。若是在恥骨周圍產生強烈抗拒感或不適，則懷疑是恥骨的往後轉動低下。雖然只是經驗談，不過這類鼠蹊部滑動不良，大多與患者主觀「很硬」的感覺一致，呈現症狀之側一致者也很多，可認為這是能呈現鼠蹊部緊縮感或不適的方法。

髖關節（前方部位）

　跨越髖關節前方肌群（髂腰肌、股直肌等）的滑動不良容易成為誘發髖骨往前轉動不穩定的因素。湯瑪士測試Thomas test（髂腰肌）與愛來氏測試Ely test（股直肌）是評估髖關節前方緊縮度的代表性測試。不僅如此，筆者為了評估股神經（出自腰神經叢走大腿前方下降的神經）的滑動性，會請患者側臥，取股神經的延伸位（髖關節伸展＋膝關節屈曲），來評估下肢前方的抗拒感（**圖16**），尤其要確認鼠蹊部深層有無強烈抵抗的張力。

圖15　誘導髖骨後傾與恥骨往後轉動

誘導關節意象圖

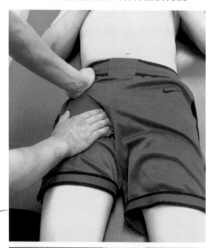

誘導髖骨後傾

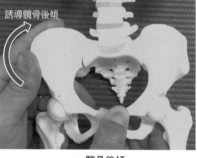

a　髖骨後傾

誘導關節意象圖

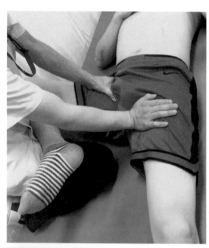

誘導恥骨往後轉動

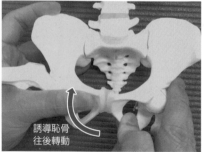

b　恥骨往後轉動

徒手誘導髂前上棘ASIS後傾，觸摸得知鼠蹊韌帶上的皮下組織與下降到鼠蹊韌帶下的髂腰肌之間的滑動不良。從鼠蹊韌帶沿著髂棘誘導其轉動。

　　此外要一邊聆聽患者訴說疼痛部位在何處，一邊感受組織張力的不平均，推定滑動不良的部位。

髖關節（後方部分）

　　骨盆往後方轉動側的髖關節會內收、內轉、屈曲[15]，所以如果出現外展肌群及外轉肌群攣縮造成的內收、內轉限制，骨盆往後轉動後也受到限制。筆者會在負重的狀況下固定股骨，評估誘導髖骨後傾時骨盆往後轉動（髖關節內轉）的可動性（**圖17a**）。連接髖骨與股骨的外轉肌群（閉孔內肌、閉孔外肌、股方肌、孖上肌、孖下肌）滑動不良，容易強烈限制髖關節的內轉（**圖5**）。此外，臀中肌與臀小肌有強大的外展作用，所以會強烈限制內收。

　　另一方面，梨狀肌附著於骶骨前方，臀大肌附著於骶骨後方，所以不僅髖骨的動作，也會影響骶骨的單側傾斜吧。筆者在骨盆轉動時，會徒手誘導骶骨往單側傾斜，藉此評估骨盆是否變得較容易轉動（**圖17b**），本方法是利用骨盆往後轉動側出現「髖骨後傾」、「骶骨前傾」時，骶骨會往對側傾斜的結構而來的（**圖8**）[19,20]。

圖16　股神經延展測試及拉筋

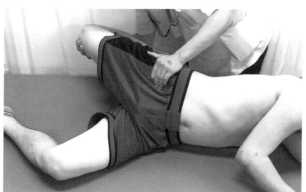

髖關節呈伸展位＋膝關節呈屈曲位時評估下肢前方的抗拒感。反覆此操作可消除股神經的滑動不良。

圖17　負重下誘導髖骨後傾與骶骨單側傾斜

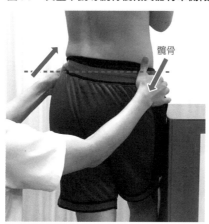

a　右髖骨後傾
負重下固定股骨，評估誘導髖骨後傾時骨盆往後轉動（髖關節內轉）的可動性。

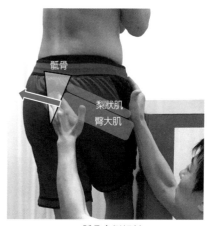

b　骶骨左側傾斜
徒手誘導骶骨往單側傾斜，評估骨盆轉動的難易度。

●腰椎、胸椎、胸廓

腰椎

　　坎普氏手法是對腰椎施加伸展轉動的應力，藉以誘發椎間關節疼痛的著名測試。此測試結果差異甚大，很難正確診斷[31]。此外，即使能掌握疼痛的有無，掌握脊柱關節機能障礙也有其極限。話說回來，腰椎本來就缺乏轉動可動性，轉動主要由胸椎負責，而腰椎則應對上半身的重心移動，主要以側屈、屈曲、伸展動作來配合[32,34]。

　　比方說，矢狀面上如果上半身前彎，腰椎會呈C字形屈曲，但如果上半身水平地往前，那麼下位腰椎會屈曲且上位腰椎會伸展，呈S字形動作。若腰椎只能做出C字形動作，單側會產生壓縮應力，對側則產生延伸應力，恐有招來偏重局部負擔的危險。冠狀面上的側屈亦然，C字形側屈中局部負擔會集中在一側，而S字形側屈中，各關節位置較靠近正中位，動作負擔較少（**圖18**）。

　　假設即使在S字形側屈的狀態下出現胸椎轉動，不過其位置較接近正中位，所以可推測對腰椎的局部負擔少，然而如果在C字形側屈的狀態下出現胸椎轉動，應該會增加腰椎的局部負擔。這正是坎普氏手法採用的姿勢。

　　由此可知，腰椎能側屈成S字形，也可想見是轉動動作中減輕局部負擔的重要腰椎機能。

圖18　C字形側屈與S字形側屈

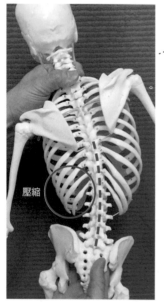
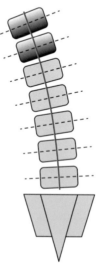
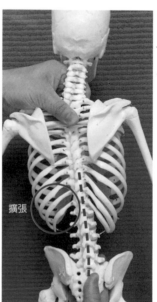

a　C字形側屈　　　　　　　　　　　　　　b　S字形側屈

　　筆者評估的不僅側屈、屈曲、伸展的量，也會評估能否做出S字形動作。坐位時骨盆與胸廓不要傾斜，讓患者上半身水平地往側邊移動。此時上半身中心點如果能抵達坐骨上方（負重線），便是合格的最低標準。若無法移動到坐骨上方，或是骨盆或胸廓會傾斜，便判斷為無法達成S字形側屈。附著於水平往側邊移動那側下方胸廓及第11、12對肋骨（浮肋）的腰方肌與腹斜肌伸展低下，大多會變成限制S字形側屈的因素。

　　要讓腰椎動態方面穩定，下腹部的張力也很重要，但這沒有定量的判斷基準。說到底，量方面也不是張力越強越好，可想見能反應多重課題的機能性較為實用。比方說，患者能否維持著下腹部肌肉張力同時呼吸或對話、四肢能否做出各種動作之類的，來評估患者面對階段性負荷時，能否持續維持下腹部肌肉張力。

胸椎、胸廓

　　腰胸部轉動主要由胸椎負責，T7/8～10/11的轉動程度尤其大[9]。評估轉動時，筆者首先會透過觀察體表，比較相對於骨盆，左右胸廓的轉動可動性。此時別被肩胛骨後傾迷惑，重點在於比較下位胸廓往後移動的程度（**圖19**）。此外，為了提高評估的正確性，要將頭部固定在正中位，不能讓胸廓部位的轉動脫離正中軸。限制轉動運動的因素琳瑯滿目，像是連接骨盆與胸廓的肌群（腰方肌、腹斜肌群、髂腰肌）、連結椎間的多裂肌與最長肌、限制胸廓擴張的肌群（腹直肌、腹斜肌群、闊背肌）等等，探索個別限制因素也有其必要。

圖19　胸椎、胸廓的轉動

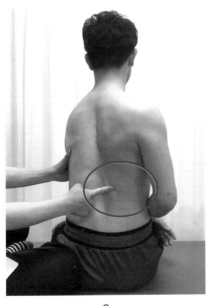
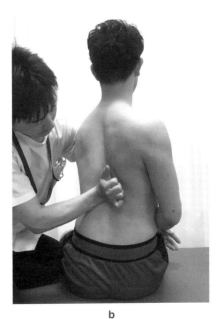

a
別被肩胛骨後傾迷惑，要比較下位胸廓往後移動的程度。

b
誘導固定胸椎棘突以上的上位胸椎轉動。

轉動時的胸廓運動要評估幫浦把手運動與水桶提把運動是否左右不對稱（圖20）。觀察胸廓能否在對角線上擴張，探尋肋椎關節或肋間可動性低下的部位。此時也能將常見到因為皮下組織（淺筋膜、深筋膜）的滑動不良引起的可動性低下。

旋轉型腰痛之治療

➤概要

針對旋轉型腰痛的治療方面，不能說有國際上認可的治療法。請容許筆者在本項介紹一連串基於評估的治療法，內容記載了以各關節機能障礙分類的治療方向性，不過也有不改善複數關節機能障礙，症狀便無法獲得改善的情況，所以要不停反覆嘗試錯誤，逐一處理。

➤針對各關節機能障礙之治療
●骨盆（骶髂關節、恥骨聯合、鼠蹊部、髖關節）
骶髂關節

如果骶髂關節有配合不佳或負重轉移障礙的情況，筆者治療的方向性為校正髖骨往前轉動的不穩定性，也就是說，相對骶骨，誘導髖骨後傾。應用骶髂關節配合度的評估（請參閱p.154「骶髂關節」），首先試著改善其運動控制motor control。正如金雞獨立測試stork test或吉列特氏測試Gillet test中，髂後上棘PSIS往後下方位移判斷為正常（陰性），抬高下肢時，輔助患者讓其髖骨相對於骶骨往後方轉動，努力學習如何動作（圖13）。若鼠蹊部攣縮或髖骨往前轉動引起攣縮，產生了緊縮感等的情況，那麼便無法期待運動學習的效果。

圖20　胸廓對角線上之擴張運動

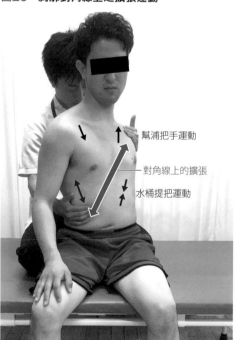

轉動時的胸廓運動中，幫浦把手運動與水桶提把運動左右不對稱地進行，便會在對角線上擴張。

幫浦把手運動

對角線上的擴張

水桶提把運動

鼠蹊部、恥骨聯合

如果鼠蹊部會攣縮，將評估（請參閱p.156「鼠蹊部」）應用在治療中，誘導髂前上棘ASIA往後傾，消除鼠蹊韌帶滑動不良（**圖15a**）。執行時終末感覺不能是多方向抗拒的堅硬感，而是要做到沿著鼠蹊韌帶走向，終末感覺變成韌帶堅韌感為止。此外，恥骨聯合處有抗拒感時，要誘導恥骨往後方轉動。固定對側恥骨結節後，再讓恥骨往後方轉動（**圖15b**）。

髖關節（前方部分）

要消除讓髖骨及恥骨往前轉動組織，也就是下拉組織的張力過大。尤其股神經系肌群（髂腰肌及股四頭肌等）、閉孔神經系肌群（內收肌群），消除這些神經本身的滑動不良大多會有效。筆者會以側臥位，讓患者股神經呈延展位（髖關節伸展＋膝關節屈曲），一點一點滑動股神經（**圖16**）。滑動同時感覺下肢前方抗拒感逐漸減少，反覆滑動直到不平均的張力消除為止。

髖關節（後方部分）

將臀肌群的評估（請參閱p.157「髖關節（後方部分）」）應用於治療，負重下固定股骨，誘導髖骨後傾並外轉（髖關節內轉）（**圖17a**）。持續或反覆拉筋，促進外轉肌及臀肌群的滑動。希望能讓轉動側骨盆從冠狀面轉30°以上沒有抗拒感，而且水平面上能往後轉動。如果殘留鼠蹊部攣縮，有時鼠蹊部會產生緊縮感。

如果相對於股骨，髖骨外轉（髖關節內轉）擴大，接下來則相對於股骨，誘導骶骨往單側傾斜（**圖17b**）。這麼做的目的在於讓連接骶骨及股骨的梨狀肌與臀大肌拉筋。一旦徒手誘導骶骨遠離股骨，會更進一步促使骨盆轉動，強化髖關節內轉。骶骨傾斜不僅能提高骶髂關節的配合度，也可想見能防止腰椎椎間被強制過度側屈及轉動。

● 腰椎、胸椎、胸廓

腰椎

腰椎的屈曲、伸展、側屈方面，會以坐位或四肢著地的姿勢，進行C字形與S字形運動（**圖18**）。C字形運動是為了提高可動性，而S字形運動則是為了提高運動控制motor control進行的，各個運動目的不同。檢查者要觀察腰椎的動作，隨時指出檢查對象可動性低下的部位。有時檢查對象自己也不會注意到腰椎的動作，所以拍照或錄影讓檢查對象產生自覺可提高效果。檢查者要徒手在脊椎可動性低下的部位誘導棘突，輔助椎間的動作。S字形運動時，要誘導上位腰椎（L1-2）到下位胸椎（T10-12）相對於下位腰椎（L3-5）往反方向運動。

邁向腰椎穩定化的第一階段，是讓患者習得維持下腹部肌群收縮的狀態，同時能呼吸或對話。接著採用四肢動作或維持姿勢的課題來逐漸提高負荷（**圖21**）。期望「腹部張力」、「呼吸」、「四肢動作」這三個要素不會受到彼此影響，可獨立達到其機能並共同完成動作。

胸椎、胸廓

　　自主轉動時，尤其要誘導T7/8～10/11的可動性。檢查者視情況需要徒手固定下位棘突，促使並誘導上位棘突轉動（**圖19b**）。胸廓可動性受限時，誘導使上位胸廓的幫浦把手運動及下位胸廓的水桶提把運動左右不對稱地進行（**圖20**）。併用呼吸法誘導胸廓在對角線上擴張及縮小也有效。附著於胸廓的肌肉與皮下組織無法滑動，因此使胸廓運動受限時，便徒手鬆緩該部位。

圖21　維持腹部張力

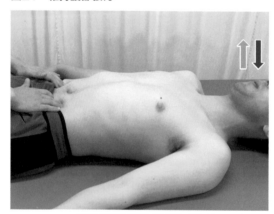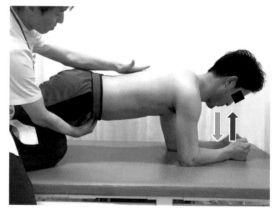

讓患者習得維持下腹部肌群收縮的狀態，同時能呼吸或對話。接著採用四肢動作或維持姿勢的課題來逐漸提高負荷。

文獻

1) Masharawi Y, et al：Facet orientation in the thoracolumbar spine：three-dimensional anatomic and biomechanical analysis. Spine(Phila Pa 1976), 29(16)：1755-1763, 2004.
2) Li G, et al：Segmental in vivo vertebral motion during functional human lumbar spine activities. Eur Spine J, 18(7)：1013-1021, 2009.
3) Farfan HF, et al：The effects of torsion on the lumbar intervertebral joints: the role of torsion in the production of disc degeneration. J Bone Joint Surg Am, 52(3)：468-497, 1970.
4) Popovich JM Jr, et al：Lumbar facet joint and intervertebral disc loading during simulated pelvic obliquity. Spine J, 13(11): 1581-1589, 2013.
5) Bucknill AT, et al：Nerve fibers in lumbar spine structures and injured spinal roots express the sensory neuron-specific sodium channels SNS/PN3 and NaN/SNS2. Spine(Phila Pa 1976), 27(2)：135-140, 2002.
6) Hickey DS, et al：Relation between the structure of the annulus fibrosus and the function and failure of the intervertebral disc. Spine(Phila Pa 1976), 5(2)：106-116, 1980.
7) Passias PG, et al：Segmental lumbar rotation in patients with discogenic low back pain during functional

weight-bearing activities. J Bone Joint Surg Am, 93(1)：29-37, 2011.

8) Shin JH, et al：Investigation of coupled bending of the lumbar spine during dynamic axial rotation of the body. Eur Spine J, 22(12)：2671-2677, 2013.

9) Fujimori T, et al：Kinematics of the thoracic spine in trunk rotation：in vivo 3-dimensional analysis. Spine (Phila Pa 1976), 37(21)：E1318-1328, 2012.

10) Fujimori T, et al：Kinematics of the thoracic spine in trunk lateral bending：in vivo three-dimensional analysis. Spine J, 14(9)：1991-1999, 2014.

11) Brasiliense LB, et al：Biomechanical contribution of the rib cage to thoracic stability. Spine(Phila Pa 1976), 36(26)：E1686-1693, 2011.

12) Graeber GM, et al：The anatomy of the ribs and the sternum and their relationship to chest wall structure and function. Thorac Surg Clin, 17(4)：473-489, 2007.

13) Vallières E：The costovertebral angle. Thorac Surg Clin, 17(4)：503-510, 2007.

14) Wilson TA, et al：Respiratory effects of the external and internal intercostal muscles in humans. J Physiol, 530(Pt 2)：319-330, 2001.

15) Wada O, et al：The correlation between movement of the center of mass and the kinematics of the spine, pelvis, and hip joints during body rotation. Gait Posture, 39(1)：60-64, 2014.

16) Neumann DA：筋骨格系のキネシオロジー, 原著第2版(嶋田智明, ほか総編集), 医歯薬出版, 2012.

17) Kissling RO, et al：The mobility of the sacroiliac joint in healthy subjects. Bull Hosp Jt Dis, 54(3)：158-164, 1996.

18) Hungerford B, et al：Altered patterns of pelvic bone motion determined in subjects with posterior pelvic pain using skin markers. Clin Biomech(Bristol, Avon), 19(5)：456-464, 2004.

19) Lavignolle B, et al：An approach to the functional anatomy of the sacroiliac joints in vivo. Anat Clin, 5(3)：169-176, 1983.

20) Vleeming A, et al：Movement, Stability & Lumbopelvic Pain：Integration of research and therapy, ed2, Churchill Livingstone, Elsevier, 2007.

21) Walheim GG, et al：Mobility of the pubic symphysis. In vivo measurements with an electromechanic method and a roentgen stereophotogrammetric method. Clin Orthop Relat Res, 191：129-135, 1984.

22) Becker S, et al：Is sacroiliac joint pain associated with changes in the pubic symphysis? A radiographic pilot study. Eur J Orthop Surg Traumatol, 25(Suppl 1)：S243-249, 2015.

23) Meister DW, et al：Rotational biomechanics of the elite golf swing：benchmarks for amateurs. J Appl Biomech, 27(3)：242-251, 2011.

24) 蔭山雅洋, ほか：大学野球投手における体幹の伸張-短縮サイクル運動および動作が投球速度に与える影響. 体育学研究, 59(1)：189-201, 2014.

25) McNitt-Gray JL, et al：Regulation of reaction forces during the golf swing. Sports Biomech, 12(2)：121-131, 2013.

26) Worsfold P, et al：Kinetic assessment of golf shoe outer sole design features. J Sports Sci Med, 8(4)：607-615, 2009.

27) 蒲田和芳：リアライン・トレーニング＜体幹・股関節編＞関節のゆがみ・骨の配列を整える最新理論, 講談社, 2014.

28) Hungerford BA, et al：Evaluation of the ability of physical therapists to palpate intrapelvic motion with the Stork test on the support side. Phys Ther, 87(7)：879-887, 2007.

29) Vincent-Smith B, et al：Inter-examiner and intra-examiner reliability of the standing flexion test. Man Ther, 4(2)：87-93, 1999.

30) Mens JM, et al：The active straight leg raising test and mobility of the pelvic joints. Eur Spine J, 8(6)：468-473, 1999.

31) Stuber K, et al：The diagnostic accuracy of the Kemp's test：a systematic review. J Can Chiropr Assoc, 58(3)：258-267, 2014.

32) Harrison DE, et al: How do anterior/posterior translations of the thoracic cage affect the sagittal lumbar spine, pelvic tilt, and thoracic kyphosis? Eur Spine J, 11(3)：287-293, 2002.

33) Harrison DE, et al：Anterior thoracic posture increases thoracolumbar disc loading. Eur Spine J, 14(3)：234-242, 2005.

34) Harrison DE, et al：Radiographic pseudoscoliosis in healthy male subjects following voluntary lateral translation(side glide)of the thoracic spine. Arch Phys Med Rehabil, 87(1)：117-122, 2006.

35) 西守 隆, ほか：歩行と走行の移動速度変化における骨盤と体幹回旋運動の相互相関分析. 理学療法学, 33(6)：318-323, 2006.

5 負重轉移障礙（骶髂關節障礙的一種病理）

Abstract

■ 所謂骨盆負重轉移障礙，意思是無法藉由骨盆在下肢與軀幹間充分傳遞力道的狀態。

■ 客觀的骨盆負重轉移障礙判定法並不存在，也並未確立有效的治療法。

■ 伴隨著修正骨盆環列位失當，改善了關節面的配合度（形態閉鎖form closure），同時也期望適度肌肉活動帶來穩定性（力學閉鎖force closure）。

前言

　　所謂骨盆負重轉移障礙，意思是無法藉由骨盆在下肢與軀幹間充分傳遞力道的狀態。結果單腳站立或步行等負重運動，甚至抬高下肢等非負重運動會產生脫力（肌力低下）的情況，也就是會產生俗稱「腿軟、癱軟」的運動機能低下。多數病例伴隨著骶髂關節周圍疼痛，也有人因為疼痛，使患側無法負重。負重轉移障礙的原因可推測為骶髂關節穩定性低下[1]。本項中將整理出骨盆的負重轉移障礙病理，並介紹其評估法及治療法。

負重轉移障礙之概要

▶定義

　　所謂負重轉移（load transfer），指的是力學上在關節面有效率地傳遞力道[2]。相對地，負重轉移障礙（failed load transfer），指的則是在任何可動關節處無法正常傳遞負荷或負重（load）的狀態。此處所稱的負重（load），並沒有限定一定要是抗重力姿勢下的負重，也指稱非負重位在內的所有力道傳遞。負重轉移障礙的代表範例有「骨盆負重轉移障礙（failed load transfer through the pelvis）」[2,3]。此外，本項會將骨盆負重轉移障礙簡稱為「負重轉移障礙」。負重轉移障礙，不僅在整體負重運動中，也指在仰臥位主動直膝抬腿測試（ASLR test，圖1）等情況下，無法藉由骨盆在下肢與軀幹間充分傳遞力道的狀態[4]。

ASLR：
active straight leg raising

圖1　主動直膝抬腿測試ASLR test

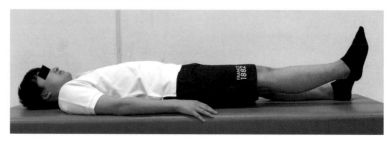

PGP：
pelvic girdle pain

➤病理

骨盆帶疼痛（PGP）是因為骶髂關節配合度與穩定性不佳所引起的，可理解其周圍的肌肉與韌帶受到過度應力而產生疼痛[5]。歐洲腰痛指南中，骨盆帶疼痛的定義為「髂骨翼內側，尤其骶髂關節附近產生的疼痛」[6]。骶髂關節不穩定症引起的疼痛為骨盆帶疼痛，雖然機能障礙也能解釋為負重轉移障礙，但其病理分類尚未確立。

骨盆負重轉移障礙的代表性症狀有：負重時難以單腳站立，非負重位時則難以抬高下肢。機能障礙則有單腳站立困難、步行困難等情況。另一方面，骨盆帶疼痛的代表症狀為：前後彎時劇烈疼痛、步行時不時出現劇烈疼痛、翻身或起居動作等變換姿勢時出現劇烈疼痛等等。由於從床上起身、站立、步行有困難，甚至有患者說他是用爬的去上廁所。也有患者因為坐椅子時骶髂關節疼痛，沒辦法坐著吃飯。針對這些症狀，大多無法靠影像鎖定病狀，所以聽說許多患者變成「腰痛難民」，跑好幾家醫療機關看診。首先要理解有這種病狀存在，期待影像診斷以外的診斷學及病理分析法有所發展。

➤流行病學

目前沒有關於負重轉移障礙的流行病學研究，明確區別骨盆帶疼痛或腰痛的流行病學研究也很稀少。根據Bernard等人[7]的病例系列研究，1,293例的成人腰痛患者中，22.6%有骨盆帶疼痛。而根據Schwarzer等人[8]的的病例系列研究，43例有下位腰痛的患者中，30%對骶髂關節進行局部麻醉可減輕症狀。Vermani等人[9]的文獻回顧論文中明白指出，骨盆帶疼痛或腰痛的存在率為4～76%，差異頗大，其原因為：診斷基準、樣本數量、研究設計、疼痛部位定義等等的影響。Wu等人[10]發表了一篇懷孕中女性產生骨盆帶疼痛及腰痛的流行病學相關系統性文獻回顧報告，其中指出懷孕中女性有45%、產後女性有25%以上，曾經體驗過骨盆帶疼痛或腰痛。綜合以上所述，可知骨盆帶疼痛的流行病學研究數據分歧大，期望能確立診斷基準。

➤診斷

醫用影像無助於負重轉移障礙的診斷。透過問診、臨床症狀、徒手檢查、骶髂關節分數、診斷性神經阻斷注射，使得診斷出骨盆帶疼痛成為可能。無論哪種方法都是以疼痛為指標，負重轉移障礙並沒有著眼於機能性之外的診斷法。診斷骨盆帶疼痛時，會因為局部麻醉減輕症狀，所以可使用鎖定骨盆帶疼痛源頭的診斷性神經阻斷注射法[11]。不使用診斷性神經阻斷注射法方面，有Kurosawa等人[12]

PSIS：
posterior superior
iliac spine

提倡的骶髂關節分數。計算方式：患者自己比出疼痛點在髂後上棘PSIS附近為3分、鼠蹊部疼痛1分、坐椅子疼痛1分、對骶髂關節進行剪應力測試陽性1分、髂後上棘壓痛1分，骶結節韌帶壓痛1分，總計4分以上便診斷為骨盆帶疼痛（敏感度90.3%，特異度86.4%）。此方法的特色是只靠著臨床症狀，輕鬆將其化成分數，廣泛使用性高。除此之外，大多數是提倡引起疼痛的徒手檢查，然而其診斷學方面的價值仍舊有所疑問[13,14]。Cohen等人[13]的回顧性論文中指出，相較於診斷性神經阻斷注射的效果，各種徒手檢查的診斷價值明顯較低。

主動直膝抬腿測試ASLR test（**圖1**）是以仰臥位，觀察患者抬高下肢困難程度的機能評估法，國際上固定將其作為骨盆穩定性方面的檢查法[2,15,16]。Mens等人[15]以200名骶髂關節障礙患者為對象，進行了誘發後骨盆痛測試（P4 test）與主動直膝抬腿測試的比較。結果主動直膝抬腿測試的敏感度0.87、特異度0.94，並證實了主動直膝抬腿測試的可信度較高。Mens等人[17]以20名有骨盆帶疼痛的產後女性為對象，驗證骨盆束帶會在主動直膝抬腿測試中產生何種影響。結果除了其中一位，其他人的主動直膝抬腿限制都獲得改善。Hu等人[16]在計測主動直膝抬腿中軀幹、骨盆周圍肌肉活動時，發現主動直膝抬腿的速度會因為穿戴骨盆束帶上升、因為重量而下降。肌肉活動方面，同側的腹橫肌、腹內斜肌、股直肌、對側的股二頭肌活動顯著。如前所述，主動直膝抬腿測試的陽性症狀可藉由穿戴骨盆束帶或肌肉活動來減輕，如此便能解釋主動直膝抬腿測試的陽性症狀與骶髂關節不穩定有關。

負重轉移障礙之評估

▶列位失當症候群的概念

所謂列位失當症候群[18]，指的是能認知關節周圍疼痛及機能低下的結果，掌握招致該症狀列位失當及運動學異常機轉的一種疾病概念（**圖2**）。導致列位失當及運動學異常的因素可分為五種來探究：解剖學上的因素（形態變化）、不穩定性（包含關節鬆弛性）、滑動不良（包含組織間癒合）、肌肉機能不全、使用失當（動作異常）。五種因素中，解剖學上的因素與不穩定性是靠保守治療無法解決的因素，所以修正滑動不良與肌肉機能不全必然會成為重要的治療目標。

圖2 列位失當症候群之疾病概念

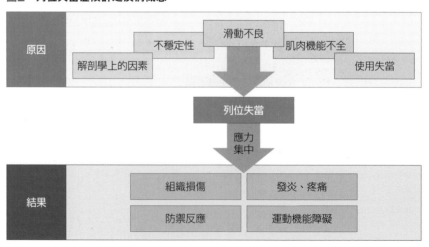

➤負重轉移障礙之疾病概念

負重轉移障礙可視為骶髂關節不穩定症的一種症狀，因此除了評估症狀，還有必要加上骨盆環列位失當及骶髂關節不穩定度的評估。分析列位失當時，會以觸診判定代表性地標的髂前上棘ASIS與髂後上棘PSIS，伴隨著前後彎曲時往哪個方向移動。換句話說，前彎中髂後上棘PSIS的位置變化大多為髖關節後方組織張力過大，而後彎中髂前上棘ASIS延遲往上移動（髖骨後傾限制）則大多是因為髖關節前方組織張力過大的緣故（圖3）。像這樣確實地鎖定因為骶髂關節分離造成的滑動不良，針對機轉決定治療方針是不可或缺的。

➤列位之評估

目前找不到有具體列出骨盆環容易產生的列位失當有多少類型的論文、書籍。此外，從哪個位置觀察髖骨與骶骨，列位失當也會也所差異，筆者推薦從外側觀察骨盆的狀態下來評估其列位。此外，以下敘述是以完全沒有腳長差異的狀態為前提。

圖3　後彎中髂前上棘ASIS相對位置的變化

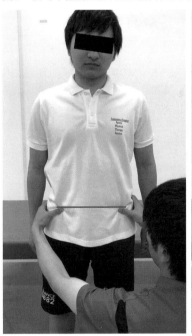
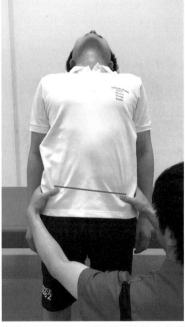

後彎中髂前上棘ASIS相對往下，由此可知左髖骨後傾不足，且其原因推測為左鼠蹊部黏著。

●髖骨列位失當

分別從矢狀面、冠狀面、水平面觀察左右髖骨列位後，再確認前、後彎運動中的動態。

①矢狀面上，單側髖骨前傾，有時對側髖骨會產生相對後傾（**圖4a**）。這種情況下，軀幹後彎中前傾側的髂前上棘ASIS會相對往下、對側髂前上棘往上移動。另一方面，前彎中前傾側的髂後上棘PSIS會相對往上方移動。此外，矢狀面列位失當伴隨恥骨聯合往上下方位移的情況很少見。

②冠狀面上，前彎或後彎中有時髂嵴會往外側離開（**圖4b**）。以肩胛骨運動學用詞來說，這稱為往下轉動。觸診髂前上棘或髂後上棘時，會與後述水平面的髖骨轉動沒有差別，所以是用手掌貼在髂嵴最高處附近往內側壓迫，來判斷有無異常運動。

③水平面上，有伴隨前彎左右髂後上棘PSIS拉開距離（髂前上棘ASIS間不變或接近）的情況，也有伴隨後彎左右髂前上棘ASIS間拉近距離（髂後上棘PSIS間離開）的情況。無論哪種都可視為水平面上伴隨髖骨內轉的異常運動（**圖4c**）。

圖4　代表性的骨盆列位失當類型

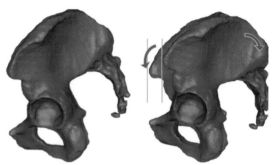

a　矢狀面列位失當（右髖骨前傾，左髖骨後傾）

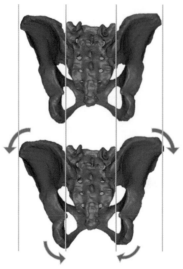

b　冠狀面列位失當（髖骨往下轉動）

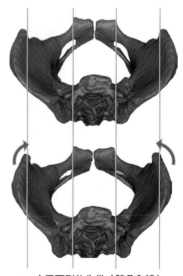

c　水平面列位失當（髖骨內轉）

隨著前、後彎列位失當惡化出現疼痛等情況下，會徒手或使用骶髂關節穩定裝備，抑制骨盆環運動，確認症狀是否產生改變（圖5）。如果症狀減輕，便間接證實了列位失當為症狀起因。此外，前彎時的疼痛很有可能是髖關節後方的滑動不全，而後彎時的疼痛則很可能是髖關節前方滑動不全的影響。

●骶骨列位失當

骶骨有可能在冠狀面上傾斜。伴隨前述矢狀面上的髖骨前、後傾，前傾側的髂後上棘PSIS會往上，後傾側的髂後上棘PSIS則會往下移動，骶髂關節髖骨側的關節面也必然會上下移動。由此可知，為了維持關節面的配合度，骶骨會往後傾側傾斜。若尾骨位於連接左右髂後上棘PSIS，垂直將其平分的線上，便能解釋維持左右骶髂關節配合度的情況（圖6a）。相對於上述的垂直平分線，尾骨有可能往左或往右移動（圖6b、c），其原因懷疑於某側附著於骶骨、尾骨上的肌肉張力過強有關。

骶骨在冠狀面上傾斜與症狀間的關聯性，可透過矯正列位失當下的症狀變化來證實。徒手將單側骶骨遠端部位往內壓，盡量讓尾骨與垂直的平分線一致，藉此

圖5　穿著骨盆對稱化裝備時的後彎運動

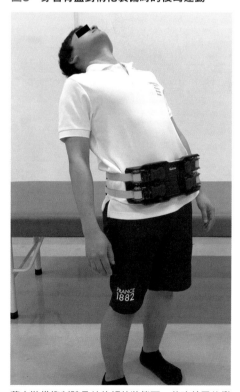

藉由裝備抑制髖骨前後傾的狀態下，若改善了後彎可動區域，可知這是源自髖骨前後傾列位失當的後彎限制。

圖6　骶骨冠狀面傾斜的類型

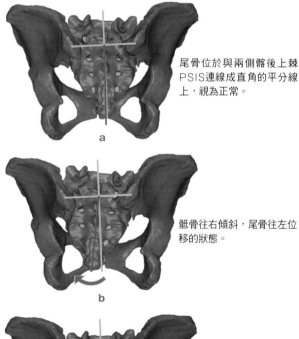

尾骨位於與兩側髂後上棘PSIS連線成直角的平分線上，視為正常。

a

骶骨往右傾斜，尾骨往左位移的狀態。

b

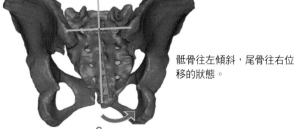

骶骨往左傾斜，尾骨往右位移的狀態。

c

矯正列位失當，請患者用上肢撐著，擺出脊椎伸展位，來確認是否能減輕疼痛（**圖7**）。另一方面，骶骨冠狀面傾斜會拉開髖骨間的距離、拉開骶髂關節面（**圖8**），所以施加力道縮短髂後上棘PSIS間的距離有時能減輕症狀。徒手或穿戴裝備（**圖5**）來讓左右髖骨後方接近，同時緩緩前彎或後彎，便能確認其操作效果。如果疼痛減輕、可動區域增加，也就顯示修正骶骨冠狀面傾斜有助於治療。

➤結果（病理）之評估
●疼痛之評估
壓痛

　　壓痛評估，在影像診斷有用性低的骶髂關節障礙評估中相當重要。仔細觸摸骶髂關節周圍容易承受骶髂關節拉開應力或剪應力的組織，探索有無壓痛。主要的觸診重點列舉於**表1**。源自骶髂關節的多裂肌疼痛，不僅在跨越骶髂關節的部位會有，甚至有人會在多裂肌起始點的L4棘突附近出現。因此L4高度的多裂肌疼痛有可能源自腰椎，或者源自骶髂關節。皮下組織持續長時間發炎的結果，會產生superficial fascia局部黏著，有的會變成源自皮下組織的慢性疼痛。

圖7　徒手矯正骶骨冠狀面傾斜的狀態下脊柱伸展

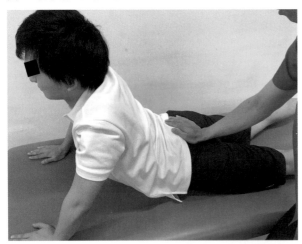

如果藉由矯正骶骨列位改善了症狀及可動區域，可知這些病狀起因為骶骨列位失當。

圖8　骶骨冠狀面傾斜會拉開髖骨間距離、拉開骶髂關節面

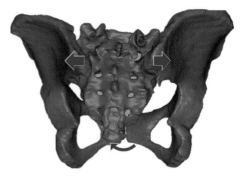

表1　骶髂關節周圍的壓痛點

皮下組織	髂後上棘PSIS內側的皮下組織（superficial fascia）
神經	臀上皮神經、臀中皮神經、坐骨神經、上臀神經、下臀神經
肌肉	臀中肌後緣、臀小肌後緣、梨狀肌、多裂肌外緣
韌帶	骶髂後韌帶、骶結節韌帶、髂腰韌帶

運動時疼痛

骶髂關節特有的疼痛會在前彎、後彎運動時出現。前彎時的特徵為疼痛在中間區域增加，過了之後便減輕的模式。疼痛顯著增強的情況下，患者無法超過中間區域，也就明顯限制了前彎可動區域。另一方面，後彎時的特徵為伴隨著無力感，可動區域明顯受到限制。同樣地，轉動或側屈時也會出現強烈疼痛限制運動。

前述的運動時疼痛也會出現在起源於腰椎的疼痛情況，因此為了驗證是否為源自骶髂關節的疼痛，會徒手或以裝備壓迫骶髂關節，確認能否減輕運動時疼痛（**圖5**）。假設壓迫骶髂關節能減輕疼痛、擴大可動區域，那麼該疼痛很有可能是源自骶髂關節的。前述L4高度多裂肌疼痛的原因，也能透過壓迫骶髂關節的手法來鎖定。

●機能之評估

主動直膝抬腿測試ASLR test

主動直膝抬腿測試ASLR test（**圖1**）主要可用於評估骶髂關節的穩定性[4]。請檢查對象仰臥，雙腳打開約20cm，指示檢查對象「請保持膝蓋打直的狀態，腳抬高5cm，左右反覆輪流進行」。「檢查對象沒有任何受限的感覺」為0分，「檢查對象感到有困難，但觀察者沒見到異常」為1分，「檢查對象、觀察者都認為有困難」為2分，「無法抬高」為3分，如此數值化。

主動直膝抬腿測試為陽性（1～3分）的情況下，會透過徒手操作確認骶髂關節穩定性的變化。此時要考慮到前述的髖骨列位失當類型，對髖骨內轉者誘導其髖骨往外轉，對髖骨往下轉動者誘導其往上轉動，對髖骨前後傾者誘導其往反方向，同時實行主動直膝抬腿測試（**圖9**）。如果藉由這些操作減輕了主動直膝抬腿主觀上的困難度，推測有必要往其誘導方向修正列位失當，以及之後透過肌肉

圖9　徒手操作矯正骨盆列位失當下的主動直膝抬腿測試ASLR test

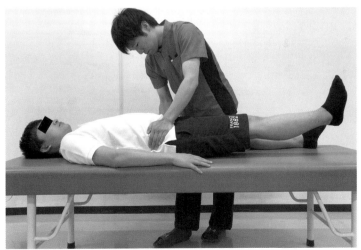

若藉由徒手操作變得容易抬高下肢，可解釋代表治療列位失當有其必要。

穩定其狀態。此外，罹患期間長的病患，或是下肢外傷後負重轉移障礙者中，也有人會因為髖關節屈肌肌力低下使得主動直膝抬腿測試ASLR test無法取得陰性結果（0分）。要加上病歷及以端坐姿評估髖關節屈肌肌力結果來解釋主動直膝抬腿測試的結果。

肌力

可發揮的肌力究竟是骶髂關節疼痛或不穩定所產生的結果呢？還是症狀出現以前便存在的原因？有必要好好判斷。以結果來說，即使針對肌力低下執行強化肌力的訓練，也像在漏雨的房子裡掃地，無法從根本解決。漏雨的原因在屋頂，就該修理屋頂，同樣地，引起肌力低下的機轉為骶髂關節不穩定，就應該先解決骶髂關節不穩定的問題。

為了鎖定肌力低下究竟是因是果，要在人為固定骶髂關節的狀態下測試肌力測試。要一位檢查者固定並抵抗骨盆很困難。另一方面，藉由使用壓迫骶髂關節裝備，可以更確實、更有再現性地穩定骶髂關節，並以此狀態檢查肌力。透過裝備，明顯改善肌力發揮的話，便可明白肌力低下為結果，且掌握治療原因優先的根據。

可動區域

髖關節攣縮是髂骨招致的代價，容易變成影響骶髂關節配合度的原因。另一方面，引起疼痛的可動區域限制則可視為結果。判斷時，確認被動運動與疼痛發生之間是否存在列位變化很重要。以存在列位變化的例子來說，髖關節屈曲時會誘發同側髂骨後傾，可想見結果是產生疼痛。這種背景下，誘發髖關節後傾為髖關節屈曲限制的代價，所以髖關節屈曲限制為原因。另一方面，提到不存在列位變化的例子，髖關節被動屈曲時骶髂關節列位沒有變化的狀態下，有時臀大肌伸展會誘發源自骶髂關節的疼痛。

可動區域治療方面，也是希望經過判斷是因是果之後再治療。透過使用裝備來穩定骶髂關節，改善了可動區域，便知道可動區域限制為結果，要先治療列位失當（**圖10**）。另一方面，穩定骶髂關節後可動區域卻沒有變化，便知道可動區域限制為原因，要優先治療。

圖10　穿戴裝備下的可動區域

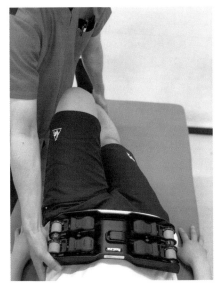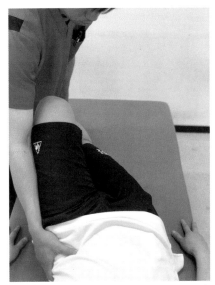

如果骨盤環不穩定，計測髖關節可動區域時會引起骨盆內運動造成的代償，此時藉由裝置固定骨盆，減少可動區域。

➤原因之評估

●解剖學上的因素

所謂解剖學上的因素意為骨頭形態、軟組織附著部位的變化或左右差異，無法期待保守治療帶來的變化。此外，藉由觸診不容易判斷骨頭形態上的左右差異。另一方面，識別是形態上的特徵，或者是列位上的特徵很重要。俯臥時左右髂後上棘PSIS間距超過12cm的話，骶髂關節有可能是拉開的，然而這也無法否認單純可能是骶骨形態上寬度較寬的緣故。針對這點，一邊讓髂後上棘PSIS接近，一邊測量髂後上棘PSIS的間距變化，關於前述的疑問能獲得一定的結論。

●不穩定性

此處所稱的不穩定性，是指關節過度運動產生的狀態，包含先天的關節鬆弛與後天的韌帶損傷兩者。一旦產生不穩定，除了長期變形性關節疾患惡化或周圍軟組織黏著的情況之外，經過數個月左右的保守治療，很難期待韌帶或關節囊會收縮、消除其不穩定。因此在保守治療中，不穩定被視為無法治療的要因。不僅如此，目前骶髂關節並沒有如膝蓋的拉赫曼測試Lachman test或樞軸移位測試pivot shift test此類經過確立的徒手診斷法，要判斷有無不穩定並非易事。另一方面，使用壓迫骶髂關節的裝備來穩定骶髂關節，得到疼痛、可動區域、肌力等減弱的結果，表示骶髂關節有不穩定的情況。

● 滑動不良

所謂滑動不良，指的是組織間失去正常滑動性的狀態，也可視為廣義的黏著。髖關節周圍軟組織間黏著會招致髖關節攣縮，有可能引起髖骨運動作為代償。比方說髖關節伸展受限，會引起髖骨前傾，內收受限會引起髖骨往下轉動，外轉受限則會引起髖骨內轉。只有可動區域受限這種會引起對骶髂關節施加應力的髖骨運動，可歸類為原因。有可能造成骶髂關節列位失當的髖關節攣縮與滑動不良間的關係如**表2**所示。大致上，限制髖關節可動區域的因素會是骶髂關節列位失當的原因。藉由消除這些黏著，可期待誘發骶髂關節列位失當的軟組織張力減弱。

要評估黏著程度並不容易。影像診斷方面，近年來是根據超音波影像中出現疊加像來決定液體筋膜鬆動術目標的方法較為普及。再者，有關看不見疊加像的黏著，實際上是從被動運動超音波影像的滑動性異常來推斷黏著處。另一方面，筆者提倡的組織鬆動®技術則是從組織間末節骨前端的一角滑入，藉此剝離黏著處的技術。使用此技術，便可觸摸得知保有滑動性領域（滑動領域）與不會滑動領域（非滑動領域）的界線。換句話說，滑動界線存在意味著存在黏著處，如果滑動界線不存在，也就意味著保有組織間滑動性。基於這點，便能鑑別臀小肌與股直肌、股直肌反折頭與關節囊間黏著等，有可能影響骶髂關節列位失當的黏著，鎖定治療對象的位置。

● 肌肉機能不全

肌肉機能不全是從大腦皮質到肌肉傳遞刺激的過程中出現的中樞機能低下，同時也包含了肌肉本身滑動性低下引起的末梢機能低下。無論哪種情況，即使自主提高努力程度，肌肉也無法發揮相對應的張力。接著，發揮肌力時機不良，會造成肌肉無法在適當的時機應對施加於骶髂關節上的應力。時機不良的例子可在骶髂關節障礙患者身上，見到站位髖關節屈曲運動時支撐腳側的腹內斜肌、臀大肌、多裂肌出現活動延遲的情況[19]。

表2　會施加應力影響骶髂關節的髖關節攣縮及周圍滑動不良

髖關節運動限制	髖骨的代償運動	滑動不良
伸展受限	髖骨前傾	鼠蹊韌帶、股神經、股動脈、股靜脈、縫匠肌、闊筋膜張肌、股直肌、臀小肌前緣、臀中肌前緣、髂肌、腰大肌、髂小肌、關節囊
屈曲受限	髖骨後傾 尾骨往同側位移（冠狀面骶骨傾斜）	臀大肌、大腿後肌群、坐骨神經、外轉肌群
內收受限	髖骨往下轉動	● 髖關節伸展時：闊筋膜張肌、臀中肌前緣、臀小肌前緣 ● 髖關節屈曲時：臀中肌後緣、臀小肌後緣、關節囊
外展受限	髖骨往上轉動	內收肌群 股方肌、骶結節韌帶與臀大肌間黏著
內轉受限	椅子坐位等髖關節屈曲、內收造成的髖骨內轉	股方肌、骶結節韌帶與臀大肌間黏著
外轉受限	站位後彎等髖關節伸展造成髖骨內轉	縫匠肌、鼠蹊韌帶、髂肌、股神經、股動脈、股靜脈

骶髂關節穩定性低下造成的肌肉機能不全，有臀大肌、多裂肌等跨越骶髂關節肌肉的機能不全。多裂肌主要在穩定骶髂關節上側，臀大肌則是穩定骶髂關節下側。根據解剖學方面的研究，已知臀大肌產生的張力會藉由胸腰筋膜傳達到對側闊背肌[20]。

部分附著於髖骨的腹橫肌下側，有將髖骨前側往內拉的作用，可理解為是在冠狀面上穩定骶髂關節的肌肉[21,22]。然而在數學模型中，腹橫肌下側在水平面上具有使髖骨內轉的作用，代表是拉開髂後上棘PSIS間距的肌肉[21,22]。綜合前述所知，髖骨內轉位會誘發疼痛的情況下，應該要考慮到腹橫肌活動致使疼痛惡化的可能性。

臀中肌及臀小肌在負重位中會控制骨盆傾斜，所以是很重要的肌肉[23]。然而關於臀中肌活動與骶髂關節穩定性的論文只有病例報告[24]。臀中肌滑動不良會引起冠狀面上的髖骨往下轉動，同樣的理由，臀中肌活動具有將髂嵴往外拉、將骶髂關節上側拉開的作用。因此對髖骨往下轉動列位失當的患者而言，應該要考慮到訓練臀中肌會讓疼痛惡化的危險性。

●使用失當

使用失當（動作異常）被視為有可能引起骨盆列位失當的動作異常。伴隨負重非對稱性、下肢關節可動區域非對稱性的髖關節運動非對稱性等情況，被視為會引起骨盆列位失當的代表性使用失當。

負重轉移障礙之治療與處置

➤治療之進展方式

先前的研究中並無提到治療負重轉移障礙或骶髂關節障礙時，具體的治療優先順序，想基於研究證據構築治療計劃可說是不可能的。因此筆者基於重新排列的概念，按照重新排列期、穩定期、協調期的順序進行治療（**圖11**）[18]。此外在重新排列期，會透過治療原因修正列位失當，盡可能改善骶髂關節的配合度。此階段若有殘存的疼痛，必須針對結果對症治療。藉此讓有可能妨礙訓練的症狀消失，進行正式的肌力強化移往穩定期。不僅如此，推進重新排列期與對症治療的並非患者，而是治療者，穩定期以後在適度的管理下，便視為由患者努力的階段。

➤實際治療

●重新排列期

重新排列期時，會集中治療滑動不良及肌肉機能不全這兩個原因，最少會讓患者獲得仰臥位下良好的骨盆列位。尤其滑動不良常會造成張力平衡混亂，致使骨盆列位失當，所以該治療的完成度很重要。髖關節被動運動時不會誘發骨盆列位失當，代表髖關節攣縮引起的髖骨代償運動變小了（**圖12**）。

躺在床上被動運動中若疼痛減輕，則要確認床上自主運動時症狀的變化，針對誘發該症狀的肌肉機能異常進行治療。在此階段，期望能防止骶髂關節列位失當，並讓肌肉活動類型正常化。尤其努力讓臀大肌、多裂肌的活動，以及藉由fascia傳遞張力的模式變正常。重新排列期的目標是讓自主運動或負重位下基本活動中肌肉活動類型變得正常，訓練時增加負荷則是在穩定期進行。對肌肉的要求並非「製造出理想的列位」，而是「維持理想的列位」，可想見如此較為合理。

圖11　基於重新排列概念的治療流程

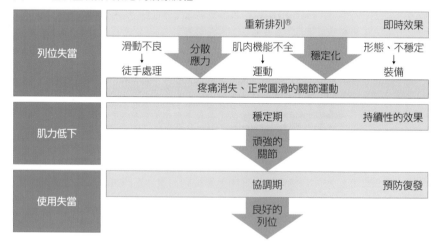

圖12　抑制髖骨後傾引起的代償狀態下評估髖關節屈曲可動區域

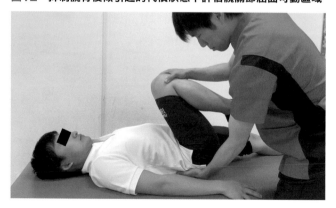

> **Memo** **關於fascia**
> 　fascia指的並非狹義的筋膜，而是包含了肌腱、韌帶、椎間盤纖維環等廣義的概念，目前日語中不存在適當的譯詞，因此本項中以fascia表示。superficial fascia有時也會翻譯成淺筋膜，但絕對不是附屬於肌肉之物，不如說是皮下脂肪內提供了水分移動或神經傳遞的路徑。因此不翻譯成筋膜，直接使用原文。

　髖關節自主運動方面，主作用肌與其周圍肌肉間滑動不良，有可能妨礙肌肉正常的活動模式。舉例來說，髖骨內轉位下進行主動直膝抬腿測試ASLR test若呈陽性，透過鬆動髖骨內轉肌的縫匠肌、內轉肌群、股內側肌來讓張力正常，有時能減輕症狀。另一方面，在髖骨往下轉動位，患者俯臥、髖關節伸展時若出現症狀，透過鬆動髖關節前外側臀小肌及臀中肌的滑動不良，有時能減輕症狀。無論哪種滑動不良產生肌肉張力過大、進而引起骨盆列位失當造成的症狀，都期望能消除該肌肉的滑動不良。

　若髖關節主動、被動運動並不會誘發症狀，則以椅子坐位或站位的前後彎等基本動作來確認症狀。即使在床上觸摸得知肌肉已舒緩，也應該留意負重下抗重力肌活動引起的滑動不良影響會增加。觸摸得知張力過大，掌握與列位失當的關聯性，舒緩引起其張力的滑動不良為共同的治療方針。

　即使滑動不良與肌肉活動類型都變正常了，也無法消除不穩定的影響。比方說從側臥到端坐姿的起居動作中，會有股將坐骨結節往內壓的力量作用，強制髖骨往下方轉動，結果只有從側臥起身時產生了劇烈疼痛的症狀。針對此種治療滑動不良或肌肉機能引起難以改善的不穩定性影響，骨盆束帶等外在的輔助支撐物便有其必要。此種裝備並非針對疼痛使用，而是針對不穩定性使用最合理，判斷時針對的也不是疼痛，而是應該觀察能否抑制不穩定性引起的異常運動。從這層意義來說，表示改善主動直膝抬腿測試ASLR test陽性症狀的裝備，對骨盆環不穩定症是有效的。

　改善負重轉移障礙症狀的最終階段為負重運動正常化。理想是從雙腳站位的重心移動開始，逐步往踏步、步行、上下樓梯、跑步、單腳跳躍，循序漸進增加對骶髂關節的應力，確認有無出現症狀。

● **對症治療**

　主訴為疼痛的情況下，基於前述的壓痛點評估實施組織間鬆動術，大多能減輕症狀。相對地，主訴為負重轉移障礙的情況下，關於負重運動進展中出現症狀的動作課題，要再次深思減損骶髂關節穩定性的黏著、機能不全，以及裝備效果不佳等問題。

●穩定期

在穩定期，觀察症狀的同時，會穿戴或不著裝備施加負荷來訓練臀大肌、多裂肌、腹橫肌等處。由於在重新排列期以對症治療減輕了疼痛，在此前提下，訓練中若出現症狀，則視為應該回到重新排列期的訊號。進到負重位前，要讓患者以俯臥或四肢著地的姿勢充分學習壓迫骶髂關節的肌肉活動模式，以此為基礎再進展到用自身體重訓練的深蹲或弓箭步。接著用啞鈴等增加負重的情況下，要考慮到對骶髂關節的剪應力，用左右對稱的姿勢充分實行負重運動，小心別讓症狀復發。

●協調期

以重複不對稱動作的運動員來說，推測維持下肢及軀幹對稱性的狀況下行走或慢跑貢獻很大。由此可知，步行及慢跑，或者自行車、游泳都是動作模式強烈意識到對稱性而推進的，隨種類而定。此時沒有必要完全對稱，不過在安全的非對稱範圍內穩定骨盆列位很重要，臀大肌及多裂肌對此貢獻良多。

➤難治病例之處置

如前所述，即使治療起因有效，也很難解決不穩定性或解剖學方面因素引起的骶髂關節分離。雖然有骶髂關節固定術此一選擇，不過希望有能將對於對側骶髂關節或腰椎增加應力造成危險性一併考慮進去的選項。因此保守治療中的最佳選項，便是讓難治病例穿戴裝備，這作用很大。一天中穿戴幾小時，便能以負重位活動，可做家事、進食、文書工作等，朝改善生活品質QOL邁出第一步。以此觀點來說，可想見除了站位時穩定骨盆環的裝備，椅子（和室椅）同樣負有重任，開發此種裝備時也期待治療師的貢獻。

 Clinical Hint

負重轉移障礙之應對
- 負重轉移障礙並無客觀且絕對的評估法，因此受苦的患者很多。
- 將負重轉移障礙視為骶髂關節穩定性異常的症狀之一，穩定骶髂關節是改善列位失當不可或缺的。
- 為使主動直膝抬腿測試ASLR test呈陰性，必須要充分改善骶髂關節列位失當的原因——滑動不良或肌肉機能不全。
- 對於難治病例，期望能考慮到不穩定性的影響，使用適當的裝備。

文獻

1) Buyruk HM, et al：The measurements of sacroiliac joint stiffness with colour Doppler imaging：a study on healthy subjects. Eur J Radiol, 21(2)：117-121, 1995.

2) Snijders CJ, et al：Transfer of lumbosacral load to iliac bones and legs Part 2：Loading of the sacroiliac joints when lifting in a stooped posture. Clin Biomech(Bristol, Avon), 8(6)：295-301, 1993.

3) Lee DG, et al：Stability, continence and breathing：the role of fascia following pregnancy and delivery. J Bodyw Mov Ther, 12(4)：333-348, 2008.

4) Mens JM, et al：The active straight leg raising test and mobility of the pelvic joints. Eur Spine J, 8(6)：468-473, 1999.

5) Thompson JA, et al：Altered muscle activation patterns in symptomatic women during pelvic floor muscle contraction and Valsalva manouevre. Neurourol Urodyn, 25(3)：268-276, 2006.

6) Vleeming A, et al：European guidelines for the diagnosis and treatment of pelvic girdle pain. Eur Spine J, 17(6)：794-819, 2008.

7) Bernard TN Jr, et al：Recognizing specific characteristics of nonspecific low back pain. Clin Orthop Relat Res, 217：266-280, 1987.

8) Schwarzer AC, et al：The sacroiliac joint in chronic low back pain. Spine(Phila Pa 1976), 20(1)：31-37, 1995.

9) Vermani E, et al：Pelvic girdle pain and low back pain in pregnancy：a review. Pain Pract, 10(1)：60-71, 2010.

10) Wu WH, et al：Pregnancy-related pelvic girdle pain(PPP), I：Terminology, clinical presentation, and prevalence. Eur Spine J, 13(7)：575-589, 2004.

11) 村上栄一：仙腸関節の痛み-診断のつかない腰痛, 南江堂, 2012.

12) Kurosawa D, et al：A Diagnostic Scoring System for Sacroiliac Joint Pain Originating from the Posterior Ligament, Pain Med, 2016.

13) Cohen SP, et al：Sacroiliac joint pain：a comprehensive review of anatomy, diagnosis, and treatment. Anesth Analg, 101(5)：1440-1453, 2005.

14) Slipman CW, et al：The predictive value of provocative sacroiliac joint stress maneuvers in the diagnosis of sacroiliac joint syndrome. Arch Phys Med Rehabil, 79(3)：288-292, 1998.

15) Mens JM, et al：Reliability and validity of the active straight leg raise test in posterior pelvic pain since pregnancy. Spine(Phila Pa 1976), 26(10)：1167-1171, 2001.

16) Hu H, et al：Understanding the Active Straight Leg Raise(ASLR)：an electromyographic study in healthy subjects. Man Ther, 17(6)：531-537, 2012.

17) Mens JM, et al：The active straight leg raising test and mobility of the pelvic joints. Eur Spine J, 8(6)：468-473, 1999.

18) 蒲田和芳：リアライン・トレーニング 体幹・股関節編-関節のゆがみ・骨の配列を整える最新理論, 講談社, 2014.

19) Hungerford B,et al：Evidence of altered lumbopelvic muscle recruitment in the presence of sacroiliac joint pain. Spine(Phila Pa 1976), 28(14)：1593-1600, 2003.

20) Vleeming A, et al：The posterior layer of the thoracolumbar fascia. Its function in load transfer from spine to legs. Spine(Phila Pa 1976), 20(7)：753-758, 1995.

21) Richardson CA,et al：The relation between the transversus abdominis muscles, sacroiliac joint mechanics, and low back pain. Spine(Phila Pa 1976), 27(4)：399-405, 2002.

22) Pel JJ, et al：Biomechanical analysis of reducing sacroiliac joint shear load by optimization of pelvic muscle and ligament forces. Ann Biomed Eng, 36(3)：415-424, 2008.

23) Rutherford DJ, et al：Explaining the hip adduction moment variability during gait：Implications for hip abductor strengthening. Clin Biomech(Bristol, Avon), 24(3)：267-273, 2009.

24) Yoo WG：Effects of individual strengthening exercises on subdivisions of the gluteus medius in a patient with sacroiliac joint pain. J Phys Ther Sci, 26(9)：1501-1502, 2014.

III

部位、症狀別之評估／處置

6　有（臀部、下肢）神經症狀之腰痛

Abstract

■ 為了深入理解如何評估源自腰部的疼痛，必須具備：肌肉的神經支配及感覺區域等解剖學、姿勢及步行等運動學、神經動態檢查等骨科學之類眾多相關領域的知識。

■ 刺痛感起於腰部、往大腿前方擴散者，懷疑是股神經痛，而起於腰部、往大腿後面擴散，甚至到膝蓋以下都有相同症狀者，懷疑為坐骨神經痛。

■ 懷疑為股神經痛或坐骨神經痛時，要進行神經動態檢查來評估，施行神經鬆動術的同時，要指導患者做居家運動。

前言

　　腰椎骶骨高度的主要神經症狀可分為：①馬尾神經症狀引起的無力、感覺障礙、疼痛、膀胱直腸障礙、勃起機能不全、間歇性跛行等脊髓症狀，以及②腰部疼痛、麻痺、下肢感覺低下、下肢肌力低下、神經痛等代表的末梢神經症狀。

　　馬尾神經症狀方面，接受醫師評估、診斷或治療的必要性高，所以本項著眼於馬尾神經症狀之外的末梢神經症狀，重點尤其在有坐骨神經症狀及股神經症狀的腰痛上，論述基本知識整理、骨科徒手檢查、鑑別診斷、物理治療等內容。

　　末梢神經症狀方面，疼痛起因的損傷組織或其周圍環境狀態會傳入電子訊號，透過中樞神經處理，而處理時會受到個人的經驗或信念、知識、對身體的認知、文化、運動模式等的影響[1,2]。已有報告指出，若此時中樞神經系統影響力很大，則物理治療的效果會變低，因此筆者認為鑑別診斷方面也同樣需要經過梳理並理解，這很重要[3,4]。

基本知識

➤ 解剖學、運動學、生物力學

　　臀部或下肢有神經症狀的腰痛相關解剖學、運動學及生物力學中，與本章前項伸展型腰痛、屈曲型腰痛、旋轉型腰痛共通的部分請參照前面章節，本處僅統整與神經症狀相關部分。

　　所謂股神經，是第2～4腰神經從腹側分枝的神經，也是走往大腿前側的感覺神經，並分出肌肉枝往髂腰肌、恥骨肌、縫匠肌、股四頭肌（股直肌、股外側肌、股中間肌、股內側肌）支配這些肌肉[5]。股神經痛的特徵為疼痛會在大腿前側擴散。另一方面，坐骨神經是由第4、5腰神經、第1～3骶骨神經所構成，通過梨狀肌前面，走大腿後方（臀大肌與股二頭肌前面）下行，往大腿後肌群（股二頭肌、半腱肌、半膜肌）及內收大肌分出肌肉枝，在膕窩分為腓總神經、脛神經。坐骨神經痛指的是沿著下肢後方坐骨神經走向產生的轉移痛，不過近年來遠至膝蓋以下的轉移痛也稱為坐骨神經痛了。

Memo

神經動態

　　中樞神經與末梢神經是機械性、電子性、化學性地接續著。由於脊柱、上下肢的運動，通過椎管的脊髓神經，以及分布於四肢軀幹的末梢神經本身會產生活動，這稱為神經動態。針對周邊神經敏感化PNS進行的神經動態檢查，便是利用伸展時所產生的刺痛感。

PKB：
prone knee bend

NPCN：
neuropathic
compression
neuropathy

PNS：
peripheral nerve
sensitization

　　有關從第2腰神經到第1骶骨神經，由神經根引起的感覺障礙、肌力低下、反射減弱（消失）、神經動態檢查統整於**表1**。此外，神經動態檢查中，針對坐骨神經可信程度最高的方法為駝背測試slump test（**圖1**）。作為誘發大腿神經的檢查，以前會採俯臥膝蓋屈曲（PKB）的姿勢進行，不過一般是採用髖關節容易伸展的側臥位來進行股神經前彎測試femoral slump test（**圖2**）。

　　坐骨神經或股神經的神經元壓迫性神經炎（NPCN）中，軀幹屈曲以及往對側側屈會使椎間孔擴大、減輕症狀，患者會喜歡這種輕鬆的姿勢，要注意。周邊神經敏感化（PNS）的患者姿勢則與神經元壓迫性神經炎NPCN的患者不同。一般而言，坐骨神經周邊神經敏感化PNS患者姿勢的特徵為：軀幹往同側側屈，以及下肢屈曲，此姿勢是可舒緩坐骨神經緊張的輕鬆姿勢。此外股神經周邊神經敏感化PNS患者的輕鬆姿勢則是：軀幹往同側側屈。認識到即使神經症狀相同，神經元壓迫性神經炎NPCN與周邊神經敏感化PNS患者喜好的姿勢也不同之後，再行評估，此時若症狀改善了但姿勢並未改善，便有必要針對姿勢進行物理治療。

　　再者姿勢方面，步行時也會出現各自的特徵。有股神經周邊神經敏感化PNS的患者步行時，大多因為髖關節伸展位使症狀惡化，所以會縮小步輻，小步小步行走。另一方面，有坐骨神經周邊神經敏感化PNS的患者步行時，會蹠屈踝關節，只讓腳尖負重，來舒緩坐骨神經的緊繃，有時軀幹會往同側側屈。更進一步來說，同時有周邊神經敏感化PNS以及神經元壓迫性神經炎NPCN兩者症狀的患者，其姿勢特徵為：屈曲軀幹。

　　坐骨神經症狀相關的臨床症狀有：呈現臀部疼痛的梨狀肌症候群。梨狀肌症候群是因為髖關節外轉肌的梨狀肌肌肉張力亢進所引起的，被認為與壓迫坐骨神經有關。然而其症狀也與闊筋膜張肌、小腿外側的肌肉張力亢進、短縮、疼痛、麻痺相關。針對梨狀肌症候群，反覆讓梨狀肌收縮鬆弛或持續拉筋，都可見到其症狀改善。

表1　股神經及坐骨神經相關腰神經根及骶神經根各自關聯的感覺障礙、肌力低下、反射減弱（消失）、神經動態檢查

神經根	感覺障礙	肌力低下	反射減弱（消失）	神經動態檢查
L2	大腿前方內側	髂腰肌	內收肌反射	股神經前彎測試
L3	膝蓋前方內側	股四頭肌	膝蓋肌腱反射	股神經前彎測試
L4	小腿內側（內髁）	脛骨前肌	臀中肌反射	股神經前彎測試
L5	腳背	伸拇長肌	內側大腿肌群	駝背測試
S1	腳步後方外側	腓腸肌	阿基里斯腱反射	駝背測試

針對有（臀部、下肢）神經症狀腰痛之評估

➤呈現神經症狀的四個主要狀態與相關檢查

物理治療的評估會進行：問診、姿勢、自主運動檢查、篩檢檢查、神經觸診、神經動態檢查、感覺及反射、肌力檢查等的神經學檢查、脊椎分節檢查、誘發疼痛檢查等項目。

神經症狀受中樞神經影響強烈的情況（比方說產生所謂幻肢痛或刺激的損傷，特徵為不成比例的劇烈疼痛等複雜性局部疼痛症候群，利茲神經性疼痛評估量表分數LANSS score[3,4]在12分以上），會分類為神經元性感覺過敏（NPSH），此類狀況下，徒手物理治療大多無效，另一方面也有報告指出鏡像治療mirror therapy[6]或動作想像訓練motor imagery training[7]等方法有效。

針對局部肌肉骨骼異常產生的神經症狀，有報告指出透過修正關節位置異常的關節鬆動術[8,9]，有治療的可能。

神經症狀強烈的情況下，神經學檢查可鑑別以傳導障礙，也就是感覺低下、反射減弱或消失、肌力低下為特徵的神經元壓迫性神經炎NPCN，而神經學檢查正常但針對股神經的股神經前彎測試femoral slump test或針對坐骨神經的駝背測試slump test等為陽性，則可鑑別周邊神經敏感化PNS。

CRPS：
complex reginal pain syndrome

LANSS：
Leeds assesment of neuropathic signs and symptoms pain scale

NPSH：
neuropathic sensory hypersensitibity

Memo　鏡像治療mirror therapy

裝設鏡子，活動健全的上肢或下肢，此時藉由視覺認知讓兩側上下肢得以對稱性運動，來改善麻痺或症狀強烈的四肢症狀。

動作想像訓練motor imagery training

請患者看上下、左右、裡外等變化的影像之後，讓患者思考是左是右哪側之類，目標在於讓大腦皮質重新組成。

➤針對有（臀部、下肢）神經症狀之腰痛評估應進行神經動態檢查及誘發疼痛檢查

針對股神經的神經動態檢查有股神經前彎測試femoral slump test，而針對坐骨神經的神經動態檢查則有駝背測試slump test、直膝抬腿測試SLR test、拉塞格氏測試Laségue test，此外，針對梨狀肌症候群有屈曲內收內旋測試FADIR(FAIR) test，以下將解說這些測試。

SLR：
straight leg raising

FADIR：
flexion-adduction internal rotation

●駝背測試slump test

患者雙手在背後相扣坐在椅子上，屈曲頸部的狀態下背屈踝關節、伸展膝關節。為了確定下肢後方有無症狀，若伸展頸部時症狀會改善，則判斷為坐骨神經症狀。若伸展頸部沒有改善，則判斷為大腿後肌群的伸展痛（圖1）。

●股神經前彎測試femoral slump test

請患者側臥，抱住在下方的膝關節，頸部屈曲，接著彎曲在上方的膝關節、蹠屈踝關節來伸展髖關節。誘發大腿前方的症狀，若伸展頸部能減輕症狀，則股神經症狀為陽性，若伸展頸部症狀沒變化，則判斷為股四頭肌的伸展痛（**圖2**）。

圖1　駝背測試slump test

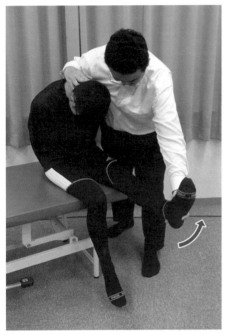

患者雙手在背後相扣坐在椅子上，屈曲頸部的狀態下背屈踝關節、伸展膝關節。若伸展頸部時下肢後方症狀會改善，則判斷為坐骨神經症狀。若伸展頸部沒有改善，則判斷為大腿後肌群的伸展痛。

圖2　股神經前彎測試femoral slump test

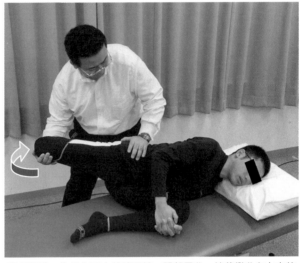

患者側臥，抱住在下方的膝關節，頸部屈曲，接著彎曲在上方的膝關節、蹠屈踝關節來伸展髖關節。誘發大腿前方的症狀，若伸展頸部能減輕症狀，則股神經症狀為陽性，若症狀沒變化，則判斷為股四頭肌的伸展痛。

 Clinical Hint

股神經症狀檢查法之變遷

　　針對股神經的神經動態檢查，以往是採用俯臥、屈曲膝關節的俯臥膝蓋屈曲姿勢PKB進行。之後對坐骨神經的神經動態檢查出現，一般是採用駝背測試slump test，讓人認識到頸部屈曲伸展運動的重要性。俯臥膝蓋屈曲姿勢PKB會請患者胸部靠在床鋪一端俯臥，頸部屈曲的狀態下彎曲膝關節、伸展髖關節並保持姿勢，接著伸展頸部來檢查股神經症狀是否減輕，不過現在是以側臥的股神經前彎測試femoral slump test更為普及。

● 直膝抬腿測試SLR test

　　請患者仰臥，保持膝關節伸展的姿勢緩緩屈曲髖關節。檢查者靠近患者頭部的手扶住膝蓋上方，維持膝關節伸展姿勢，同時檢查者靠近患者尾部的手扶著患者小腿遠端，抬高。本檢查的缺點有：難以鑑別症狀原因是坐骨神經痛，或者是大腿後肌群伸展痛（圖3）。

● 拉塞格氏測試Laségue test

　　請患者仰臥，髖關節與膝關節屈曲呈90°，再緩緩伸展膝關節。缺點與直膝抬腿測試SLR test相同。

● 屈曲內收內旋測試FADIR(FAIR) test

　　請患者仰臥，髖關節屈曲60～90°，膝關節屈曲90°，再讓髖關節內收、內轉。出現非對稱的臀部伸展痛表示有梨狀肌症候群。

針對有（臀部、下肢）神經症狀腰痛之物理治療

➤有神經元壓迫性神經炎NPCN時物理治療之思路

　　有神經元壓迫性神經炎NPCN時，一般會因為在椎間孔處絞扼神經根等情況，產生神經的傳導障礙，結果造成感覺障礙、肌力低下、肌腱反射減弱。為了改善此種傳導障礙，應該選擇擴大椎間孔狹窄等、改善對神經壓迫的關節鬆動術之類的治療手技，針對棘突進行後前運動或橫向壓迫[1]，或是藉由穆利根徒手治療概念，施行持續性小面關節滑動術（SNAGs）[10]。從上方對棘突施行持續性小面關節滑動術SNAGs，是請患者俯臥，物理治療師以手掌根部的豆狀骨遠端軟組織壓住上位椎體棘突，同時要患者做出腳跟靠近臀部的動作，如此反覆。

SNAGs：
sustained natural
apophyseal glides

圖3　直膝抬腿測試SLR test

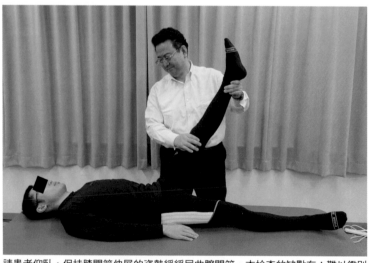

請患者仰臥，保持膝關節伸展的姿勢緩緩屈曲髖關節。本檢查的缺點有：難以鑑別症狀原因是坐骨神經痛，或者是大腿後肌群伸展痛。

➤有周邊神經敏感化PNS時物理治療之思路

與有傳導障礙的神經元壓迫性神經炎NPCN不同，只有神經過敏症狀時，基本上改善神經的滑動性，便能想見改善神經過敏症狀[2,11]。代表性疾患有：神經症狀起自腰部，經過大腿後方至膝蓋以下的坐骨神經痛，以及神經症狀起自腰部，經過大腿前方至膝蓋以下的股神經痛。坐骨神經痛以駝背測試slump test檢測大多為陽性，而股神經痛以股神經前彎測試femoral slump test檢測也大多為陽性。此外，坐骨神經痛與股神經痛各自有有效的神經鬆動術治療手技，也已知有數種針對其症狀的居家運動。

●針對起自腰部至膝蓋以下坐骨神經症狀的坐骨神經鬆動術及居家運動

施行針對坐骨神經的神經鬆動術時，會請患者有神經症狀側朝上側臥，物理治療師基本上會往地板方向按壓第5腰椎棘突，同時助手對患者位於上側的下肢被動地反覆進行直膝抬腿SLR動作。此外，要指示患者在直膝抬腿SLR中屈曲髖關節時伸展頸部，放鬆時屈曲頸部。進行此運動擴張了椎間孔，此處的坐骨神經則由於神經動態反覆滑動運動，改善了坐骨神經引起的症狀（圖4）。

圖4　針對坐骨神經的神經鬆動術

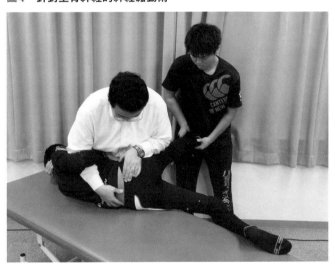

請患者有坐骨神經症狀側朝上側臥，物理治療師往地板方向按壓第5腰椎棘突，同時助手讓患者位於上側的下肢踝關節背屈，同時反覆進行直膝抬腿SLR運動。指示患者在直膝抬腿SLR中配合屈曲髖關節伸展頸部，伸展髖關節時屈曲頸部。此運動使坐骨神經往尾側方向反覆滑動，改善了坐骨神經症狀。

有坐骨神經症狀時運用神經鬆動術手技的居家運動如下：以針對坐骨神經的滑動技巧來說，請患者坐椅子上，按壓第5棘突，推離會疼痛的方向，同時要患者屈曲頸部（**圖5a**）。接著一邊伸展頸部，一邊在維持踝關節背屈的狀態下伸展膝關節（**圖5b**）。反覆交互這兩個姿勢讓坐骨神經滑動，期待減輕坐骨神經症狀。

●針對起自腰部至膝蓋以下股神經症狀的股神經鬆動術及居家運動

針對股神經的神經鬆動術會請患者上半身超出床鋪邊緣俯臥，物理治療師站在有神經症狀那側。基本上是將第2腰椎棘突推離會疼痛的方向、將第3腰椎棘突推近會疼痛的方向，同時被動地反覆膝關節屈曲伸展運動。指示患者膝關節屈曲時頸部配合伸展，膝關節從屈曲狀態放鬆時則換頸部屈曲。藉此運動擴大椎間孔，股神經則因為神經動態反覆滑動，改善了股神經引起的症狀。

將針對股神經症狀的滑動技巧應用其中，進行居家運動時，先請患者有症狀側在上側臥，抱住下方無症狀側的膝蓋，屈曲頸部（**圖6a**）。接著一邊伸展頸部，在維持膝關節屈曲的狀態下一邊伸展髖關節（**圖6b**）。反覆交互這兩個姿勢讓股神經滑動，目的在於減輕股神經症狀。替代方法是請患者站立，屈曲有症狀側膝關節，抱住該側小腿遠端，屈曲頸部。接著一邊伸展頸部，在維持膝關節屈曲的狀態下一邊伸展髖關節。反覆交互這兩個姿勢讓股神經滑動，目的在於減輕股神經症狀。

圖5　使用坐骨神經鬆動術的居家運動

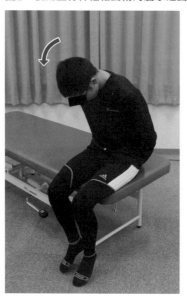 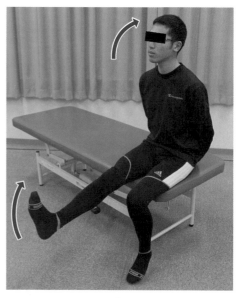

a　　　　　　　　　　　　　　　　　　　b

請患者坐椅子上，按壓第5棘突，推離會疼痛的方向，同時要患者屈曲頸部（**a**）。接著一邊伸展頸部，一邊在維持踝關節背屈的狀態下伸展膝關節（**b**）。反覆交互這兩個姿勢讓坐骨神經滑動，目的在於減輕坐骨神經症狀。

圖6　使用股神經鬆動術的居家運動

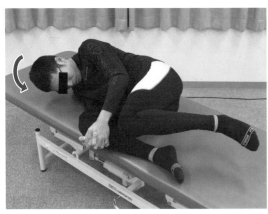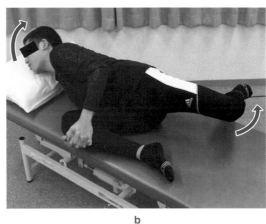

a　　　　　　　　　　　　　　　　　b

請患者有症狀側朝上側臥，抱住下方無症狀側的膝蓋，屈曲頸部（**a**）。接著一邊伸展頸部，在維持膝關節屈曲的狀態下一邊伸展髖關節（**b**）。反覆交互這兩個姿勢讓股神經滑動，目的在於減輕股神經症狀。

●針對臀部產生神經症狀梨狀肌症候群之物理治療

已知臀部產生神經症狀是梨狀肌短縮或張力過大引起的梨狀肌症候群[11]。治療梨狀肌症候群：患者俯臥，用手指前端按摩骶骨上方與大轉子相連的梨狀肌領域的方法（**圖7a**），或是患者仰臥，轉動腰椎的同時拉筋，屈曲、內收髖關節，並利用物理治療師手肘來按摩的方法（**圖7b**）。再者還有患者仰臥，以髖關節90°屈曲、內收位反覆進行髖關節內外轉運動，藉此降低梨狀肌張力，同時減輕梨狀肌症候群症狀（**圖7c**）。更進一步來說，針對梨狀肌症候群的居家運動為：讓有症狀側的髖關節屈曲、內收90°以上，反覆交互拉伸與鬆弛梨狀肌，目的在於有效率地改善梨狀肌症候群（**圖7d**）。

結語

本項解說了許多骨科或復健科門診診療常見、有臀部、下肢神經症狀的腰痛相關評估及物理治療。若這些神經症狀眾多，會影響到患者的日常生活（ADL）、體育活動、睡眠等方面。透過充分的問診、姿勢評估、神經學評估、神經動態檢查等等，選擇適當的物理治療，期待能有效改善患者的症狀。

圖7　針對梨狀肌症候群的物理治療及居家運動

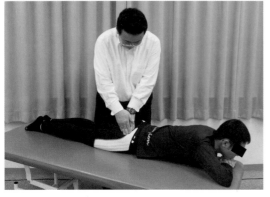

a

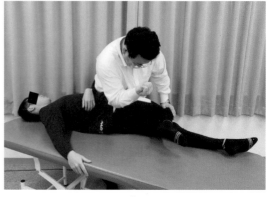

b

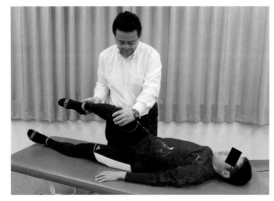

c

d

　　患者俯臥，物理治療師用手指前端按摩骶骨上方與大轉子相連的梨狀肌領域（**a**）。或是讓患者轉動腰椎的同時屈曲髖關節及膝關節，並利用物理治療師的手肘來按摩梨狀肌（**b**）。再者還有患者仰臥，髖關節呈90°屈曲、內收位，物理治療師反覆進行髖關節內外轉運動，藉此降低梨狀肌張力（**c**）。針對梨狀肌的居家運動：患者四肢著地，屈曲、內收有症狀側的髖關節，反覆交互拉伸與鬆弛梨狀肌，目的在於有效率地改善梨狀肌症候群（**d**）。

文獻

1）Maitland GM, et al：メイトランド脊椎マニピュレーション，原著第7版（赤坂清和，ほか監訳），エルゼビア・ジャパン，2008.

2）赤坂清和：ニューロパチーと神経過敏による腰痛に対する徒手的理学療法とクリニカルリーズニング．理学療法－臨床・研究・教育，13(1)：7-14, 2006.

3）Bennett M：The LANSS Pain Scale：the Leeds assessment of neuropathic symptoms and signs. Pain, 92 (1-2)：145-157, 2001.

4）Hall T, et al：Neurodynamics：when and why? Oxford Textbook of Musculoskeletal Medicine, 2nd edition (Hutson M, et al, eds), Oxford University Press, Oxford, 2015.

5）痛みと鎮痛の基礎知識　http://www.shiga-med.ac.jp/~koyama/analgesia/pain-spinal.html（2017年12月30日閲覧）

6）Bittar RG, et al：Deep brain stimulation for phantom limb pain. J Clin Neurosci, 12(4)：399-404, 2005.

7）Moseley GL, et al：Targeting cortical representations in the treatment of chronic pain：a Review. Neurorehabil Neural Repair, 26(6)：646-652, 2012.

8）Moiler K, et al：The role of fibular tape in the prevention of ankle injury in basketball：A pilot study. J Orthop Sports Phys Ther, 36(9)：661-668, 2006.

9）Paungmali A, et al：Hypoalgesic and sympathoexcitatory effects of mobilization with movement for lateral epicondylalgia. Phys Ther, 83(4)：374-383, 2003.

10）Mulligan BR：マリガンのマニュアルセラピー（細田多穂，ほか監訳），協同医書出版社，2002.

11）Butler DS：バトラー・神経系モビライゼーション（伊藤直榮，監訳），協同医書出版社，2000.

IV

疾病別處置法（病例研究）

1 外傷性頸椎病變（頸部揮鞭症）

Abstract

■ 所有運動器官疾患的評估治療中，以生理心理社會方式處理很重要，在頸部揮鞭症的評估治療中尤其重要。

■ 在頸部揮鞭症的治療中，防止慢性化很重要。

前言

　　成為外傷起點的頸部疼痛（外傷性頸部疼痛）中，交通事故造成的外傷性頸部疼痛尤其因為車子衝撞時頸部運動學上的特徵，所以也稱為「頸部揮鞭症」。事故後的頸部揮鞭症中，以被害者來說，不僅有單純力學上頸部的問題，也大多摻雜了心理社會方面複雜的因素，有必要以生理心理社會方式來處理。此外，已知若症狀長期未解決，會在中樞神經階層產生變化，也就是陷入俗稱的慢性疼痛，所以同時要考慮心理社會因素教育患者，讓症狀不會慢性化，這很重要[1,2]。因此重點在於要早期鎖定不介入就會慢性化的病例，盡可能運用適當的資源，分層照護模式stratified care model[3]的想法越見重要。

　　再者，對於不需要繁複介入的患者，若介入程度超過必要，有的反而會造成心理社會問題[4]，無須繁複介入時將重點放在提高患者的自我效能，治療者不放大問題也很重要。基本上據說頸部揮鞭後使用頸圈顯示了會妨礙復原的可能性，小心照護下的運動治療或指導患者跟平常一樣過生活會更有效果[5]。

基本知識

➤分層照護模式stratified care model

　　所謂分層照護模式stratified care model，舉例來說，並非將所有頸部揮鞭症患者一視同仁，而是視作幾個小群的集合體，對各小群進行各自有反應的治療。提到頸部揮鞭症的分層照護模式stratified care model，就該提到臨床預測準則CPR。所謂臨床預測準則CPR，是使用統計學最具預測力的條件變數組合來將患者分成小群。臨床預測準則CPR最少要三個條件，若其中只有兩個條件經過研究階段，則應用到臨床上尚須考慮，而經過三階段研究的條件則可推薦廣泛使用在臨床上。有報告指出，頸部揮鞭症方面能應用於臨床且有力的臨床預測準則CPR有兩個，此處將介紹其中之一。

CPR：
clinical prediction rule

●鞭索傷害預測準則whiplash prediction rule[6,7]

　　此臨床預測準則CPR是針對外傷後四週內出現急性頸部揮鞭症的患者，預測在一年後或六個月後，其頸部失能量表NDI是落在10%下完全恢復呢？還是落在30%以上有慢性障礙狀況？（**表1**）

NDI：
neck disability index

➤肌肉骨骼系統臨床解讀架構
musculoskeletal clinical translation framework

　　實踐生理心理社會處理方式時，近年公開的肌肉骨骼系統臨床解讀架構musculoskeletal clinical translation framework很有幫助（**圖1**：https://www.musculoskeletalframework.net/get-the-ebook）。詳情希望各位參考原著[8]，不過大略可分為九個因素來考量、設立治療方針。

PDS：
posttraumatic
diagnostic scale

表1　鞭索傷害預測準則whiplash prediction rule[6]

外傷後六個月時完全復原	NDI≤32% & 35歲以下	陽性預測值=80%
外傷後六個月時完全復原 或有慢性障礙	NDI≤32% & 35歲以上	
	NDI＝33～39%	
	NDI≥40% & 35歲以下	
	NDI≥ 40% & 35歲以上 &創傷後壓力診斷量表PDS的過度警覺hyperarousal分數≤ 6	
外傷後六個月時有慢性障礙	NDI≥ 40% & 35歲以上 &創傷後壓力診斷量表PDS的過度警覺hyperarousal分數≥ 6	陽性預測值=90%

（引用自文獻6）

圖1　肌肉骨骼系統臨床解讀架構musculoskeletal clinical translation framework

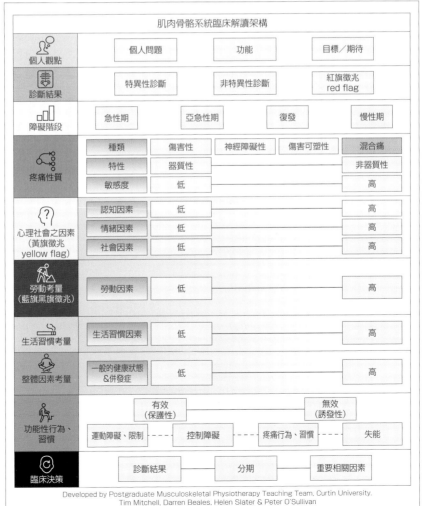

Developed by Postgraduate Musculoskeletal Physiotherapy Teaching Team, Curtin University.
Tim Mitchell, Darren Beales, Helen Slater & Peter O'Sullivan

IV

疾病別處置法（病例研究）

病例資訊

　　礙於篇幅，無法列出從初診到物理治療結束所有的臨床判斷，因此此處著重於初診時的考量流程來介紹。

▶基本資料

年齡：20歲（大學生）

性別：男性

診斷結果：頸部揮鞭症

目前病歷：一週前患者開自小客車停在交叉路口，被從後方追撞受傷。受傷當下
　　　　　不會疼痛，事故處理結束。為求慎重，患者到住家附近骨科看診，照
　　　　　了磁振造影MRI與X光。等待醫師看診時從頸部到肩膀逐漸變緊。醫
　　　　　師說「影像上沒有明顯的骨折或韌帶斷裂情況，不過你的頸部很直，
　　　　　較無法承受外力，我想之後疼痛會慢慢出現」，開了止痛藥並要患者
　　　　　戴上頸圈。此外，為了強化肌力、減輕疼痛，也接受建議，請物理治
　　　　　療師看看。診察結束繳費時頸部開始疼痛，肩膀的緊張也變成疼痛。
　　　　　雖然吃了止痛藥，但症狀沒改多少，由於疼痛逐漸嚴重，隔天再度到
　　　　　附近的骨科看診。看診醫師跟昨天相同，醫師說「如我所料，疼痛逐
　　　　　漸出現了吧」，之後並沒有再進一步的建議或處置，說要觀察經過，
　　　　　一星期後再回診。

　　　　　　患者即使吃了止痛藥頸部疼痛也日漸遽增，因此在網路上搜尋了物
　　　　　理治療師，到本院看診。本院醫師表示：患者並無嚴重之處，大多是
　　　　　因為事故後處於激動狀態，所以很難感覺到疼痛，「本院有專門的物
　　　　　理治療師，不論什麼事情都能跟他們商量」，聽了這些話之後感覺疼
　　　　　痛減輕了。跟物理治療師預約初次評估的隔天，疼痛程度逐漸減輕，
　　　　　從持續性疼痛變成間歇性疼痛。

過往病史：無（事故前無症狀、沒生病）

物理治療之評估

▶初次評估

- 觀察：在候診室等待時，患者一直用骨盆後傾、腰椎屈曲、頭頸部屈曲的
　姿勢操作手機。患者帶著頸圈，拿下頸圈時可觀察到他盡量不動到頸部、
　很小心地動作。問診中患者不太有笑容，感覺變得有點神經質。
- 症狀：從枕部到T2附近起，會有擴散到雙肩的間歇痛（有點疼的鈍痛），
　事故後第三天起有逐漸改善的傾向。
- 興趣：開車兜風（只在週末，大約8小時）、泡溫泉。
- 你認為為什麼會疼痛呢？：頸部韌帶因為事故受傷。

- 你認為出現疼痛代表什麼？：韌帶損傷變嚴重了。
- 你認為該怎麼做才能促進恢復？：靜養、固定（頸圈）。
- 受到限制的事情：開車（因為車子報廢了）、頸部活動、讀書集中力低下、社團活動（足球：負責前鋒，還不到比賽程度，興趣而已）。
- 需求：想知道頸部疼痛會不會殘留、變好的方法（如果有的話）。網路上有各種意見，也想知道究竟是熱敷好？還是冰敷好？
- 保險：保險公司有聯絡，事故後的應對很順利，沒問題。
- 頸部失能量表NDI：36%
- 這2～3天的疼痛強度（0～10：0＝不會疼痛）：3

ÖMSQ-12-J：
Örebro
musculoskeletal
screening
questionnaire 12-J

- 日本適用之12項厄勒布羅肌肉骨骼系統篩檢問卷ÖMSQ-12-J[9]（1～120：120＝最糟糕的狀況）：39分（5分以上的項目為：問題4「這2～3天在意症狀或疼痛的程度一天中大概幾%？」（0%＝完全不在意，100%＝總是很在意）：100%。問題5「這2～3天緊張、不安的程度有多少？」（0＝完全不會，10＝極度緊張、不安）：7。問題7「你認為目前症狀無法改善的可能性有多少？」（0＝完全不覺得，10＝相當有可能）[7]

PSFS：
patient specific
functional scale

- 病患特定功能量表PSFS（0＝辦不到）：出聲音叫患者時轉頭的動作（3）。90分鐘內不在意疼痛集中精神讀書（3）。沒有疼痛的情況下坐電車（坐著）1小時上學（3）。一如往常參加社團活動練習、上場比賽（0）*

  ＊事故後患者認為運動不好便減少參加社團活動，盡可能在家睡覺。患者踢足球位置為前鋒，認為「說不定沒辦法再頂球之類的了」。

- 打工：補習班老師（每週一次）。事故後休息，雇主說「等今天診察有結果再來討論往後該怎麼辦」。患者喜歡當補習班老師的工作，即使頸部疼痛也想繼續做下去。
- 顯示嚴重症狀的徵兆：5D2N（dizziness：眩暈、diplopia：複視、drop attack：突然失去意識、dysarthria：構音困難、dysphasia：吞嚥障礙、nausea：噁心、nystagmus：眼球震顫）：無。
- 握力篩檢：無明顯低下，也自認為與以前相同。
- 手部細緻度篩檢：自認為與以前相同。
- 睡眠障礙：事故前睡到早上才會醒，而事故後到熟睡前會考慮很多未來的事、變得不安，躺上床到入睡大概要花3小時。現在平均進入熟睡時間大約2小時。
- 枕頭：使用一個低反發氨基甲酸乙酯的枕頭，沒有特別高或特別低，在事故前就一直使用，感覺很舒適。

IV

疾病別處置法（病例研究）

- 家人：患者與父母三人同住在老家（父母都要上班）。住家與本院有點距離，尚能兩週回本院看診一次，可以的話希望能靠居家運動改善。
- 恢復相關因素：不抽菸，無糖尿病，只有在疼痛強烈時服用非類固醇抗發炎藥物（NSAIDs）。
- 問診中症狀惡化因素篩檢：持續坐著（包含讀書中）。
- 問診中症狀改善因素篩檢：站立、步行。
- 修正姿勢時的變化：從頸部到雙肩症狀消失。
- 可動區域篩檢檢查：頸部的運動檢查如**表2**所示（頸部自主運動可動性約為頸部被動運動的60%，所有方向都會出現疼痛，從頸部延續到雙肩）。上肢抬高、外展約60°起到動作最末端會誘發症狀從頸部延續到雙肩出現，左右兩邊都是。
- 抵抗運動檢查：屈曲、伸展、左右轉動、左右側屈全部都會誘發症狀從頸部延續到雙肩出現。
- 反覆運動檢查：即使小心地反覆運動各10次，依舊在運動中所有方向動作的最末端誘發症狀，運動後症狀消失。
- 壓痛檢查：左右斜方肌上側纖維、左右頭夾肌、左右胸鎖乳突肌的壓痛激烈，這些壓痛可藉由按壓第一指間間隙（拇指與食指間）減輕。

- 顱頸屈曲測試CCF test：無神經敏感，①可做到24mmHg以下，②持久力測試可做到第二次24mmHg。
- 眼睛與頸部協調性篩檢檢查：無特殊異常。
- 睜眼、閉眼平衡：睜眼閉眼都能維持30秒以上。

➤解釋（根據表1）

■個人觀點

- 問題：因為從頸部擴散到雙肩的鈍痛、此疼痛引起的功能障礙以及這件事故對將來產生的影響而感到不安。
- 功能限制：頸部轉動、持續坐著、睡眠不足。
- 目標、期待：希望物理治療師預測預後並教導改善頸部疼痛的方法。積極地自己做居家運動來治療。

表2 頸椎被動運動的檢查結果

動作	嚴重限制	中等限制	輕度限制	無限制	被動運動終末感覺end feel
頭部前傾			×		空empty*
頭部後收			×		空empty*
屈曲		×			空empty*
伸展		×			空empty*
往右轉動		×			空empty*
往左轉動		×			空empty*
右側屈		×			空empty*
左側屈		×			空empty*

*請參照文獻10

■診斷結果

・無紅旗徵兆red flag。

・無明顯構造上的傷害。

■障礙分期

・亞急性期

■疼痛性質

・根據間歇性疼痛、修正姿勢的反應、自主運動檢查、被動運動檢查、抵抗運動檢查、反覆運動檢查的結果，可認為是應力性疼痛。

・壓痛檢查的結果顯示有下行性疼痛抑制作用，由於疼痛是間歇性、應力性的，可認為疼痛種類的傷害性因素較大。

・從目前病歷、壓痛、日本適用之12項厄勒布羅肌肉骨骼系統篩檢問卷ÖMSQ-12-J分數（問題4）可認為其過敏性高。

■心理社會因素（黃旗徵兆yellow flag）

・認知因素：從觀察、問診顯示有：對運動的恐懼、疼痛＝構造損傷擴大、恢復＝靜養，這些認知方面的問題。此外，從ÖMSQ-12-J分數（問題7）可知，患者認為自己很有可能是預後不良的病例。

・影響因素：從ÖMSQ-12-J分數（問題5）可推測得知患者稍微有憂鬱的一面，從問診中面無表情、睡眠不足、無法開車兜風或踢足球散心、無法集中精神讀書也能推測患者處於壓力很大的狀態。患者對將來感到不安，正確記著首位醫師的話也強化了不安，也可推測有鑽牛角尖之處。

・社會因素：無吸菸史，有社團活動運動史，可認為應該沒有大問題。

■勞動考量（藍旗黑旗徵兆blue & black flag）

・藍旗徵兆blue flag：從打工雇主說的話可知應該沒有大問題。

■考量生活習慣

・雖然睡眠不足、事故後運動不足，但患者沒有吸菸，住在老家也三餐正常。

■考量整體因素

・無過往病史、併發症、遺傳性疾病，沒什麼大問題。

■功能性行為、習慣

・從自主運動與被動運動的差異可見到防禦性反應。因為有可動區域限制，所以可認為有動作的機能障礙，此外從顱頸屈曲測試CCF test的結果也可認為患者控制動作的能力低下。然而患者並未伴隨暈眩或頭痛等症狀[11]，保有眼睛與頸部的協調性、平衡功能，尤其在操作智慧型手機時患者坐姿不良，透過坐姿修正減輕了症狀，可認為修正慣性姿勢也是影響症狀的因素。

➤初診時的治療方針

■臨床決策clinical decision making

- 根據頸部失能量表NDI做出臨床預測準則CPR，可分析出這是為了預防慢性化應該採取對策的病例。尤其該患者的疼痛是應力性，卻強烈顯示出黃旗徵兆，可想見減輕黃旗徵兆會左右治療是否成功，首先如以下所示設立方針：

- 說明疼痛並不等於構造損傷擴大。
- 說明患者需要的並非靜養或過多的保護，重要的事是促進代謝，以適度的負荷給予刺激。
- 患者主訴與機能障礙一致，即使患者說謊，也要強調這不是什麼莫名其妙的病。
- 改善睡眠。
- 修正慣性姿勢[12]。
- 小心地做可動區域運動（包含活化頸部深層肌肉[13]）。

> **Memo** **為了實踐生理心理社會性治療**
>
> 　　為了適度地實踐生理心理社會性治療，筆者認為只進行力學方面的治療，或是只進行心理社會性治療這種涇渭分明的做法並不理想。筆者認為無論哪邊的治療因素經常都是必要的，疼痛種類若傷害性疼痛的影響比重大，則力學性治療因素會變大，而疼痛種類若是非傷害性疼痛比重大，則可想見需要較多的心理社會性治療因素。

　　具體的初診計劃如下所示：

- 說明什麼是疼痛。
- 目前這時期溫熱患部也沒有問題，探討和緩地泡溫泉或泡澡能否改善睡眠。
- 不是要患者躺在床上不動，而是要不使用頸圈地過普通生活。讓患者也參加社團活動，先不要做出會對頸部施加強烈應力的動作，如長傳、鏟球、擒抱、頂球等，做較輕鬆的動作觀察症狀是否真的惡化。即使運動中頸部暫時出現疼痛，若①5～10分鐘後消失＆②到了隔天早上症狀沒有惡化，則負荷量是適當的，以此為基準，逐漸增加運動項目。
- 探討坐學校的座位時，塞東西到腰部後方減少骨盆後傾能否讓患者讀書更集中精神。
- 上下學等時候努力不要臉朝下玩手機[14,15]，探討坐電車（坐著）移動一小時症狀是否有變化。
- 骨盆在正中位，肩胛骨稍微內收，伸直頸椎，像要讓自己長高的樣子。在臨床練習這個動作，每天做這個居家運動。維持此姿勢10秒以上，一小時做兩次以上。

- 不使用表淺肌肉，緩緩控制上位頸椎屈曲（圖**2**）。每次收縮10秒，如此反覆10次，一天做兩回。
- 調整好頸部姿勢，坐著，以疼痛不會惡化的程度，小心地自主轉動（左右各10次／組），每隔1～2、3小時做一回。若要調整，優先調整強度（可動區域），姿勢或頻率後之。

➤初診後一週之追蹤

- 主觀資訊（Subjective）：緩緩泡溫泉時感覺一新，變得容易入睡。如今約可熟睡6小時左右。患者沒有使用頸圈，以普通的生活節奏過生活。參加社團活動，做輕度項目時頸部疼痛沒有惡化，不如說有時甚至忘了頸部疼痛這回事。患者也恢復打工，周遭的人多少會幫忙注意，沒有明顯惡化的跡象。讀書時在腰部後面塞浴巾後姿勢變好，症狀大幅減輕，也因此分散注意力的情況變少了。上下學時盡可能讓手機畫面跟臉部同高，臀部深深往後坐整個靠上椅背，所以電車移動時頸部症狀大幅改善。雖然修正姿勢運動執行率並非100%，但想到就會做，大概一天做10次左右。忙的時候大約一～二天沒辦法做上位頸椎屈曲運動，可以做的日子會在晚上跟睡前做兩回。頸部轉動運動大約一天會做4～5組。與一週前相比，感覺在疼痛增強前的可動區域變大了，繼續這樣運動下去似乎會變得更好。
- 客觀資訊（Objective）：在候診室等待的時候坐姿大幅改善，表情也偶爾會露出笑容。
- 頸部失能量表NDI：20%

圖2　改善肌肉控制能力的運動

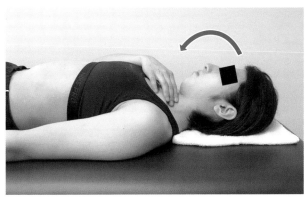

姿勢與顱頸屈曲測試CCF test相同，視線一起跟著從正面的天花板移動到立起來的膝蓋稍微上方之處，進行輕柔和緩的點頭運動。運動中觸摸胸鎖乳突肌、斜角肌，確定點頭前是放鬆的。點頭直到開始感受到肌肉收縮，保持該狀態10秒。

- 這二～三天疼痛的強度（0～10：0＝不會痛）：2
- 病患特定功能量表PSFS：出聲叫喚時轉頭的動作（5），不在意疼痛專心讀書90分鐘（6），可沒有疼痛地以坐姿坐電車上下學（6），如往常參加社團活動、比賽（3）。
- 評估（Assessment）：上肢抬高、外展約90°誘發頸部到肩膀的症狀。雖然頸椎可動區域比初次評估時改善，但頭部前傾、後收依舊有輕度限制，此外的動作為中等限制，而被動運動終末感覺end feel則是空empty。
- 抵抗運動檢查：與初次評估時相同。
- 顱頸屈曲測試CCF test：無神經敏感，①可做到26mmHg以下，②持久力測試可做到第1次26mmHg。
- 計劃、治療（Plan）：如初次評估的假設，可認為治療計劃奏效，順利出現改善成果，也能推測患者的自我效能提升。筆者認為患者的性格認真，是會受到醫療人員言行強烈影響的類型。由此可知，若是嚴厲評論居家運動執行率，或要患者多做點運動、給予精神上的壓力，有可能會阻礙恢復（請參閱**Memo**）。所以稱讚患者「這次運動執行率高於我們預想，代表你很努力」，要強調「恢復得很順利」，繼續做以往列出的項目。

Memo 疼痛管理也要考慮免疫狀態

根據近年來的研究，已知免疫系統會影響疼痛或精神狀況[16]。由此可知，確保睡眠時間、適度運動與過著正常的生活，不僅在精神方面能提高疼痛閾值，在物理方面來說抑制局部發炎、抑制組織敏感也是很重要的。

運動之進展

隨著症狀減輕及可動區域擴大，有必要從輕鬆的運動，慢慢提高對頸部深層肌肉的負荷量。居家運動的範例[17]如**圖3～5**所示。

結束物理治療之概略基準

澳洲頸部揮鞭症相關的診療指南[18]表示，最低限度的追蹤要在初診後一週、三週、六週、三個月進行，疼痛量表及頸部失能量表NDI中能見到10%以上改善，便判斷為「有改善」。若進行了適當的處置，據說在初診後六週，有45%以上的人會恢復（疼痛量表＜3/10 & NDI＜8/100），而初診後三個月時，則有半數的人沒有機能障礙，也不會對動作感到不安，如此便結束了物理治療。

圖3　頸部伸肌群的運動

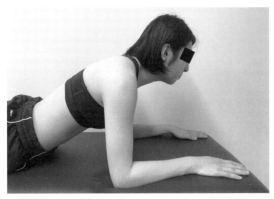

a

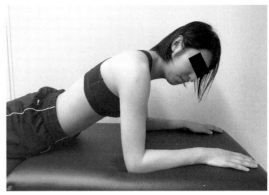

b

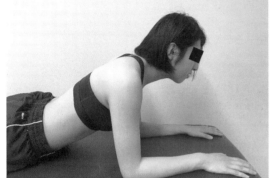

c

調整肩胛胸廓關節列位，注意不要變成翼狀肩胛，調整好再開始。

a：就停在這個姿勢，注意力放在下顎，聽到「Yes」時再點頭。

b：維持這姿勢，聽到「No」時緩緩搖頭，頸椎轉動左右各約30°。

c：從頸椎屈曲位後收頭部，此時維持視線落在雙手中間。

反覆**a～c**的運動，1組5次。慢慢練習，到能做3組時，變成反覆10次為1組，到能反覆3組為止。

圖4　頸椎轉動肌群訓練

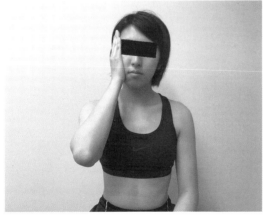

從頸椎正中位開始，肌肉等長收縮地轉動頸椎，用全力的10%左右進行5秒。左右交互各進行5次。

圖5　抬高頭部訓練

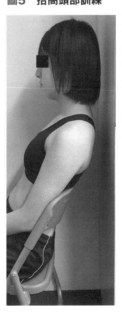

治好疼痛的話，慢慢開始做這運動，運動中要施加不會引起疼痛的負荷進行。

坐在椅子上，往後靠著椅背，頭部靠到牆壁的話稍微低頭拉開距離，保持這姿勢5秒。一開始反覆2～3次為1組，做3組，做到能反覆5次為1組，做3組的程度。越往後靠，運動強度越高。

文献

1) Sterling M : Physiotherapy management of whiplash-associated disorders (WAD). J Physiother, 60 (1) : 5-12, 2014.
2) Meeus M, et al : The efficacy of patient education in whiplash associated disorders : a systematic review. Pain Physician, 15(5) : 351-361, 2012.
3) Foster NE, et al : Stratified models of care. Best Pract Res Clin Rheumatol, 27(5) : 649-661, 2013.
4) Côté P, et al : Early aggressive care and delayed recovery from whiplash : Isolated finding or reproducible result? Arthritis Rheum, 57(5) : 861-868, 2007.
5) Teasell RW, et al : A research synthesis of therapeutic interventions for whiplash-associated disorder (WAD) : part 2 - interventions for acute WAD. Pain Res Manag, 15(5) : 295-304, 2010.
6) Ritchie C, et al : External validation of a clinical prediction rule to predict full recovery and ongoing moderate/severe disability following acute whiplash injury. J Orthop Sports Phys Ther, 45(4) : 242-250, 2015.
7) Ritchie C, et al : Derivation of a clinical prediction rule to identify both chronic moderate/severe disability and full recovery following whiplash injury. Pain, 154(10) : 2198-2206, 2013.
8) Mitchell T, et al : Musculoskeletal Clinical Translation Framework : From Knowing to Doing. 2017 : http://hdl.handle.net/20.500.11937/58046.
9) Takasaki H, et al : Cross-cultural adaptation of the 12-item Örebro musculoskeletal screening questionnaire to Japanese (ÖMSQ-12-J), reliability and clinicians' impressions for practicality. J Phys Ther Sci, 29(8) : 1409-1415, 2017.
10) Kaltenborn FM, et al : Manual Mobilization of the Joints : Joint Examination and Basic Treatment. Volume II. The Spine, 6th ed, Oslo, Norway, Norli, 2012.
11) Treleaven J, et al : Characteristics of visual disturbances reported by subjects with neck pain. Man Ther, 19 (3) : 203-207, 2014.
12) Horton SJ, et al : Changes in head and neck posture using an office chair with and without lumbar roll support. Spine (Phila Pa 1976), 35(12) : E542-E548, 2010.
13) Falla D, et al : Recruitment of the deep cervical flexor muscles during a postural-correction exercise performed in sitting. Manual Therapy, 12(2) : 139-143, 2007.
14) Choi JH, et al : An analysis of the activity and muscle fatigue of the muscles around the neck under the three most frequent postures while using a smartphone. Journal of physical therapy science, 28(5) : 1660-1664, 2016.
15) Kim SY, et al : Effect of duration of smartphone use on muscle fatigue and pain caused by forward head posture in adults. J Phys Ther Sci, 28(6) : 1669-1672, 2016.
16) Verma V, et al : Nociception and role of immune system in pain. Acta Neurol Belg, 115(3) : 213-220, 2015.
17) Jull G, Sterling M : Whiplash injury recovery : a self help guide, 2nd ed, Brisbane, QLD, The University of Queensland, 2011.
18) TRACsa : Clinical guidelines for best practice management of acute and chronic whiplash associated disorders : Clinical resource guide. Adelaide : Trauma and Injury Recovery, South Australia, 2008.

2 頸椎椎間盤突出

Abstract

■ 本病例主訴左上肢麻痺，藉由擴大C5/6椎間孔操作與C5神經滑動操作，去除疼痛測試中症狀暫時改善，由此假設了該病患病狀為：因為C5/6椎間孔狹窄，絞扼了C5神經，出現滑動性障礙。此外，由於胸椎伸展可動性低下，建立了頸椎伸展位列位的椎間孔狹窄，是致使C5神經絞扼機械應力惡化因素的假設，進行物理治療。

■ 以改善胸椎伸展可動性為目標進行物理治療，結果治療介入三個半月後麻痺從數字評定量表NRS10→0有所改善。推測是因為擴大頸椎椎間孔，減少絞扼C5神經的機械應力，提高C5神經滑動性，所以改善了症狀。

■ 分類病理（從構造學上推論疼痛部位），評估、治療患部及相鄰關節的機能不全，是物理治療的重點所在。

病例資訊

NRS：
numerical rating scale

BMI：
body mass index

➤ 一般資訊

年齡：76歲

性別：男性

身高：164cm

體重：59kg

身體質量指數BMI：21.9（正常值：18.5～25.0）

主訴：常有左上肢麻痺及頸部兩側疼痛。

期望：治好麻痺及疼痛，想再回歸體育活動。

參加的體育活動：高爾夫球、慢跑、硬式網球等等。

➤ 醫學資訊

診斷結果：頸椎神經根病變、變形性脊椎炎。

➤ 影像資訊

　X光影像中，可見到C5/6高度往左轉動（圖1a）、頸椎變形、骨頭鈣化、長骨刺（圖1b）、C5/6高度的過可動性（圖1c、d）。

　磁振造影MRI中，矢狀面影像C5/6高度處可見到輕度的椎間盤膨出。C5/6高度的橫切面影像中則可見到椎間盤膨出與黃韌帶肥厚造成左椎間孔狹窄（圖2b）。

➤ 目前病歷

　2015年8月出現頸部疼痛，同年10月上旬左右出現左上肢麻痺及背部疼痛，抬高左肩及揮動左手變得困難。麻痺、疼痛增強，連日常散步也變得困難。之後接受民俗療法症狀沒有改善，同年12月中旬到骨科看診，開始物理治療。

圖1　X光影像

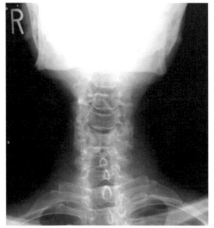

a　正面像

b　側面像

c　側面像（屈曲）

d　側面像（伸展）

圖2　磁振造影MRI（T2加權影像）

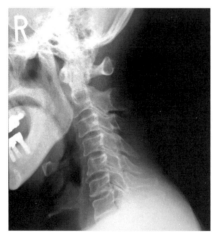

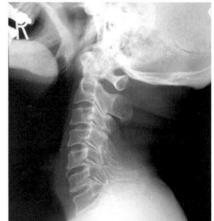
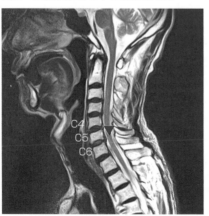
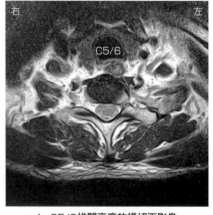

a　矢狀剖面影像

b　C5/6椎間高度的橫切面影像

物理治療之評估

➤疼痛之評估（圖3）

- ·靜態時疼痛：左上肢麻痺（＋）
- ·同一姿勢時疼痛：左上肢麻痺（＋）
- ·動作時疼痛：頸部伸展動作中左上肢麻痺增強，側屈、轉動動作時頸部兩側疼痛（＋）

➤列位、可動性之評估

頸部可動性是以Performance Attainment Associates公司製作的CROM量測，評估結果如**表1**所示。頸部伸展時再度出現左上肢麻痺。

➤姿勢之評估

端坐姿（**圖4**）時，頭部前傾、胸椎後彎大，自主運動中無法修正姿勢讓頭部往後。

➤肌肉出力（徒手肌力測試MMT）之評估

上肢肌肉出力沒有左右差異。

MMT：
manual muscle
testing

圖3　疼痛之評估

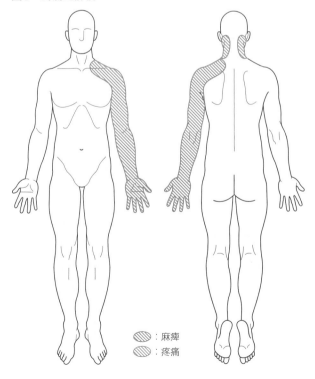

◨◨ ：麻痺
◨◨ ：疼痛

表1　頸部可動性評估結果

運動方向	角度（°）	備考
屈曲	50	
伸展	50	左上肢麻痺（＋）
右側屈	30	頸部兩側疼痛（＋）
左側屈	30	頸部兩側疼痛（＋）
往右轉動	60	頸部兩側疼痛（＋）
往左轉動	60	頸部兩側疼痛（＋）

圖4　端坐姿勢

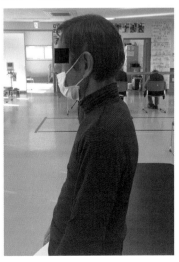

➤感覺檢查

淺層感覺沒有左右差異。

➤誘發測試provocation test（右／左）

・橈骨神經：－／＋，正中神經：－／－，尺骨神經：－／＋

➤骨科測試

・傑克森氏壓頂測試 Jackson compression test：＋
・史柏霖氏測試 Spurling's test（右／左）：－／＋

➤去除疼痛測試

● 擴大椎間孔操作[1]（**圖5**）

C5/6擴大椎間孔操作下靜態時左上肢麻痺有改善，然而頸椎伸展動作中麻痺再度復發。

● 神經滑動操作[1]（**圖6**）

C5神經滑動操作下靜態時左上肢麻痺有改善，然而頸椎伸展動作中麻痺再度復發。

● 筋膜技法[2]

・淺筋膜技法：麻痺，頸部疼痛無顯著變化。
・深筋膜技法：麻痺無顯著變化，頸部疼痛改善。

➤胸椎可動性之評估

後往前鬆動術（**圖7**）下可見到T1、T2可動性低下。

圖5　去除疼痛測試（擴大椎間孔操作）

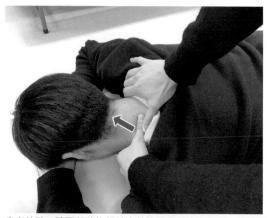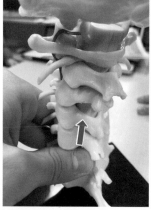

患者俯臥，讓頸部稍往想擴大的椎間孔反方向側屈。治療師的拇指透過軟組織抵在椎弓上，往對側眼睛的方向（45°往上）擴大椎間孔[1]。

圖6 去除疼痛測試（神經滑動操作）

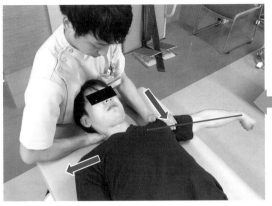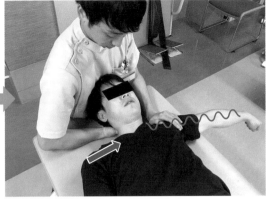

a 延展神經　　　　　　　　　　　　　b 舒緩神經

請患者仰臥，以不會麻痺的程度外展上肢，呈適度延展的姿勢。治療師的虎口靠在頸椎棘突上，往與外展上肢相反方向牽引，治療師對側的手壓制住患者肩帶不要動，延展神經。接著解除牽引，舒緩神經。反覆此手技數次提升神經滑動性[1]。

圖7 後往前鬆動術

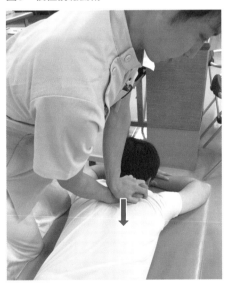

患者俯臥，治療師從上方垂直壓迫棘突，一邊感受抗拒感，一邊評估、治療胸椎僵硬之處。

> **Memo　神經根症狀與神經滑動性之鑑別**
>
> 　執行去除疼痛測試（擴大椎間孔操作）下，減輕神經根壓迫、麻痺狀況改善的病例很多。此處必須要注意鑑別患者是神經根症狀呢？還是神經滑動性障礙？若與障礙部位同一髓節高度出現肌力低下、感覺低下、反射異常[3]，則為神經根症狀，若沒有出現前述狀況，則很有可能是神經滑動性障礙。

➤整合、解釋

　　本病例主訴左上肢時常出現麻痺狀況。磁振造影MRI中，橫切面影像可見到C5/6椎間高度的椎間盤膨出及黃韌帶肥厚，造成左椎間孔狹窄。會壓迫椎間孔的

傑克森氏壓頂測試 Jackson compression test 與史柏霖氏測試 Spurling's test 結果為陽性。此外，在縮小椎間孔的頸椎伸展動作下，左上肢麻痺會增強。根據擴大C5/6椎間孔操作、C5神經滑動操作的去除疼痛測試下，靜態時左上肢麻痺暫時改善，不過患者並沒有神經根絞扼症狀特徵的肌力低下或感覺低下[3]。綜合前述內容，建立假設如下：本病例的病狀並非神經根症狀，而是由於椎間孔狹窄、神經根的通道變小，C5神經滑動性障礙引起的左上肢麻痺。

去除疼痛測試（擴大C5/6椎間孔操作、C5神經滑動操作）下雖然症狀暫時改善，但頸椎伸展動作時麻痺再度復發。從X光影像可見到頸部屈曲、伸展時C5/6高度的過可動性，而評估胸椎可動性時，可知上位胸椎可動性不足。此外，患者姿勢為頭部前傾，胸椎後彎大。綜合前述內容，建立假設如下：由於胸椎伸展性低下致使頸椎列位呈伸展位，是為C5/6椎間孔狹窄，增加C5神經絞扼機械應力的惡化因素。

筆者認為有必要改善以上問題點，①針對C5/6椎間孔狹窄要拉筋擴大椎間孔，②針對C5神經滑動障礙要做橈骨神經滑動運動（滑動技巧），③針對胸椎可動性低下要施行徒手後往前鬆動術、提升胸椎多裂肌滑動性手技、瑜伽的貓牛式，④針對頭部前傾、胸椎後彎位則嘗試姿勢指導。

物理治療與效果

➤物理治療內容

●擴大頸椎椎間孔拉筋（圖8）

以擴大左側椎間孔為目的，進行頸部屈曲＋右側屈拉筋。

圖8　擴大椎間孔拉筋

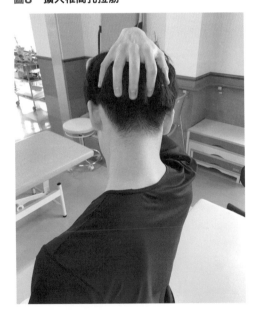

●橈骨神經滑動運動（**圖9**）

以提高末梢神經滑動性為目的，進行橈骨神經滑動運動（滑動技巧）。

●提高胸椎可動性

以改善胸椎伸展可動性為目的，進行徒手後往前鬆動術（**圖7**）、提升胸椎多裂肌滑動性手技（**圖10**）、讓患者自己做瑜伽的貓牛式（**圖11**）。

●指導姿勢（**圖12**）

保持頭部前傾、胸椎後彎位，會施加讓頸椎椎間孔狹窄的機械應力，所以要指導患者意識到並保持在胸椎伸展位的姿勢。

圖9　橈骨神經滑動運動（滑動技巧）

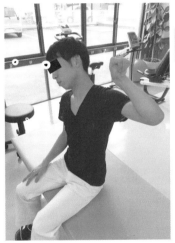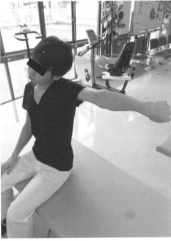

圖10　提升胸椎多裂肌滑動性手技

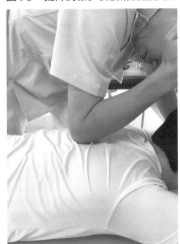

圖11　瑜伽的貓牛式

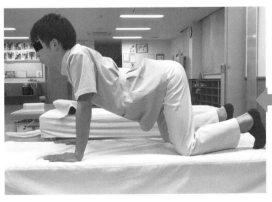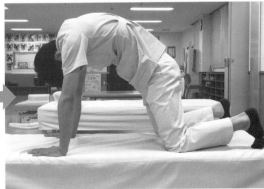

圖12　指導姿勢

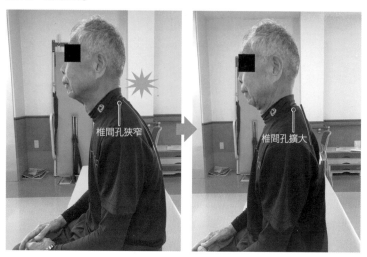

椎間孔狹窄　椎間孔擴大

➤物理治療效果（開始物理治療約三個半月後）

●麻痺

　靜態時的麻痺數字評定量表從10變成0，有改善。

●姿勢

　胸椎伸展可動性提升，頭部前傾、胸椎後彎姿勢修正了。

●頸部可動性（以Performance Attainment Associates公司製作的CROM量測）

　頸部可動性評估的變化如**表2**所示，頸部伸展時的左上肢麻痺、左側屈、往右轉動、往左轉動時的頸部兩側疼痛都改善了，剩下右側屈時頸部右邊會疼痛。

●生活狀況

　左上肢麻痺改善，重新開始每天的慢跑及作為興趣的打高爾夫球。

表2　頸部可動性評估之變化

運動方向	角度[°] 初次評估→再次評估	備註 初次評估→再次評估
屈曲	50→60	
伸展	50→40	左上肢麻痺（＋）→改善
右側屈	30→30	頸部兩側疼痛（＋）→頸部右側疼痛（＋）
左側屈	30→30	頸部兩側疼痛（＋）→改善
往右轉動	60→65	頸部兩側疼痛（＋）→改善
往左轉動	60→65	頸部兩側疼痛（＋）→改善

總結

　　椎間盤膨出、椎間關節變形性變化、黃韌帶肥厚會造成椎間孔狹窄、絞扼神經，引起滑動性障礙，筆者接觸過眾多病患皆是如此。透過肌肉機能檢查與感覺檢查來鑑別神經根症狀，在判斷病理時變得重要。此外，若像本病例只靠著針對疼痛部位的物理治療介入，而症狀沒有改善，評估相鄰關節就很重要。本病例中明確評估得知相鄰關節（胸椎）有機能障礙，藉著施行物理治療減輕機械應力，可見到症狀改善的情況。

 Clinical Hint

椎間孔狹窄之相關因素

　　由於以胸椎伸展可動性低下的狀態看著前方，尤其上位、中位頸椎必然會伸展，結果造成椎間孔狹窄，讓神經根通過的途徑縮小了。頸椎與胸椎關係密切，評估頸椎疾病患者時，必須要評估其相鄰關節的胸椎。

文獻

1）成田崇矢：頸部痛に対するシステマティックな評価とアプローチ〜病態理解から展開する，シンプルな理学療法の実践〜，ジャパンライム，2017.
2）金岡恒治，成田崇矢：腰痛のプライマリ・ケア，p20-22，文光堂，2018.
3）成田崇矢：腰痛の病態別運動療法体幹機能向上プログラム（金岡恒治 編），p32-34，文光堂，2016.

3 肌筋膜性頸部病變（肩膀僵硬）

Abstract

■ 本病例主訴為：頸部前彎時，會從頸部到腰部出現一種相當緊繃的疼痛。

■ 靜態時沒有疼痛或神經症狀，推測頸部前彎時，從頸部到腰部出現的疼痛是源自肌筋膜。

■ 努力修正從頭部、頸部到胸椎、腰椎的列位以及肌肉張力平衡，結果前彎時疼痛消失。

病例資訊

➤一般資訊

年齡：62歲

性別：女性

身高：159cm

體重：57kg

身體質量指數BMI：22.5

主訴：脖子很緊很痛。脖子、腰部前彎時會痛。

職業：家庭主婦

➤醫學資訊

診斷結果：頸椎疾病、肌筋膜性頸部病變、肌筋膜性腰痛。

過往病史：無

➤影像資訊

磁振造影MRI：C5/6輕度狹窄（**圖1**）

圖1　磁振造影MRI

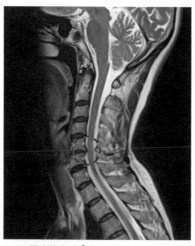

C5/6輕度狹窄（◌）

➤目前病歷

　　三個月前沒有原因地出現腰痛，到前個醫院看診。接著兩個月前出現頸部疼痛，前個醫院的物理治療師用力指壓了枕下肌群後，疼痛惡化，擴散到肩胛骨周圍。患者抱著對徒手治療的不信任感，到本院看診。

物理治療之評估

➤問診

- 被強力指壓後，噁心感及頭痛持續了約一個月。症狀好不容易緩和下來，但頸部一前彎，就有股緊繃的疼痛從頸部跑到腰部。

➤視診、觸診

- 因為徒手治療讓症狀惡化，有強烈的不信任感，精神上、身體上感覺都很緊繃。缺乏身體分節性的運動。
- 壓痛存在於枕下肌群、斜方肌上側纖維、提肩胛肌、斜角肌、胸鎖乳突肌。

➤列位之評估（圖2）

- 頭部前傾姿勢（FHP）
- 上位頸椎伸展位
- 下位頸椎屈曲位
- 後彎－前彎姿勢

FHP：
forward head
posture

圖2　列位之評估

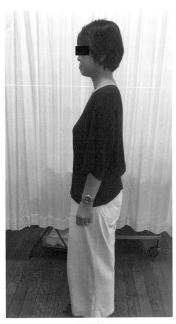 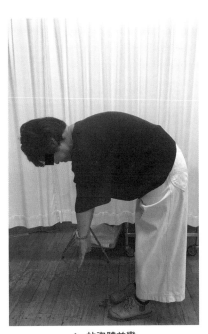

a　靜態站位
呈頭部前傾（FHP）、上位頸椎伸展。

b　站姿體前彎
確認有下位頸椎屈曲、後彎－前彎姿勢。

➤可動性之評估

●頸椎

・上位頸椎屈曲受限（下顎無法碰到頸椎前方）（圖3）

・上位頸椎轉動受限（由下位頸椎進行代償性側屈轉動）（圖4）

・枕下～頸部後方皮下組織（淺筋膜）滑動性低下

・下位頸椎伸展受限（斜角肌、胸鎖乳突肌的肌肉張力亢進）

●脊柱、腰部

FFD：
finger floor
distance

・站姿體前彎（指尖離地高度FFD）：-20cm（圖5）

・胸椎伸展受限、胸廓擴張受限

・肩胛骨可動性低下

➤特殊測試

・傑克森氏壓頂測試 Jackson's test（－），史柏霖氏測試 Spurling's test（－）

圖3　上位頸椎屈曲受限

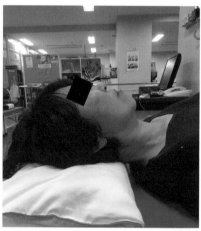

下顎無法碰到頸椎前方。

圖4　上位頸椎轉動受限

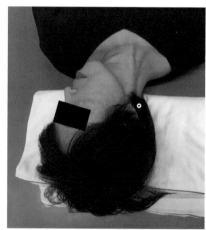

由下位頸椎進行代償性側屈轉動。

圖5　站姿體前彎（指尖離地高度FFD）

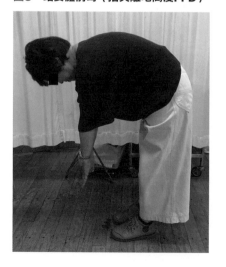

MMT：
manual muscle
testing

➤肌肉機能之評估（數值以徒手肌力測試MMT為基準）

● 頭部

・屈曲（C0-2的點頭動作）：2
・伸展：3

● 頸部

・屈曲（抬頭動作）：3
・伸展：3

● 其他

・上肢、手指、下肢的肌力低下（－）
・精緻動作障礙（－）
・步行障礙（－）

➤基本動作觀察

・頸部前彎動作：動作時比起上位頸椎，更依賴下位頸椎運動（**圖6**）
・站姿體前彎動作：腰骶椎屈曲可動性低下、胸廓可動性低下、髖關節屈曲可動性低下（**圖5**）

➤整合及解釋

　　本病例主訴為：會從頸部到腰部出現一種相當緊繃的疼痛。靜態時沒有疼痛及神經症狀，前彎時從頸部到腰部出現的疼痛會增強，懷疑是源自肌筋膜的疼痛。在前個醫院的物理治療師用力指壓後，噁心與枕部疼痛暫時持續了一段時間，到本院看診時雖然前述症狀緩解了，卻對徒手治療有強烈不信任感。

圖6　頸部前彎動作

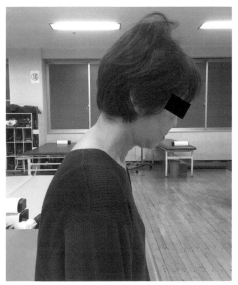

動作時比起上位頸椎，更依賴下位頸椎運動。

本病例姿勢為頭部前傾（上位頸椎伸展、下位頸椎屈曲），動作時比起上位頸椎，更依賴下位頸椎運動，胸椎與胸廓的運動也很少。針對此現象，推測可藉由校正破壞從頭頸部到腰背部列位的肌肉張力失衡，來減緩症狀。換句話說，隨著上位頸椎運動自由度擴大，與上位頸椎、下位頸椎運動連動的胸椎－胸廓也能想見必定會獲得可動性。

物理治療與效果

➤治療內容

●針對頸椎徒手治療

- 上位頸椎運動（C0-2）：屈曲伸展運動（收縮、伸展枕下肌群）（**圖7a**）、定軸旋轉運動（枕下三角的收縮、伸展）（**圖7b**）。
- 拉起後頸部皮下組織（淺筋膜）與斜方肌上側纖維（**圖8**）。

圖7　針對頸椎徒手治療

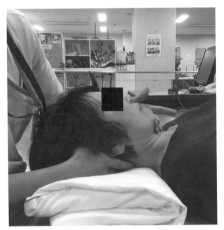 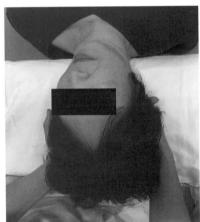

a 上位頸椎的屈曲伸展運動　　　　　b 上位頸椎的定軸旋轉運動

圖8　拉起後頸部皮下組織（淺筋膜）與斜方肌上側纖維

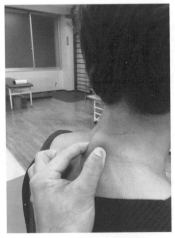 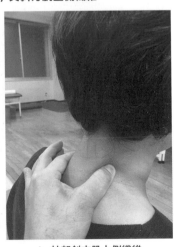

a 拉起皮下組織（淺筋膜）　　　　　b 拉起斜方肌上側纖維

●針對胸椎與腰椎的自我運動

· 伸展胸椎與後傾內收肩胛骨的運動（仰躺高舉雙手）＋擴張胸廓運動（深呼吸）（**圖9a**）。

· 腰椎的屈曲運動（腰背肌拉筋）（**圖9b**）。

· 髖關節的屈曲運動（伸展臀大肌）

➤治療方針

努力修正從頭部、頸部到胸椎、腰椎的列位及肌肉張力平衡。由於此病例相當不信任徒手治療，所以將力氣放在引導輔助自主運動，使其運動不會偏離正常的關節運動軌道，主要在促使患者自主運動。

首先要擴大上位頸椎（C0-2）的屈曲伸展、轉動可動性，提高頭部的自由度。上位頸椎（C0-2）的屈曲伸展是以寰枕關節與寰樞關節為中心動作，促使枕下肌群的收縮、伸展（**圖7a**）。轉動時最有貢獻的是附著於寰樞關節（C1-2）的枕下三角（大頭後直肌、頭上斜肌、頭下斜肌），轉動會促進此處的收縮、伸展，反覆讓C1橫突接近C2棘突的輔助自主運動（**圖7b**），此時要小心，別產生下位頸椎側屈轉動的代償動作（**圖4**）。

接著是努力修正胸椎伸展限制與胸廓擴張限制。選擇簡單、能輕易辦到的自我運動，請患者仰臥，肩胛骨下角處墊著浴巾，促使胸椎伸展與胸廓擴張（**圖9a**）。同時雙手舉高擺出萬歲的姿勢，誘導肩胛骨後傾與內收。深呼吸也能促使胸廓擴張。

圖9　針對胸椎與腰椎的自我運動

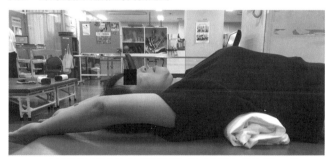

a 伸展胸椎與後傾內收肩胛骨的運動（仰躺高舉雙手）＋擴張胸廓運動（深呼吸）

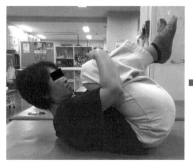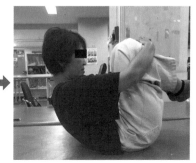

b 腰椎的屈曲運動（腰背肌拉筋）

本病例主訴不僅有頸部前彎時會頸部疼痛，腰部也會有延展痛，可認為是源自腰椎與髖關節的屈曲限制。指導患者做的自我運動：抱著單側膝蓋的髖關節屈曲運動（伸展臀大肌），以及抱著兩側膝蓋的腰椎屈曲運動（**圖9b**）。

▶治療效果

每個月兩次，進行三個月的介入（共5次），頸部疼痛與腰部疼痛消失，結束療程。

●症狀

前彎時頸部與腰部的疼痛消失了。

●列位（**圖10**）

· 伴隨著上位頸椎伸展位與下位頸椎屈曲位改善，頭部往前的情況減少了。
· 後彎－前彎姿勢減輕。

●可動性

■頸椎

· 上位頸椎的屈曲可動性增加（下顎可接觸到頸椎前方了）。
· 上位頸椎的轉動可動性增加（可動作，而不是下位頸椎的代償動作）。
· 可將枕下～頸部後方的皮下組織（淺筋膜）捏起來。
· 下位頸椎的伸展可動性增加（能抵住枕頭抬起胸廓了）。

圖10 伴隨著上位頸椎伸展位與下位頸椎屈曲位改善，頭部往前的情況減少

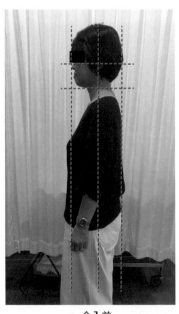 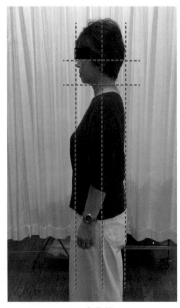

a 介入前　　　　　　　　　b 介入後

■脊柱、腰部

・站姿體前彎時手掌可以碰到地面（**圖11**）。

・肩胛骨可動性擴大（上肢抬高角度變大）。

・胸椎變得容易伸展，胸廓也變得容易擴張。

●肌肉功能（數值以徒手肌力測試MMT為基準）

■頭部

・屈曲（C0-2點頭的動作）：4

・伸展：4

■頸部

・屈曲（抬頭的動作）：4

・伸展：4

●基本動作

・頸部前彎動作：上位頸椎與下位頸椎可協調地往前彎（**圖12**）。

・站姿體前彎動作：隨著腰骶椎與髖關節的屈曲程度增大，變得能前彎了（**圖11**）。

總結

　　本病例在頸部前彎時，從頸部到腰部疼痛會增強，是肌筋膜性的疼痛。努力修正從頭部、頸部到胸椎、腰椎的列位以及其肌肉張力後，前彎時疼痛消失。

圖11　站姿體前彎（介入後）

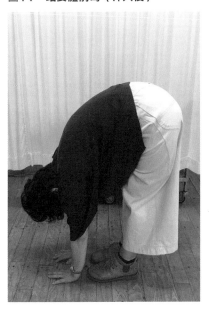

圖12　頸部前彎動作（介入後）

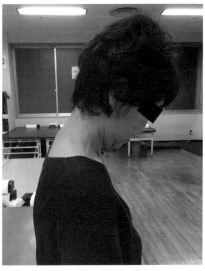

上位頸椎與下位頸椎可協調地往前彎。

4 椎間盤性腰痛

Abstract

■ 本病例主訴為：在足球比賽中誘發原因不明的急性腰痛。

■ 著眼於對椎間盤施加機械應力的要因上進行評估，結果患者是髖關節屈曲少的骨盆後傾，並在過度的腰椎後彎下，採取了足球的防禦姿勢。

■ 施行運動治療的目的為：在伴隨髖關節屈曲動作的骨盆前傾位下，學習防禦姿勢。

■ 針對髖關節屈曲與骨盆前傾的防禦姿勢修正，結果踢球時腰痛逐漸減輕、消失。

■ 改善推測為椎間盤性腰痛原因的防禦性姿勢，為維持其效果，應該著眼於造成不良姿勢的機能不全，施行自我運動。

病例資訊

➤ 一般資訊

年齡：15歲

性別：男性

身高：165cm

體重：42kg

體育活動：足球部一員（一週練習5、6次，偶爾會在週末比賽）。

主訴：踢足球時出現腰痛。

➤ 醫學資訊

診斷結果：腰椎椎間盤疾患

● 影像資訊（圖1）

無特殊發現。

圖1　X光影像

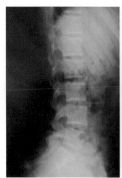 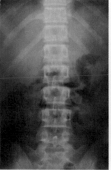 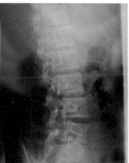 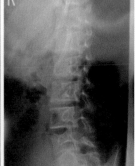

a 側面像　　　　　b 正面像　　　　　c 右斜位像　　　　　d 左斜位像

●目前病歷

2018年7月上旬，患者出場踢足球比賽。比賽進入後半場時突然出現腰痛，之後逐漸增強。數天後到本院看診，診斷為腰椎椎間盤疾患。受傷一星期後開始物理治療。

物理治療之評估

➤問診

身體前彎時出現腰痛，患者想不到什麼動作會誘發疼痛，不過踢球時，途中便出現腰痛。此外，仰躺時腰痛會減輕。

➤軀幹自主運動

屈曲、左側屈、往左轉動時，腰部中央處會出現局部疼痛（圖2）。※屈曲運動時腰部疼痛特別顯著。

➤去除疼痛測試[1,2]

SNAGs：
sustained natural
apophyseal glides

●控制椎間操作（持續性小面關節滑動術SNAGs變形版：椎間盤持續性小面關節滑動術DISC SNAGs）（圖3）

①治療師用左手固定患者，右手掌握L5棘突（圖3a）。

②下肢用力，抬起L5棘突、患者軀幹，藉此減輕對L5/S1椎間盤的機械應力（圖3b）。

③在此狀態下，讓患者進行軀幹自主屈曲運動，結果腰部疼痛減輕（數字評定量表NRS 10→2）（圖3c）。

圖2　軀幹自主運動時的疼痛部位

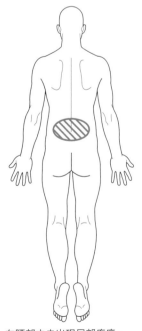

在腰部中央出現局部疼痛。

圖3　L5-S1的控制椎間操作（持續性小面關節滑動術SNAGs變形版：椎間盤持續性小面關節滑動術DISC SNAGs）

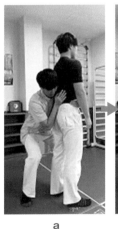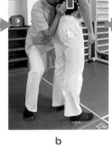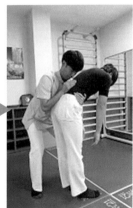

a　　　　　b　　　　　c

將L5棘突抬高到關節面上方，減輕對L5/S1椎間盤的擠壓。

FFD：
finger floor
distance

SLR：
straight leg raising

➤柔軟度、可動性之評估

●指尖離地高度（FFD）：22cm

明顯可見到腰椎後彎運動，不太能見到骨盆前傾（髖關節屈曲動作）（**圖4**）。

●直膝抬腿SLR

■被動運動（右／左）

・50°／50°

＊越接近運動極限區域，越感受到大腿後方的彈性限制，左右皆是，患
者也表示有延展感。

■自主運動（右／左）

・60°／40°°

＊從運動初期起便可見到骨盆後傾引起的代償動作，左右皆是，見不到
與骨盆動作分離的髖關節屈曲運動。

➤觀察基本姿勢、動作

●防禦姿勢（**圖5**）

以髖關節屈曲少的骨盆後傾位構成過度腰椎後彎的低姿勢，採取防禦姿勢，此
時疼痛出現在與前述相同的部位（**圖2**）。患者自主運動會變成前述的姿勢，不
過可藉由被動運動誘導骨盆前傾，讓患者採取骨盆前傾、腰椎前彎的防禦姿勢。

●掌膝著地hand-knee（**圖6**）

患者掌膝著地hand-knee姿勢為腰椎後彎位，可被動地變成腰椎前彎位。

圖4　患者的軀幹屈曲運動

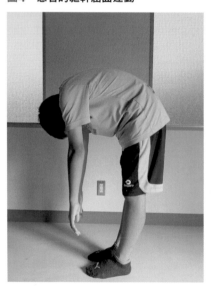

圖5　患者的防禦姿勢

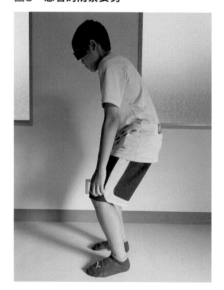

圖6　患者的掌膝著地hand-knee

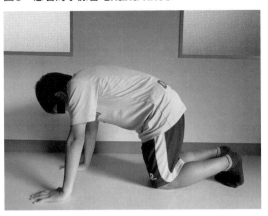

➤疼痛評估（視覺類比量表VAS）

VAS：
visual analogue
scale

・6.2cm（**圖5**的防禦姿勢時）

※疼痛出現在與前述部位（**圖2**）相同之處。

整合與解釋

　　軀幹屈曲運動時，椎體擠壓椎間盤的壓縮應力變高，會對椎間盤施加機械應力[3]。此外，若進行髖關節屈曲動作少的前彎運動，下位腰椎處會產生局部的屈曲運動，引起同部位的椎間盤障礙[1]。

　　本病例從去除疼痛測試（椎間盤持續性小面關節滑動術DISC SNAGs），可推斷為L5-S1間的椎間盤性腰痛。從柔軟度評估得知，其被動的直膝抬腿SLR兩側角度皆為50°，在運動終末區域感受到彈性的限制。據說男性的直膝抬腿SLR為65°[4]，因此懷疑患者的大腿後肌群延展性低下。一旦大腿後肌群延展性低下，做前彎動作時骨盆便不會充分前傾，所以腰椎屈曲角度變大，椎間盤內壓便上升[1]。不僅如此，患者在主動直膝抬腿ASLR時產生了骨盆後傾的代償運動，便不會進行與骨盆動作分離的髖關節屈曲運動。此外，本病例在採取防禦姿勢時說會腰部疼痛。觀察其基本動作，結果發現他的姿勢呈現髖關節屈曲少的骨盆後傾，且過度腰椎後彎。

　　從前述內容可知，患者在踢足球時的姿勢為髖關節屈曲少的骨盆後傾加上過度腰椎後彎，可想見他持續採取防禦姿勢，結果不停對L5-S1之間的椎間盤施加過度的機械應力，使得椎間盤發炎，推測椎間盤內壓上升時，便出現了椎間盤性腰痛。

　　本病例可藉由被動運動誘導骨盆前傾，讓患者採取腰椎前彎的防禦姿勢。換句話說，即使髖關節可動區域並不在正常值內，採取骨盆前傾、腰椎前彎的防禦姿勢下，可保有髖關節可動區域，推測能藉此認知到之前增加椎間盤內壓的姿勢是錯誤的。因此可想見減少椎間盤內壓的運動治療、學習採取伴隨髖關節屈曲運動的骨盆前傾、腰椎前彎位防禦姿勢，有助於改善、預防腰痛，以此制定物理治療計劃。

物理治療與效果

➤治療內容

● 掌膝著地hand-knee＋抬高下肢（活化多裂肌）（請參照「Ⅲ章-3 屈曲型腰痛」一項（p.137））

透過掌膝著地hand-knee＋抬高下肢活動多裂肌[5,6]，多裂肌活動作為腰椎分節伸展的力道，會減少椎間盤內壓[2]。因此以活化多裂肌為目的，做掌膝著地hand-knee＋抬高下肢的動作。此外，腰椎保持輕度前彎，可增加多裂肌的活動[2]，所以不要用**圖6**那種腰椎後彎的姿勢，而是要意識到、採取減少腰椎後彎的起始姿勢運動（**圖7**）。

此外，與其他骨骼肌相較之下，據說多裂肌富含type Ⅰ的纖維，持久性佳，可認為適用於持續維持姿勢上。

● 脊椎的分節伸展運動[1,2,8,9]（請參照「Ⅲ章-3 屈曲型腰痛」一項（p.137））

為了減少椎間盤內壓，要擴大椎間關節支點的椎體間距，進行伸展脊柱運動（**圖8**）。考慮到活化多裂肌也能改善脊椎機能，一邊強調脊椎各分節運動，一邊指導患者按照順序從上位胸椎起，慢慢往下位脊椎進行分節伸展運動。

圖7　掌膝著地hand-knee＋抬高下肢

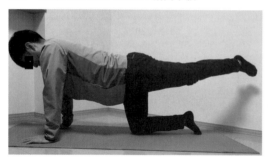

圖8　脊椎的分節伸展運動

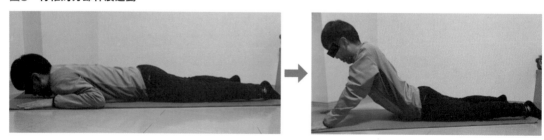

●改善大腿後肌群延展性[1,2,8,9]（請參照「Ⅲ章-3屈曲型腰痛」一項（p.137））

　　為了在不增加椎間盤內壓的狀況下改善大腿後肌群的延展性，指導患者以伸腿坐的姿勢維持骨盆前傾，再做前彎動作（圖9）。此外，為了利用股四頭肌自主伸展運動引起的拮抗神經抑制，來放鬆、伸展大腿後肌群，要採取椅子坐姿保持骨盆前傾、腰椎前彎，同時指導患者做膝蓋的伸展運動（圖10）。

●學習伴隨髖關節動作的防禦姿勢

　　藉由指導患者防禦時也要意識到姿勢，可想見能減輕比賽中施加於椎間盤的機械應力，患者反覆練習骨盆前傾、腰椎前彎姿勢下的防禦姿勢（圖11）。

圖9　伸展大腿後肌群（伸腿坐）

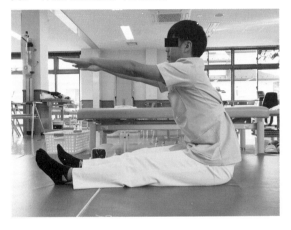

圖10　伸展大腿後肌群（椅子坐姿）

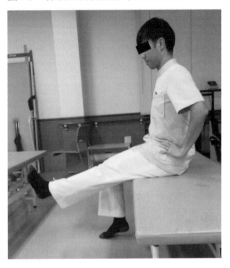

圖11　學習防禦姿勢

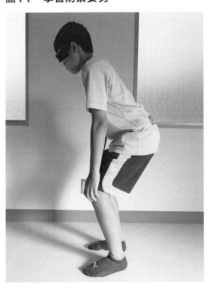

意識到骨盆前傾、腰椎前彎的姿勢。

➤物理治療結果（開始物理治療六週後）

●指尖離地高度FFD

・22cm→0cm

　＊腰椎後彎運動減少，改善成伴隨骨盆前傾（髖關節屈曲）的動作。

●主動直膝抬腿ASLR

　運動初期起，便見不到骨盆後傾的代償運動，改善成與骨盆動作分離的髖關節屈曲運動。

●防禦姿勢（圖12）

　骨盆後傾、腰椎後彎的防禦姿勢改善成為骨盆前傾、腰椎前彎的姿勢。

●疼痛評估（視覺類比量表VAS）

・6.2cm→0cm

圖12　病例防禦姿勢之比較（介入前後）

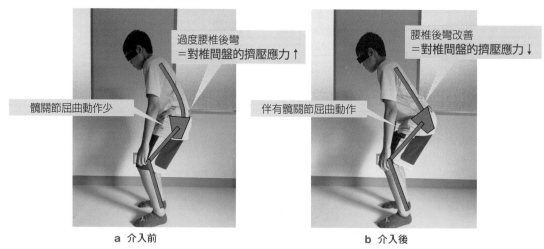

過度腰椎後彎
＝對椎間盤的擠壓應力↑

腰椎後彎改善
＝對椎間盤的擠壓應力↓

髖關節屈曲動作少

伴有髖關節屈曲動作

a 介入前　　　　　　　　　　　　b 介入後

圖13　本病例物理治療介入之經過

踢足球時，反覆採取腰椎過度後彎的防禦姿勢。

持續對椎間盤施加過度的機械應力，出現椎間盤性腰痛。

(a)活化多裂肌
(b)改善大腿後肌群的延展性
(c)習得伴隨髖關節屈曲動作的骨盆前傾、腰椎前彎
防禦姿勢，藉此減輕施加於椎間盤的機械應力

腰痛消失
（透過學習姿勢，可讓患者不會疼痛，持續踢球）

解釋結果暨針對椎間盤性腰痛的思路

　　椎間盤變性會造成纖維環損傷、施加於該椎間盤的機械應力增加，之後便引起椎間盤性腰痛[1,2]。本病例採取骨盆後傾、腰椎後彎的防禦姿勢，踢足球時反覆擺出這姿勢，推測這樣會持續對椎間盤施加過多的機械應力，使椎間盤內壓上升，進而出現椎間盤性腰痛。因此考慮到有必要減少椎間盤內壓，以及修正其防禦姿勢，開始物理治療。

　　如果機械應力不再施加於椎間盤損傷部位，那麼藉由膠原蛋白生成修復纖維環，發炎症狀消失，神經纖維也消退，便能治癒[2]。因此推測除了活化多裂肌、改善髖關節柔軟度，再加上習得骨盆前傾、腰椎前彎的防禦姿勢，結果減輕了施加於椎間盤的機械應力，減弱發炎反應，腰痛便逐漸減緩、消失。不僅如此，若不改善起因的舉動、姿勢，再度施加機械應力於椎間盤上，疼痛便會復發[1,2,9]，而為了預防復發，指導患者在踢球時也要意識到採取骨盆前傾、腰椎前彎的防禦姿勢。此外，為了預防椎間盤內壓上升，應該考慮並指導患者進行活化多裂肌、增加髖關節柔軟度為目的的自我運動。

　　在關於椎間盤性腰痛的固有研究中，據說影像上可見椎間盤變性或椎間盤突出卻無症狀者並不少[10]，而在年輕體育選手罹患椎間盤性腰痛的患者中，也有人沒發現椎間盤變性的情況[1]。因此若罹患了椎間盤性腰痛，有必要理解其病理，確實評估施加機械應力的舉動、姿勢，或者有可能成為起因的機能不全，並改善之。

Memo　**腰痛與髖關節可動性的關係**

　　在腰部施加機械應力的起因，與髖關節可動性有關。屈曲軀幹時患者主訴會痛的情況下，應該評估髖關節屈曲的可動性，而伸展軀幹時患者主訴會痛的情況下，則應該評估髖關節伸展的可動性。

Clinical Hint

起因舉動之評估

　　要誘發病例的椎間盤性腰痛，與髖關節動作少的骨盆後傾、過度的腰椎後彎防禦姿勢有關。需要髖關節動作的舉動、姿勢，會超出髖關節可動區域的範圍嗎？或者患者需要學習在可動區域範圍內的舉動、姿勢嗎？這些都有必要評估。評估結果可知道是否該改善可動性？或該促使患者學習舉動、姿勢？藉此施行更適切的治療。

文献

1) 成田崇矢：腰痛の病態別運動療法 体幹筋機能向上プログラム, p16-17, 67-69, 文光堂, 2016.
2) 金岡恒治, 成田崇矢：腰痛のプライマリ・ケア -腰痛者と向き合う時の必携書-. p19-20, 38-42, 86-90, 文光堂, 2018.
3) Nachemson A：The load on lumbar disks in different positions of the body. ClinOrthop, 45：107-122, 1966.
4) 忽那龍雄, ほか：成人における下肢挙上伸展角度について -特にSLRテストに対する考察-. リハビリテーション医学, 21 (4)：215-219, 1984.
5) Okubo Y, et al：Electromyographic analysis of transversus abdominis and lumbar multifidus using wire electrodes during lumbar stabilization exercises. J Orthop Sports Phys Ther, 40：743-750, 2010.
6) 大久保 雄, ほか：腰椎Stabilization Exercise時の四肢挙上による体幹筋活動変化. 日臨スポーツ医会誌, 19：94-101, 2011.
7) Richardson C, et al：脊椎の分節的安定性のための運動療法 -腰痛治療の科学的基礎と臨床-(齋藤昭彦 監訳), p9-51, エンタプライズ, 2002.
8) 金岡恒治, 成田崇矢：金岡・成田式 腰痛さよなら体操 -たった一ヶ月で二度と痛くならない！-. p22-29, 宝島社, 2015.
9) 金岡恒治, 成田崇矢：腰痛がスーッと消える. p101-117, 学研パブリッシング, 2014.
10) 高橋 弦, ほか：椎間板性腰痛の基礎. 日本腰痛学会雑誌, 13(1)：10-16, 2007.

5 腰椎椎間盤突出

Abstract

■ 評估腰椎椎間盤突出時，首先要從基本資訊、影像所見、醫療面談的結果來推測造成疼痛的起因組織，這很重要。

■ 評估運動機能時，要根據之前推測出的起因組織，來解明疼痛的惡化因素與減輕因素。具體上是評估疼痛惡化的姿勢、舉動→介入→重新評估，藉由反覆此過程，嘗試鎖定疼痛的起因組織及惡化、減輕因素。

■ 與疼痛惡化因素相關的機能障礙很少是單一的，大多是複數出現。開始治療後透過反覆重新評估，可更有效率地進行適當的治療。

前言

　　評估腰椎椎間盤突出時，要考慮患者主訴的疼痛是來自突出腫塊壓迫神經根？椎間盤？還是肌肉筋膜？等等，思考起因組織為何，接著從疼痛惡化的姿勢、舉動推測疼痛惡化因素、減輕因素，這很重要。治療時的重點則在於：減輕施加於疼痛起因組織的機械應力，改善疼痛惡化因素相關的機能障礙。本項將透過實例，概略解說物理治療中的評估、治療流程。

病例資訊

➤基本資訊

年齡：30多歲

性別：男性

BMI：
body mass index

身體質量指數BMI：22.3

職業：行政（以文書為中心）

主訴：工作中左下肢疼痛、麻痺

➤目前病歷

　　患者5年前在他院診斷為腰椎椎間盤突出，之後服用消炎止痛藥、經由硬膜外神經阻斷、物理治療下症狀緩解。由於一個月左右前不停加班，誘發左下肢疼痛及麻痺症狀增強（**圖1**），便至專科醫院的本院就診。本院醫師診斷為「腰椎椎間盤突出（L3/4）引起之L4神經根症狀」。治療方面給患者服用消炎止痛藥，並進行數週的物理治療，若症狀沒有緩解也會討論要不要動手術。患者並無特別的過往病歷，抽菸史20根／天，如此已有15年。

圖1 疼痛區域（pain drawing）

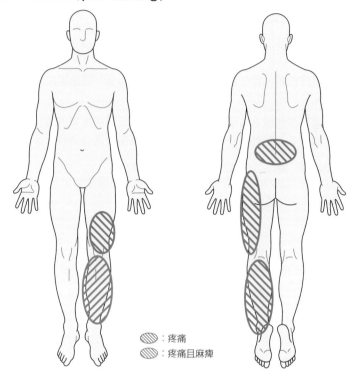

◪：疼痛
◎：疼痛且麻痺

左大腿前方到小腿前方、腰部、臀部起到小腿後方會疼痛，左小腿前方則有麻痺感。

➤**影像所見**

　　X光影像（**圖2**）中，可確認有：骨盆傾斜（右下沉）、腰椎右凸側彎、頸椎左凸側彎、下位胸椎到L4平坦化（前彎減少）、上位胸椎到中位胸椎後彎增加、頸椎前彎減少的情況。角度量測方面：腰椎側彎2.8°、頸椎側彎2.1°、腰椎前彎角38.9°、胸椎後彎角36.7°、頸椎前彎角-3.1°，與正常值[1,2]相比可知腰椎前彎角減少且頸椎後彎化。骨盆入射角PI為38.8°的低值，可說是容易產生椎間盤變性的骨盆形態[3]。影像中沒有椎體滑脫、椎間孔明顯狹窄的情況。L1/2、L2/3、L3/4的椎間高度多少有變低。腰椎機能攝影（前彎、後彎）中，並無椎間不穩定的情況。

　　磁振造影MRI（**圖3**）中，可確認有：矢狀面影像L2到S1高度的椎間盤變性、L3/4、L4/5、L5/1髓核擠出，以及L2/3髓核推出的情況。沒有明顯的莫迪克變化modic change。橫切面影像則可明顯見到L3/4的髓核往左後方擠出。

PI：
pelvic incidence

Memo　**骨盆入射角PI**
　　這是以骨盆為基準量測骶骨傾斜程度，每個人特有的骨盆形態角度。正常值為48.7±9.5°[3]，若低於此值，則容易產生腰椎前彎減少及椎間盤變性的情況。

圖2　X光影像（站位）

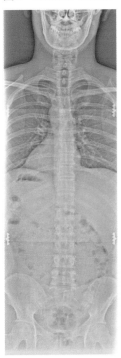
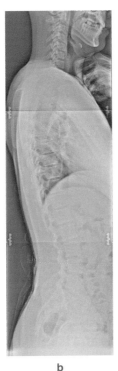

a：重心稍微偏右，骨盆傾斜（右下沉），腰椎輕微右凸，頸椎輕微左凸，腰椎側彎：2.8°，頸椎側彎：2.1°。

b：下位胸椎～L4平坦化（前彎減少），上位～中位胸椎後彎增加，頸椎前彎減少，骨盆入射角PI：38.8°，骶骨傾斜角SS：29.2°，腰椎前凸角LL：38.9°，胸椎後凸角TK：36.7°，頸椎前凸角CL：-3.1°，矢狀面垂直參數SVA：11.8mm。

骨盆入射角 PI（pelvic incidence）	「股骨頭中心與骶骨上緣中點的連線」跟「骶骨上緣法線」形成的角度
骶骨傾斜角 SS（sacral slope）	骶骨上緣與水平線形成的角度
腰椎前凸角 LL（lumbar lordosis）	L1椎體上緣與S1椎體上緣形成的角度
胸椎後凸角 TK（thoracic kyphosis）	T1椎體上緣與L1椎體上緣形成的角度
頸椎前凸角 CL（cervical lordosis angle）	C2椎體下緣與C7椎體下緣形成的角度
矢狀面垂直參數 SVA（sagittal vertical axis）	通過C7椎體中央的垂直線與骶骨上緣的水平距離

IV 疾病別處置法（病例研究）

a　b

圖3　磁振造影影像　MRI（T2加權）

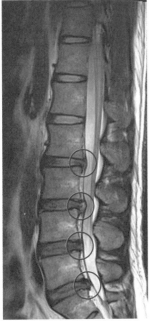
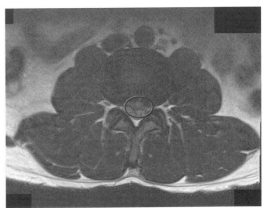

a：可見到L3/4、L4/5、L5/S1髓核擠出，以及L2/3髓核推出。

b：L3/4處，可確認髓核往左後方擠出。多裂肌、最長肌、髂肋肌、腰方肌、腰大肌沒發現明顯萎縮及脂肪變性。

a 矢狀面　　　　　　　　　　b 橫切面

物理治療之評估與解釋

➤醫療面談

　　患者非常溫柔敦厚，為人認真，也給人精神上穩重的印象。如今停職中，患者本人需求為早日回歸職場。患者上司也說「我會等你回來，希望你好好治療。我想你回職場後先從工作半天試試，以慢慢工作到整天為方針。」其職場的接受體制也很良好。患者服用本院醫師開立的消炎止痛藥之後，症狀減輕。然而其主訴中維持坐姿與前彎（尤其在起身時）的症狀卻沒有變化。有關疼痛、麻痺的醫療面談結果如**表1**所示。

➤運動機能之評估與解釋

　　觀察疼痛、麻痺會惡化的坐姿（**圖4**）及起身動作（**圖5**）。坐姿分三階段來評估：自然坐姿（**圖4a**）、指導患者做出的「較佳姿勢」（**圖4b**），以及被動

表1　疼痛、麻痺狀況之統整

VAS：
visual analogue scale

	程度（視覺類比量表VAS(mm)）	本質	惡化因素	減輕因素
腰痛	11	鈍痛	前彎（起身時）坐姿	仰躺入浴（熱敷）穿束腹
下肢疼痛	89	刺痛	起床時前彎（起身時）坐姿	仰躺消炎止痛藥站位、步行
麻痺	56	—	起床時前彎（起身時）坐姿	仰躺站位、步行

圖4　坐位姿勢

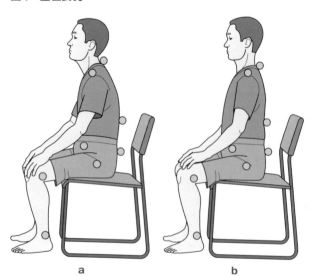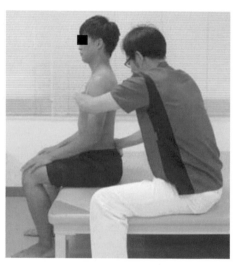

a　　　　　　　　　　b　　　　　　　　　　c

a：自然坐姿，骨盆後傾，胸、腰椎前彎，可見到腰痛及下肢症狀。
b：指導患者做出「較佳姿勢」的情況，骨盆前傾，改善約5°，腰椎前彎也改善若干。頭部前彎，中位～下位胸椎後彎明顯。腰椎在視覺類比量表VAS減輕5mm左右，下肢疼痛減輕約20mm左右。下肢麻痺沒有變化。
c：試著以外力將姿勢矯正為骨盆前傾、腰椎前彎位，不過角度幾乎沒有變化。

矯正（**圖4c**）的情況。以本病例來說，骨盆前傾、腰椎後彎時疼痛會減輕，而自然坐姿的腰椎前彎時會惡化，那麼很有可能腰椎前彎為疼痛惡化因素，腰椎後彎為疼痛減輕因素。此外，如**圖4c**矯正時，抗拒感很強，無法改善列位。定量評估方面，使用曲線尺測量[4,5]。腰椎前凸角在自然坐姿時為-21°，較佳姿勢坐姿時為2.8°，矯正坐姿時為2.8°（**Clinical Hint**）。起身動作時分三階段評估：自然起身（**圖6a**），口頭指導患者以骨盆前傾、腰椎後彎姿勢起身（**圖6b**），誘導、矯正為正確運動模式下起身（**圖6c、d**）。患者自然起身動作時，小腿往前

Clinical Hint

腰椎矢狀面列位之量測[4,5]（**圖5**）

臨床現場能簡易測量的方法是使用曲線尺的測量法。施測者間信度組內相關係數ICC（intraclass correlation coefficients）：0.92（0.79～0.98），施測者間信度組內相關係數ICC：0.66（0.32～0.89），與X光影像的關聯性高（r＝0.80），不過其值比X光影像約低了10°，需要多加注意[5]。站姿與坐姿比較，自然姿勢與矯正過的姿勢比較，如此便能輕鬆掌握各姿勢經過時間的變化。

圖5　腰椎矢狀面列位之量測

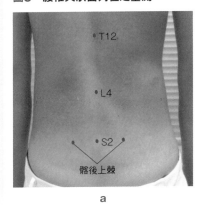
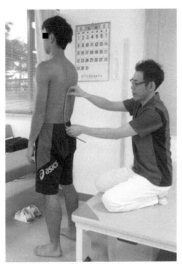
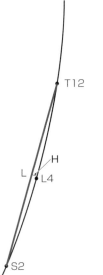

a：在T12、L4、S2的棘突尖端做記號。
b：將曲線尺貼在體表。
c：將曲線尺量出的大小樣子畫在紙上，T12與S2連起來的距離為L，從弧形頂端到L線的最短距離為H，由此算出腰椎前凸角。
腰椎前凸角＝4 × arctan(2H/L)

ICC：intraclass correlation coeffcients

圖6 起身動作

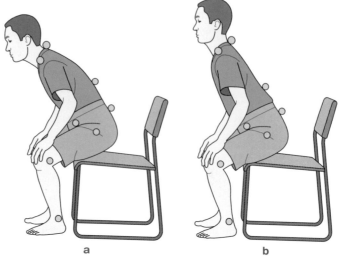

a   b

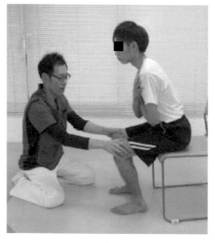 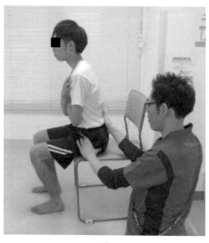

c   d

a：自然起身。
    小腿往前方傾斜，骨盆前傾不充分，腰椎、胸椎則過度前彎。腰痛、下肢症狀增強。
b：口頭指示患者骨盆前傾、腰椎後彎之情況。骨盆比**a**前傾5°，胸、腰椎多少有改善。腰
    部、下肢疼痛的視覺類比量表VAS變成大約**a**的一半。
c：誘導小腿前傾，確認骨盆、胸腰椎動作的變化能否看得出。若能藉由誘導小腿前傾來改善
    骨盆前傾、胸腰椎後彎運動，也可想見小腿前傾機能障礙有可能為疼痛原因。
d：誘導骨盆前傾、腰椎後彎。

方傾斜，骨盆前傾不充分，腰椎、胸椎則過度前彎。口頭指示患者骨盆前傾、腰椎後彎之後，骨盆後傾及胸腰椎前彎減少了，腰部、下肢疼痛強度變成約為自然起身時的一半。也就是說，起身動作很有可能與坐姿相同，腰椎前彎是疼痛惡化因素，腰椎後彎是疼痛減輕因素。此外，即使如**圖6c**那樣小腿前傾、如**圖6d**那樣誘導、矯正讓骨盆前傾、腰椎後彎，與**圖6b**相比，依舊得不到明顯改變。

    統整以上結果可知，本病例的腰部、下肢疼痛，重點在於坐姿時要改善腰椎前彎姿勢，而起身時則是要改善腰椎前彎運動。更進一步來說，已知以外力矯正或誘導，骨盆前傾、腰椎後彎的可動範圍幾乎沒有變化，可推測出腰椎後彎、髖關節屈曲的可動區域限制是疼痛的主要原因。

MMST：
modified-modified
Schober test

SLR：
straight leg raising

腰椎後彎可動性會透過二度修改的史考柏氏測試MMST來測量（**圖7a～d**）[6,7]。本病例的MMST後彎、被動的後彎（**圖7e、f**）都是0.8cm（MMST正常參考值：2.4cm），可明顯確認患者後彎可動性低下。髖關節屈曲可動性則是右105°、左95°（到了運動終末區域，鼠蹊部會有緊迫感），明顯受到限制。直膝抬腿測試（SLR test）結果兩側為45°（大腿後肌群有延展感），大腿後肌群的柔軟度也明顯低下。

圖7　測量腰椎可動性

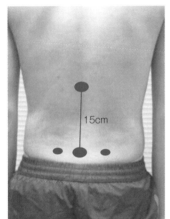

a　記號位置

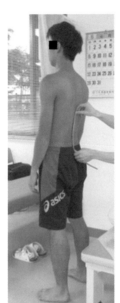

b　站位

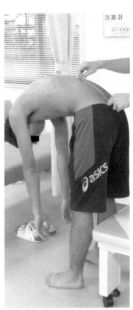

c　前彎

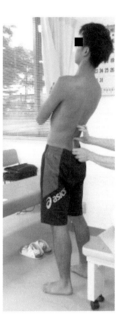

d　後彎

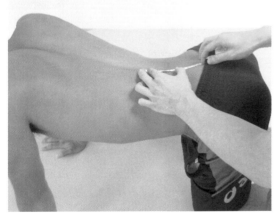

e　被動後彎

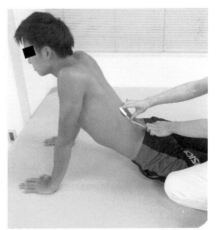

f　被動後彎

a～d：二度修改的史考柏氏測試MMST。在左右髂後上棘（PSIS）連線中點，以及往頭側15cm處做記號。前彎可動性是取前彎到底時測量兩點間距離，再減掉15cm所得的值。後彎可動性則是取後彎到底時測量兩點間距離，再減掉15cm所得的值。

e：測量被動的腰椎後彎可動性。請患者四肢著地，腰部放鬆（最大後彎），用MMST的記號測量距離。

f：測量被動的腰椎後彎可動性。請患者用雙手撐起上半身，腰部放鬆（最大後彎），用MMST的記號測量距離。

坐姿方面，從冠狀面觀察患者的列位，可見到其重心偏右，骨盆傾斜（右下沉），腰椎則有往右凸的側彎，更有明顯的腰痛、下肢疼痛產生（圖8）。此時如果以外力矯正左右不對稱的姿勢，可立即改善重心偏移及列位，腰痛、下肢疼痛約減弱二成左右（圖8b）。接著照鏡子看姿勢，指示患者保持左右對稱的姿勢，讓患者自覺到日常姿勢有歪斜，即使沒有外力支撐，當下也能維持一段時間。從以上結果可知，本病例的腰痛、下肢疼痛也受到冠狀面不對稱姿勢的影響，其原因並非機能障礙，反而很有可能與針對姿勢的認知問題相關。

另一方面，觀察患者站位姿勢（矢狀面），上側軀幹相對於骨盆往後方位移，呈現搖擺背的姿勢（圖9a）。指示患者擺出「較佳姿勢」後，骨盆、腰椎的列位幾乎沒有變化，可見到中位～下位胸椎的後彎運動（圖9b）。也就是說，同時考慮到前述的坐位姿勢（矢狀面）結果，可推測出本病例在矢狀面的姿勢控制沒有使用腰椎，而是使用中位～下位胸椎進行的。

其他評估結果統整於表2。

圖8　坐位姿勢（冠狀面）

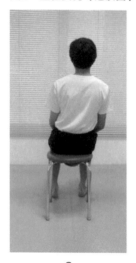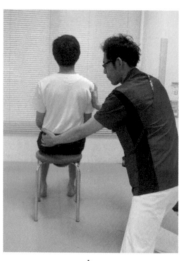

a   b

a：自然坐姿。可見到重心往右位移，骨盆傾斜（右下沉），腰椎有右凸的側彎。
　有腰痛及下肢症狀。
b：以外力矯正姿勢使左右對稱後，腰痛及下肢疼痛減輕約二成左右。

圖9　站位姿勢（矢狀面）

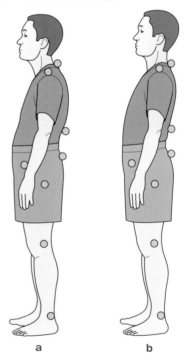

a   b

a：自然站姿。上側軀幹相對於骨盆往後方位移，呈現搖擺背的姿勢。
b：指示患者擺出「較佳姿勢」後，骨盆、腰椎的列位幾乎沒有變化，可見到中位～下位胸椎的後彎運動。

FNST：
femoral nerve stretch test

PTR：
patellar tendon reflex

ATR：
achilles tendon reflex

ASLR：
active SLR

BS-POP：
brief scale for evaluation of psychiatric problems in orthopedic patients

ODI：
Oswestry disability index

QOL：
quality of life

表2　其他評估的結果

評估內容	結果
股神經伸拉測試FNST	右：陰性　左：陽性
直膝抬腿測試SLR test	右：陰性　左：陽性
深層肌腱反射	膝腱反射PTR　右：＋　左－ 跟腱反射ATR　右：＋　左：＋
表淺感覺	觸覺：左小腿內側5/10
膀胱直腸障礙	無
坎普氏手法	右：陰性　左：陰性
徒手肌力測試MMT	軀幹、下肢肌肉：髖關節屈曲　兩側4，其他都5
主動直膝抬腿測試ASLR test[9-11]	兩側：陽性（多裂肌輔助）
骨科患者精神方面問題之簡易量表 BS-POP[12,13]	患者用：17分　治療者用：9分
歐氏失能量表分數ODI score（%）[14]	47%（坐下：5分）

➤統整解釋

　　此處整理本病例之病理。根據基本資訊及醫療面談的結果，推測患者在職場上長時間坐著，對椎間盤施加過度的機械應力，甚至因此發病。而根據影像所見，冠狀面可見迴避性側彎，矢狀面可見到腰椎前彎低下，眾多椎間則有椎間盤變性及突出物。L3/4椎間盤明顯擠出，因此如主治醫師所診斷的，主症狀很有可能源自L4神經根。另一方面，腰痛及起自臀部痛到小腿後方的疼痛則有可能是因為L4/5、L5/S1椎間盤擠出，壓迫到L5、S1神經根，或是來自L2到S1椎間盤的轉移痛[8]。腰痛方面，患者前彎時會惡化，考慮以熱敷或穿戴束腹來減輕症狀，且無法否定來自肌肉筋膜的可能性。

　　從運動機能評估的結果可知，髖關節屈曲、腰椎後彎可動性受到限制，由於其不良坐姿（骨盆後傾、腰椎前彎、左右不對稱）、骨盆後傾、腰椎前彎使得起身動作施加於腰椎椎間盤及神經根的機械應力增加，可想見會引起症狀惡化、歐氏失能量表分數ODI score不良（生活品質QOL低下）。此外根據神經學所見，確實可見到L4神經根症狀，不過L5、S1神經根症狀在直膝抬腿測試SLR test為陰性，即使綜合其他測試結果再判斷依舊有疑慮。由於主動直膝抬腿測試ASLR test[9-11]為陽性，所以可推測出維持姿勢肌群的多裂肌等肌肉，有機能不全或弱化的情況。根據骨科患者精神方面問題之簡易量表BS-POP[12,13]的結果，能否定患者有精神醫學面的問題。然而患者用量表的分數高，可知道患者對日常生活懷抱著強烈的痛苦、不安感。

物理治療與效果

➤物理治療

　　物理治療會以改善髖關節屈曲、腰椎後彎可動性為中心，來指導患者坐位姿勢。

　　髖關節屈曲時，會在運動終末區域感受到鼠蹊部的緊迫感，所以首先要進行髖關節鬆動術（**圖10a、b**）。緊迫感消失後，便可如**圖10c**一般，讓患者自行拉筋。

如圖**10d**進行拉筋後，便能不增加對椎間盤施加的機械應力來伸展大腿後肌群。

　　腰椎後彎時，採用四肢著地的姿勢可促使分節可動性改善（圖**11**），若出現即刻改善的情況，則懷疑是運動控制的問題；若改善情況不佳，則如圖**12**所示，對可動性差的部位以徒手進行鬆動術。

　　指導患者坐位姿勢時，會從照鏡子開始練習維持姿勢左右對稱，來改善迴避性側彎，接著讓患者慢慢習慣沒有視覺回饋的情況。矢狀面列位方面，會指導患者使用腰部支撐物，減少對椎間盤及腰背部肌肉筋膜施加機械應力[15-19]（圖**13**）。

　　隨著髖關節屈曲、腰椎後彎可動性改善，要重新評估坐位姿勢。以本病例來說，觀察其背部可發現左豎脊肌群過度活動（經由視診、觸診確認）。考慮到該患者初期評估時其主動直膝抬腿測試ASLR test為陽性，多裂肌機能不全、弱化很有可能影響豎脊肌群，使其過度活動。此外骨盆後傾、腰椎前彎位的坐位姿勢會拉伸多裂肌、腰大肌等肌群，說不定會造成機能不全或弱化的影響[20]。此時對多裂肌的介入如圖**14**，對腰大肌的介入如圖**15**，介入後要確認患者坐位姿勢時左豎脊肌群是否有過度活動，且腰痛是否有改善。靠視診、觸診掌握些許變化來判斷過度活動是否改善很困難，進行體表肌電圖、肌肉硬度等定量評估較為理想。若對多裂肌、腰大肌介入後，能立即改善過度活動、腰痛消失，則說明腰痛原因為多裂肌、腰大肌有機能不全之情況。

圖10　改善髖關節屈曲可動性的運動

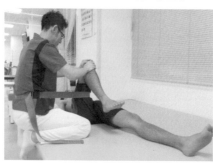

a

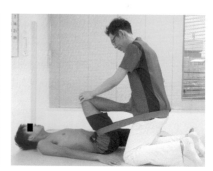

b

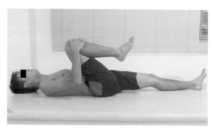

c

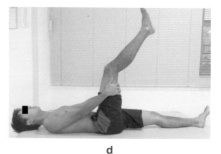

d

a：使用輔助帶往側邊牽引，每次維持數秒，做10次左右。

b：使用輔助帶往尾側牽引，每次維持數秒，做10次左右。之後一邊牽引，一邊請患者自主做髖關節屈曲運動，反覆10次。

c：髖關節屈曲運動時鼠蹊部會有緊迫感的患者，先進行前述**a**、**b**運動。殘留著緊迫感的狀態下，無法充分獲得自主拉筋的效果。

d：這是自我伸展大腿後肌群的運動。

圖11　改善腰椎後彎可動性之運動

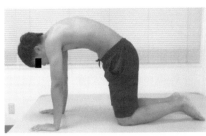

a

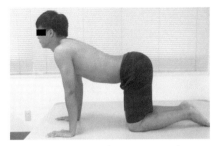

b

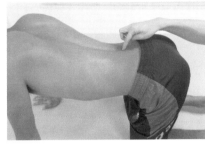

c

a、b： 患者四肢著地，反覆胸腰椎前彎、後彎
運動。指示患者後彎時臀部往後翹，背部
放鬆不出力。由於後彎運動時將重心移到
兩側上肢，便可將注意力放在下位腰椎。

c： 用一根手指指出缺乏運動的部位，再指示
患者「降低這個地方」。若患者無法依照
指示動作，則其可動區域受限，若能即時
動作，便要懷疑有運動控制的問題。

圖12　腰椎的徒手鬆動術

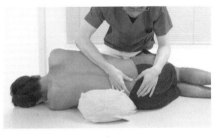

a

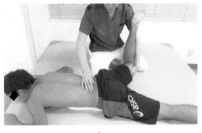

b

a： 患者側臥。治療師用右手拇指抵住L4棘突，左手拇指抵住L5棘突。藉由側彎運動擴大
L4/5可動性。圖片示範為L4/5處，對缺乏動作的關節皆施行此手技。

b： 患者俯臥。治療師用右手拇指固定L4棘突，藉由髖關節外展運動擴大L4/5可動性。圖片示
範為L4/5處，對缺乏動作的關節皆施行此手技。

圖13　指導患者坐位姿勢

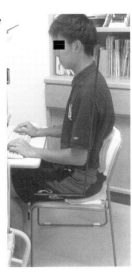

在臀部及腰椎後方墊浴巾。
軀幹約呈後傾位110°最為理想。

圖14 針對多裂肌機能不全、弱化之運動

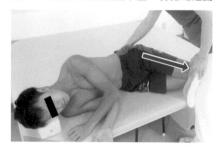
a

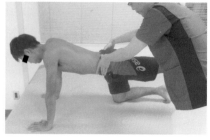
b

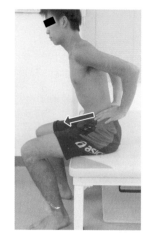

a：患者側臥，順著其股骨（圖中左下肢）長軸方向（箭頭）對膝蓋加壓。一邊確認左多裂肌收縮，一邊施行。指示患者不要停止呼吸，保持腰椎的生理性前彎位。
b：患者四肢著地，抬起下肢。進行時重點為保持腰椎在生理性前彎位、骨盆水平，且不停止呼吸。
c：以拇指確認兩側多裂肌收縮，同時屈曲髖關節（往箭頭方向）。注意維持腰椎生理性前彎位。

c

圖15 針對腰大肌機能不全、弱化之運動

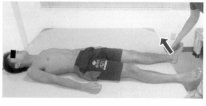
a

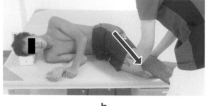
b

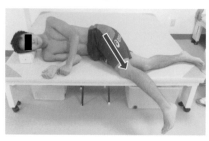
c

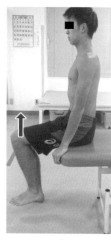
d

a：患者仰臥，施行髖關節外轉運動，在足部施以輕微抵抗。
b：患者側臥，順著股骨長軸方向牽引。指示患者腰椎、骨盆不要動，維持其位置。
c：患者側臥，下肢放下床板，用自身重量牽引。指示患者腰椎、骨盆不要動，維持其位置。
d：患者腰椎、骨盆不要動，進行髖關節屈曲運動。

此外，本病例以非加熱式超音波照射L4神經根10分鐘[21]，則下肢前方疼痛、麻痺在視覺類比量表VAS立即改善了約20mm左右。這顯示下肢前方疼痛、麻痺有可能是L4神經根的化學因素所引起的，是個重要的發現。

➤結果

本病例經過前述介入，約兩個月後坐位姿勢、起身動作時的症狀消失，且回歸職場。其髖關節屈曲可動性右135°、左130°，直膝抬腿SLR兩側70°，腰椎後彎可動性方面被動的有2.2cm，坐位姿勢的腰椎前彎角也有18.2°，可見到明顯改善。

前述所有組織都有可能成為疼痛、麻痺的原因。下肢前方的疼痛、麻痺能推測出是源自L4神經根的症狀，不過腰痛及下肢後面疼痛方面，是哪種組織影響最大？要鎖定組織很困難。然而經常反覆治療、重新評估的過程，能即時掌握症狀的變化，持續懷抱著鎖定起因組織的想法，可想見能有效率地改善疼痛。

總結

前面已概略介紹過針對腰椎椎間盤突出病例的物理治療評估、治療流程。物理治療評估時，透過反覆評估疼痛出現（惡化）的姿勢、舉動→介入→重新評估流程，可推測出疼痛的起因及機能障礙。治療後也應該反覆地重新評估，以讓患者更有效率、更適切地恢復為目標。

IV

疾病別處置法（病例研究）

文献

1）遠藤健司, ほか：立位・座位・仰臥位における腰椎・骨盤矢状面アライメント. 臨床整形外科, 47(3)：235-239, 2012.

2）鈴木秀和, ほか：日本人のアライメントの正常値—頸椎. 脊椎脊髄ジャーナル, 30(4)：265-269, 2017.

3）Yang X, et al：The characteristics of spinopelvic sagittal alignment in patients with lumbar disc degenerative diseases. Eur Spine J, 23(3)：569-575, 2014.

4）Youdas JW, et al：Reliability of measurements of lumber spine sagittal mobility obtained with the flexible curve.J Orthop Sports Phys Ther, 21(1)：13-20, 1995.

5）村本拓磨, ほか：自在曲線定規を用いた腰部の矢状面アライメント評価に関する信頼性・妥当性の検討. 北海道理学療法士学術大会抄録集, 68(Suppl)：49, 2017.

6）Van Adrichem JA, et al：Assessment of the flexibility of the lumbar spine：a pilot study in children and adolescents. Scand J Rheumatol, 2(2)：87-91, 1973.

7）Jones MA, et al：Measurement error associated with spinal mobility measures in children with and without low-back pain. Acta Paediatr, 91(12)：1339-1343, 2002.

8）池田亀夫, ほか：図説臨床整形外科講座3 腰椎・仙椎, メジカルビュー社, 1986.

9）Mens J, et al：The active straight leg raising test and mobility of the pelvic joints. Eur Spine J, 8(6)：468-473, 1999.

10）de Groot M, et al：The active straight leg raising test（ASLR）in pregnant women：differences in muscle activity and force between patients and healthy subjects. Man Ther, 13(1)：68-74, 2008.

11）石田和宏：脊柱. 理学療法評価学-障害別・関節別評価のポイントと実際（市橋則明 編集）, 文光堂, 2016.

12）Yoshida K, et al：A validation study of the Brief Scale for Psychiatric problems in Orthopaedic Patients（BS-POP）for patients with chronic low back pain（verification of reliability, validity, and reproducibility）. J Orthop Sci, 16(1)：7-13, 2011.

13）石田和宏, ほか：BS-POPにおける検者内・検者間信頼性の検討. 理学療法科学, 26(6)：731-737, 2011.

14）藤原 淳, ほか：Oswestry Disability Index -日本語版について-. 日本腰痛学会誌, 15(1)：11-16, 2009.

15）Andersson BJ, et al：Lumbar disc pressure and myeloelectric back muscle activity during sitting. I. Studies on an experimental chair. Scand J Rehabil Med, 6(3)：104-114, 1974.

16）Andersson BJ, et al：Lumbar disc pressure and myeloelectric back muscle activity during sitting. II. Studies on an office chair. Scand J Rehabil Med, 6(3)：115-121, 1974.

17）Andersson BJ, et al：Lumbar disc pressure and myeloelectric back muscle activity during sitting. III. Studies on a wheelchair. Scand J Rehabil Med, 6(3)：122-127, 1974.

18）Andersson BJ, et al：Lumbar disc pressure and myeloelectric back muscle activity during sitting. IV. Studies on a car drivern's seat. Scand J Rehabil Med, 6(3)：128-133, 1974.

19）Knutsson B, et al：Sitting an electromyographic and mechanical study. Acta Orthop Scand, 37(4)：415-428, 1966.

20）荒木 茂：マッスルインバランスの理学療法. 徒手理学療法, 16(2)：97-107, 2016.

21）石田和宏, ほか：腰椎後方手術後の遺残症状に対する超音波療法の効果－無作為単盲検プラセボ対照比較試験－. 理学療法学, 34(5)：226-231, 2007.

6 椎間關節性腰痛

Abstract

■ 針對姿勢不良引起椎間關節疼痛的54歲女性，採用假設驗證作業進行物理治療。

■ 本病例呈搖擺背姿勢，造成基軸肌肉不平衡，胸椎伸展可動性和軀幹、骨盆穩定性低下，可想見椎間關節的機械應力提高為腰痛的原因。

■ 物理治療是以徒手介入處理腰背部肌肉、上側腹肌群，改善肌肉張力及胸椎伸展可動性之後，階段性施行穩定軀幹、骨盆的運動。結果伸展時腰痛減輕，且可維持良好姿勢。推測這是因為改善胸椎伸展可動性和軀幹、骨盆穩定性，修正了靜態、動態列位，所以下位腰椎的機械應力減少，便減輕了軀幹伸展時的疼痛。

前言

　　源自椎間關節的腰痛患者很多，據說占了所有腰痛種類的70～80%，一般而言單側或雙側腰痛會在椎間關節處出現壓痛，伸展時疼痛惡化者會診斷為椎間關節性腰痛[1,2]。腰椎的伸展與轉動動作會增大施加於椎間關節的力學負荷，所以針對椎間關節性腰痛的物理治療重點在於減輕此種機械應力。我們治療師問診時要將醫師的診斷，以及從影像所見所得知有無器質性障礙與腰痛的關聯性放在心上，推測應該考慮到機能性腰部障礙。接著再根據問診結果建立機械應力與疼痛起因組織的假設，進行運動檢查，針對驗證過的腰痛機能性起因，一一規劃目標或治療計劃。也就是說，從主觀的評估到客觀的評估，反覆一連串的假設驗證作業，同時展開導向解決問題的方法，是為有效進行物理治療的關鍵。

基本知識

　　腰椎椎間關節受到脊髓神經後枝的內側枝所支配（**圖1**）。後枝穿出椎間孔後分為外側枝及內側枝，外側枝分布於腰髂肋肌，內側枝則往相鄰的椎間關節囊下側分出第1枝。其第2枝支配多裂肌，第3枝則前往下位椎間關節囊的上方。椎間關節與其周圍組織存在著豐富的痛覺受器或與神經傳導相關的傷害受器，所以如果外力（腰椎伸展、轉動）或不自然的姿勢對椎間關節施加有害的機械應力，傷害受器會興奮，引起急性疼痛。此外，這種對椎間關節的機械性刺激，會引起脊椎周圍肌肉的反射性收縮[3]。

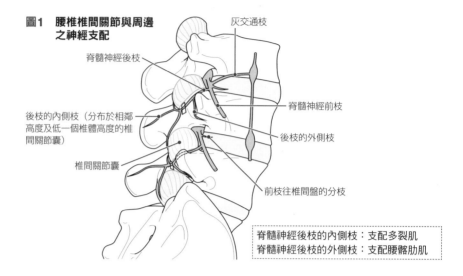

圖1　腰椎椎間關節與周邊之神經支配

灰交通枝

脊髓神經後枝

脊髓神經前枝

後枝的內側枝（分布於相鄰高度及低一個椎體高度的椎間關節囊）

後枝的外側枝

椎間關節囊

前枝往椎間盤的分枝

脊髓神經後枝的內側枝：支配多裂肌
脊髓神經後枝的外側枝：支配腰髂肋肌

病例介紹

➤患者資訊統整

年齡：54歲　性別：女性

職業：衣物銷售員（兼職），已從事20年以上，會招呼顧客及管理商品等等。

●目前病歷

以前有過因為腰痛看診的病史。二～三週前搬重物後再度腰痛，觀察過情況並未改善，所以來本院看診。醫師診斷為急性腰痛，開始物理治療。

●問診

日常生活動作中，站位作業（30分鐘左右）或半蹲姿勢作業，向後仰時左側腰背部會疼痛。

●影像資訊（圖2）

腰椎X光影像（側面像）可見到腰椎前彎角65°且有稍微過度前彎的傾向，L4/5與L5/S1之間尤其明顯。磁振造影MRI橫剖面影像（L4/5高度，T2加權）則可見到在左L4/5椎間關節處，腰部多裂肌、胸最長肌及腰髂肋肌有顯示脂肪浸潤的高亮度變化（右＜左）。

物理治療之評估

➤評估與解釋

●運動檢查

■姿勢評估（圖3）

・搖擺背姿勢：＋（左髖骨略往前轉動，骨盆往右轉動）

■壓痛（圖**3**）

　・單指指示手勢one point finger sign：＋（左L4/5椎間關節有壓痛）

■自主運動（圖**4**）

　・屈曲時疼痛：－

　・伸展時疼痛：＋（左髂嵴，髂後上棘PSIS附近數字評定量表NRS 5～6/10）

　・伸展往左轉動時疼痛：＋（同上數字評定量表NRS 6～7/10）

　軀幹屈曲時缺乏骨盆前傾，以下位腰椎及胸椎屈曲作為代償。軀幹伸展時下位胸椎缺乏伸展，下位腰椎則過度伸展，膝關節也輕微屈曲。

PSIS：
posterior superior iliac spine

NRS：
numeric rating scale

圖2　X光影像（側面）與磁振造影MRI（橫剖面，L4/5高度）

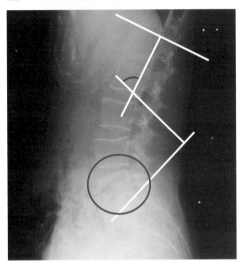

a　下位腰椎過度前彎

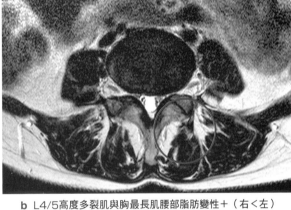

b　L4/5高度多裂肌與胸最長肌腰部脂肪變性＋（右＜左）

圖3　姿勢與疼痛部位

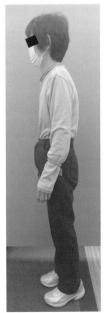

a　搖擺背姿勢

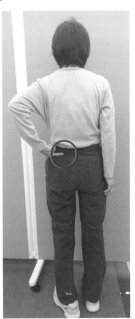

b　單指指示手勢
one point finger sign

圖4　自主運動

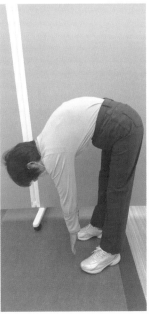

a　屈曲

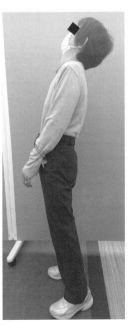

b　伸展

■觸診

  ‧左胸最長肌、腰髂肋肌、腰部多裂肌，張力過大、滑動不良且會壓痛

  ‧左腹外斜肌、腹直肌張力過大且會壓痛，左第12肋骨外側化

■胸廓可動性評估

  ‧胸廓下角在軀幹伸展時狹小化＋

■關節可動區域檢查

FFD：
finger floor
distance

SLR：
straight leg raising

  ‧指尖離地高度FFD：-10cm，直膝抬腿SLR：75°／70°

■應力減輕測試（**圖5、6**）

  ‧椎間關節應力減輕測試：陽性（由於L4/5椎間關節伸展受限所以疼痛減輕）

  ‧骶髂關節應力減輕測試：陽性（伸展時，由於誘導左髖骨往後方轉動所以疼痛減輕）

圖5　應力減輕測試（椎間關節）

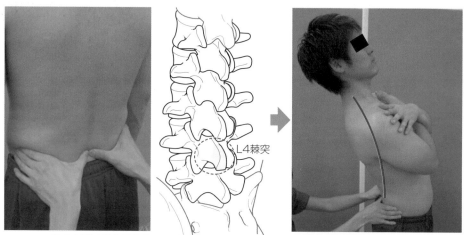

檢查者雙手拇指固定住L4棘突下方後，再讓患者伸展，若疼痛減輕則為陽性。

圖6　應力減輕測試（骶髂關節）

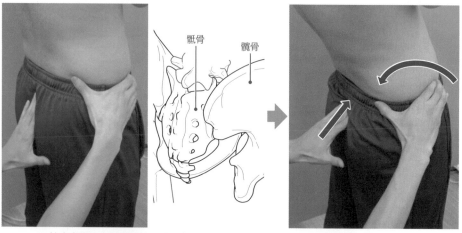

檢查者從後方固定骶骨、從側邊固定髖骨。患者再伸展時骶骨已固定住，誘導髖骨往後方轉動，此時若疼痛減輕則為陽性。

MMT：
manual muscle
testing

ASLR：
active straight leg
raising

ASIS：
anterior superior
iliac spine

PASLR：
prone active
straight leg raising

■ 徒手肌力測試（MMT）（右／左）
- ・臀大肌：5／4
■ 負重轉移測試（右／左）（**圖7、8**）
- ・主動直膝抬腿ASLR（壓迫髂前上棘ASIS）：－／＋
- ・俯臥主動直膝抬腿PASLR：－／＋

●評估結果之解釋

　　從主觀評估結果可知，患者在後仰腰部或長時間站立下，左腰背部會疼痛。根據影像所見，下位腰椎有過度前彎傾向、L4/5椎間關節高度的豎脊肌群有脂肪變性，可想見動作時會對其周邊產生過多機械應力或分節不穩定。

IV
疾病別處置法（病例研究）

圖7　主動直膝抬腿ASLR測試

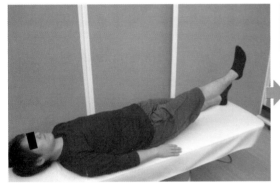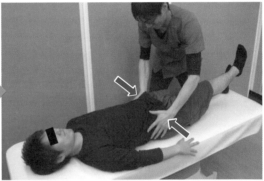

壓迫髂前上棘ASIS

　　主動直膝抬腿ASLR測試是指示患者仰臥，腳伸直後直接抬高，同時詢問患者左右兩邊使力有無差別？哪邊的腳感覺比較重？有時會客觀地見到骨盆轉動、胸腰椎伸展等代償動作。接著以外力壓迫骨盆（髂前上棘ASIS），若主訴或代償動作減輕，則為陽性。

圖8　俯臥主動直膝抬腿PASLR測試

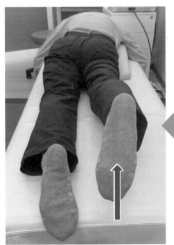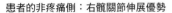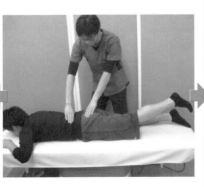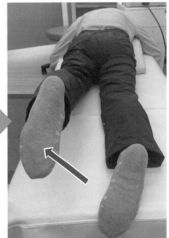

患者的非疼痛側：右髖關節伸展優勢　　　　　　　　患者的疼痛側：左髖關節外展優勢

　　俯臥主動直膝抬腿PASLR測試是請患者俯臥，腳伸直後直接抬高，治療師則用雙手觸摸兩側臀大肌與豎脊肌，同時確認有無疼痛及肌肉收縮轉移狀況。異常模式下可見到闊筋膜張肌、臀中肌的代償性收縮引起下肢伸展外展，臀大肌及對側胸腰椎伸展肌則缺乏活動，這種情況下將判斷為陽性，並懷疑臀大肌與腹橫肌機能不全。

客觀評估透過視診觀察姿勢時，可見到患者頭部往前位移、胸椎後彎增強、骨盆往前位移，呈搖擺背姿勢。據說此姿勢①上側腹肌群、下位腰椎伸肌群、大腿後肌群短縮或張力過大，②下側腹肌群肌肉拉長及弱化，③臀大肌肌力低下容易引起不平衡，可推測出哪些環境容易造成這些起因機械應力，致使患者呈現椎間關節或肌筋膜性腰痛。此外從自主運動中伸展軀幹時疼痛、下位胸椎高度低可動性、下位腰椎過可動性可知，前述動作有可能為增加機械應力的因素之一。應該根據患者姿勢、自主運動建立的假設來鎖定疼痛的起因，有系統地進行運動檢查。

　　左L4/5椎間關節處會壓痛，單指指示手勢one point finger sign與椎間關節應力減輕測試為陽性（L4/5），左多裂肌、胸最長肌、腰髂肋肌處會壓痛，同部位有反射性肌肉張力亢進，這些結果顯示有可能是左L4/5椎間關節性腰痛。在該椎間關節處產生機械應力，致使椎間關節性腰痛的機能性因素為：以不良姿勢（搖擺背姿勢）為基礎，①動作時（腰椎伸展、轉動）產生機械應力的左最長肌及髂肋肌反射性收縮，腹外斜肌及腹直肌肌肉張力過大造成胸廓下角狹窄化，且其可動性低下，②骶髂關節應力減輕測試陽性可知軀幹伸展時骨盆往後方轉動可動性低下且沒有連動，③負重轉移測試陽性可知軀幹、骨盆穩定性低下，經推測思考，軀幹伸展時下位腰椎會產生過度運動作為前述情況的代償（圖9）。

圖9　椎間關節性腰痛相關的影響因素

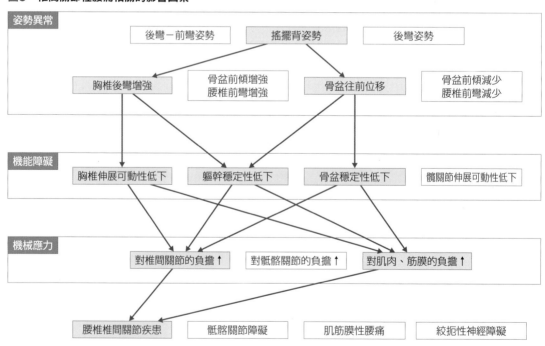

物理治療與效果

> ➤ 目標與治療計劃

● 目標

・減輕動作時的疼痛（數字評定量表NRS 4/10以下）

・改善姿勢

● 治療計劃（首次～四週）

①改善腰背部肌肉、腹肌群的肌肉張力及滑動性

②穩定軀幹運動（圖10）

③穩定骨盆運動（圖10）

④居家運動

● 居家運動之內容

・胸椎轉動拉筋（圖11）

・祈禱式伸展prayer stretch（圖11）

・穩定軀幹運動等級2

・穩定骨盆運動

圖10　穩定軀幹、骨盆運動

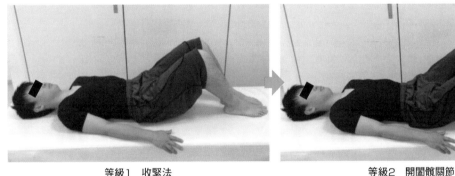

等級1　收緊法　　　　　　　　　　　　　等級2　開闔髖關節

據說水平面的轉動負荷能確實活化軀幹深層肌肉，穩定軀幹。

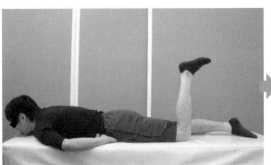 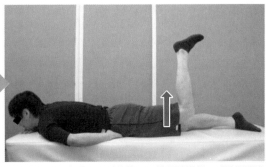

以俯臥位活化位於軀幹深層的腹橫肌。　　　以俯臥位維持腹橫肌收縮的情況下伸展髖關節。以伸展位進
　　　　　　　　　　　　　　　　　　　　　行，較容易抑制闊筋膜張肌等的活動。

圖11　胸椎轉動、伸展拉筋

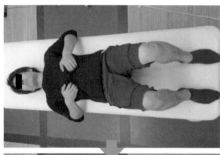

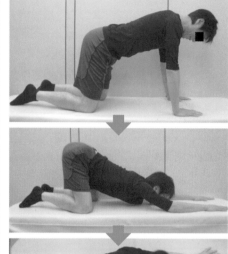

前胸部盡量靠近床板來伸展胸椎。

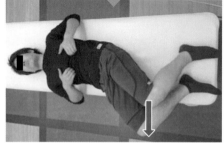

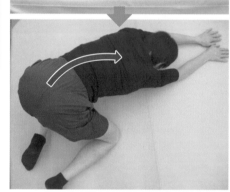

以右側屈位伸展胸椎，左下胸廓更能擴張。

a　胸椎轉動拉筋

一邊自我舒緩腹直肌、腹外斜肌一邊進行。

b　祈禱式伸展prayer stretch

> **治療內容**

● ①改善腰背部肌肉、腹肌群的肌肉張力及滑動性

　　針對左胸最長肌胸部纖維在T7-12間與腰髂肋肌的交界處、左腰髂肋肌胸部部分在T10-L4間與胸最長肌的交界處來處理。尤其T12肋骨下端附近，深層有腰大肌及腰方肌附著，所以容易招致滑動不良。此外，本病例的左側第12肋骨外側化，可知本處置相當重要。

● ②穩定軀幹運動

　　一開始最該學會的課題是藉由腹橫肌收緊腹部。不動到腰椎及骨盆，維持脊椎的自然位置，緩緩呼吸，一邊將肚臍拉向脊椎。髖關節開闔則是針對橫剖面的轉動負荷，用以維持軀幹穩定，能確實地活化軀幹深層肌肉。

● ③穩定骨盆運動

　　本運動是藉由胸腰筋膜來提高骶髂關節的韌性，因此會促進臀大肌的機能。加上伴隨軀幹深層肌肉機能不全的病例不在少數，所以前階段先活化軀幹深層肌肉，再處置臀大肌，期待能提升收縮時機及活動量。

●④居家運動

　居家運動方面會做胸椎轉動拉筋、祈禱式伸展prayer stretch、穩定軀幹運動等級2、穩定骨盆運動。若是腹直肌或腹外斜肌等上側腹肌群肌力過大、過強的病例，會請患者仰臥立起膝蓋，自我舒緩該肌肉，同時配合吸氣轉動骨盆。祈禱式伸展prayer stretch時會請患者四肢著地，盡可能讓前胸部貼近床面來伸展胸椎。此外，軀幹側屈來伸展胸椎，藉此擴張對側下位胸廓，便能擴大其可動區域。

Memo　**有關居家運動**

　　門診時過度替患者著想，很容易增加居家運動的數量。然而一旦數量太多，患者便很難自己記住，感受不到各項運動的效果，到最後沒乖乖做運動的患者並不在少數。原本居家運動的目的在於一邊感受其效果，一邊確實地運動，所以希望運動項目至多三～四種就好。

➤結果：治療前後（圖12）

・數字評定量表NRS：6～7/10 → 3～4/10

・指尖離地高度FFD：-10cm → 0cm

　由於治療介入，改善了胸最長肌、腰髂肋肌、腹直肌、腹外斜肌的肌肉張力過大及滑動性，胸椎伸展可動區域擴大，也改善了指尖離地高度FFD。不僅如此，調整軀幹及骨盆後也改善了左側骨盆往後轉動的運動，擴大了伸展軀幹時的可動區域。從前述情況可知，施予下位腰椎的機械應力減少，便能減輕軀幹伸展時的疼痛。

圖12　腰椎自主運動（治療前後）

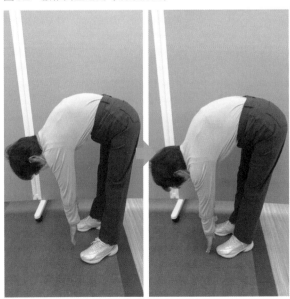
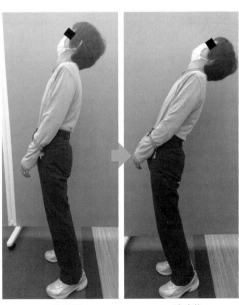

a　治療前　　　　　b　治療後
指尖離地高度FFD從-10cm改善為0cm。

a　治療前　　　　　b　治療後
軀幹伸展可動區域擴大，改善了胸椎伸展、骨盆往後轉動的可動性。

➤四週以後

・前述治療＋變更及追加居家運動

●居家運動

①穩定軀幹運動等級3B（**圖13**）

②四肢著地抬高上肢、單腳滑動（**圖13**）

　穩定軀幹運動從等級2變成等級3A、3B，階段性提高負荷。等級3A是患者仰臥立起膝蓋，抬起屈曲的腳直到髖關節呈90°為止，等級3B則是在床上滑動腳跟。四肢著地運動是以①抬高單側下肢、②單側下肢在床板上沿著伸展方向滑動的順序逐漸提高難度。以背側的枕骨隆凸、胸椎部分、骶骨部分三點為接點，連接指揮棒，可容易理解脊椎的自然位置為何。即使肉眼判斷四肢著地運動沒有問題，實際上卻並非正確做法的情況很多。事實上習得課題的重點在於：透過觸摸時注意①四肢開始運動前腹橫肌是否已經收縮、②運動中能否持續收縮軀幹深層肌肉、③切換運動時軀幹深層肌肉有無放鬆這幾點。

　開始治療三個月後的姿勢如**圖14**。腰痛改善到數字評定量表NRS 1～2/10，頻率也減輕了，變得能維持良好姿勢。

圖13　穩定軀幹運動

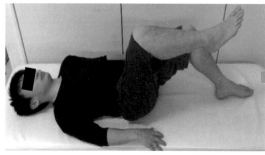 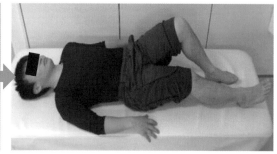

等級3A　髖關節90°屈曲　　　　　　　　　等級3B　滑動腳跟

a　仰臥位

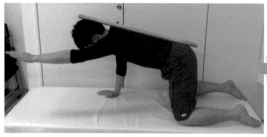 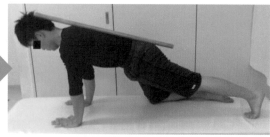

抬高單側上肢　　　　　　　　　　　　　滑動單側下肢

b　四肢著地

圖14　治療前與治療後三個月

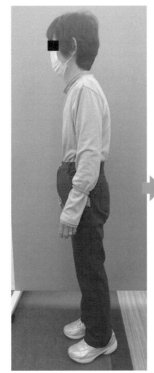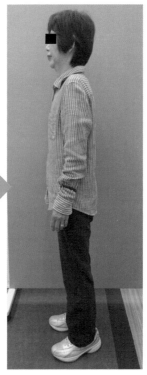

總結

　　這次介紹了針對椎間關節性腰痛的物理治療處置法。參考醫師指示與影像所見聽取病歷，再從中針對腰動起因組織及機械應力建立假設，逐一施行必要的姿勢評估及運動檢查以茲證明。最終能證明假設的，只有實施治療計劃後症狀有改善的情況。若沒有改善，則有必要充分追究是評估的問題？還是治療技術的問題？

　　針對機能性腰部障礙處置時，需要優越的機能性診斷能力以及治療技術。因此為了提高前述技術的精確度，不停反覆運用我們治療師強項──機能解剖學及運動生理學──的假設驗證作業過程非常重要。

文獻

1）大浦好一郎：腰椎椎間関節症の鑑別診断. 関節外科, 18：65-70, 1999.
2）柏口新二：無刀流整形外科メスのいらない運動器治療, 日本医事新報社, 70-132, 2017.
3）山下敏彦：椎間関節性腰痛の基礎. 脊椎脊髄, 13(6)：432-438, 2000.

7 腰椎椎管狹窄症

Abstract

■ 腰椎椎管狹窄症患者要動手術，還是採取保守治療？首先須根據醫師的診斷來鑑別，這很重要。

■ 若症狀是機械應力引起的，評估哪個動作會重現症狀之後，再決定介入的方向。

■ 為了讓患者本身能管理症狀，希望患者也了解指導自我運動在內的患者教育重要性，目標為能夠長期管理症狀。

前言

　　腰椎椎管狹窄症處置方式大致可分為動手術及保守治療。對於採用保守治療的患者，重點在推測症狀惡化、減輕因素，若症狀有再現性，則評估會誘發症狀的動作，阻斷該異常動作的起因。

　　本病例是由醫師診斷為腰椎椎管狹窄症，採用保守治療介入。本項將透過實例，概略說明椎管狹窄症中應用物理治療的評估、治療情況。

病例資訊

➤一般資訊

年齡：65歲

性別：男性

身高：175.5cm

體重：70.0kg

BMI：
body mass index

身體質量指數BMI：22.73

主訴：腰部疼痛、右下肢疼痛且麻痺

➤醫學資訊

診斷名稱：腰椎椎管狹窄症（L4/5）

以往病史：無

➤影像資訊

　　磁振造影MRI的橫剖面影像可見到L4/5狹窄，右側椎間孔的矢狀面影像也能見到右側神經根狹窄（圖1、2）。

圖1 磁振造影MRI

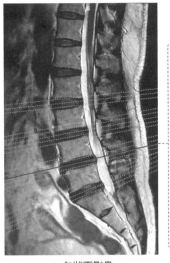

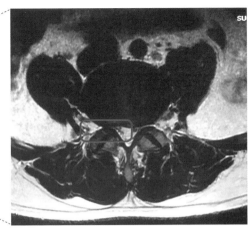

a 矢狀面影像　　　　　　　　　　b 橫剖面影像

L4/5高度處可見到右側椎間孔狹窄。

圖2 右側椎間孔部分

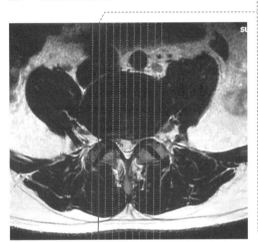

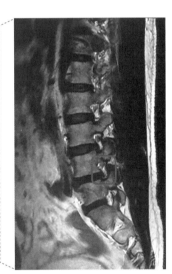

a 橫剖面影像　　　　　　　　　　b 矢狀面影像

➤目前病歷

　　三年前起右下肢漸漸出現麻痺的情況，後來右下肢也會疼痛。走路10分鐘左右以後，會從右下肢臀部一直痛到小腿外側，且整個右下肢動彈不得，沒辦法再步行。診察後診斷為腰椎椎管狹窄症（L4/5），開始物理治療。

主訴：腰部疼痛、右下肢疼痛且麻痺
需求Demand：希望右下肢不再疼痛，能長時間步行。

物理治療之評估

➤問診

　　患者最困擾的事情為：步行時約連續走10分鐘便會出現腰痛（數字評定量表 NRS 5～6的程度）、右下肢疼痛、麻痺（NRS 7～8的程度），而日常生活動作時也會不時出現症狀。無法理解哪個動作會出現症狀，此外，到了晚上，疼痛及麻痺有惡化的傾向。疼痛位置及程度如人形圖所示（**圖3**）。

NRS：
numeric rating scale

➤姿勢評估

●站位姿勢（自然站位，圖4）

冠狀面：軀幹些微往左轉動，左側屈位（**圖4a**）

矢狀面：腰椎過度伸展，骨盆過度前傾（**圖4b**）

●坐位姿勢（自然坐位）

冠狀面：重心往左位移，骨盆左下沉，腰椎左凸側彎

矢狀面：胸椎後彎，腰椎後彎（屈曲），骨盆後傾，頭部往前位移

➤自主運動

　　評估軀幹屈曲、伸展、轉動、側屈及前述動作的複合運動。伸展時會出現腰部疼痛（NRS 5/10），伸展與往右轉動的複合運動（**圖5**）時，除了腰部疼痛，也出現右下肢（從小腿外側到足部外側）麻痺及疼痛（NRS 7/10）。其他動作時，則沒有出現異常動作或症狀。

圖3　人形圖

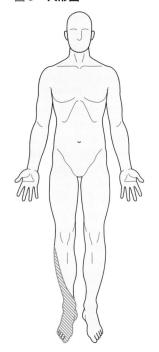
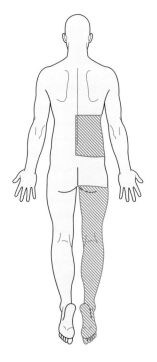

◯（斜線）：**疼痛**
質：沉且悶的疼痛
量（NRS）：5～6/10
發現疼痛的傾向：步行約10分鐘時出現

◯（斜線）：**麻痺且疼痛**
質：麻痺感且會陣陣刺痛
量（NRS）：7～8/10
發現疼痛的傾向：步行約10分鐘時出現，此外到了晚上有增強的傾向

圖4　姿勢評估

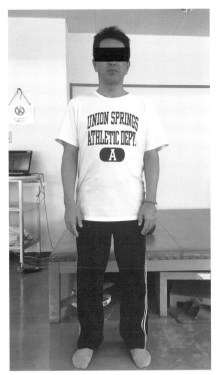

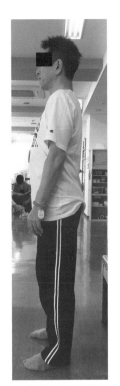

a 自然站位（冠狀面）

冠狀面上軀幹往左轉動，些微左側屈。

b 自然站位（矢狀面）

矢狀面上下位腰椎過度伸展，骨盆過度前傾。

圖5　自主運動（伸展與往右轉動的複合運動）

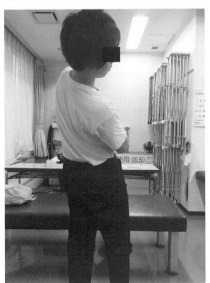

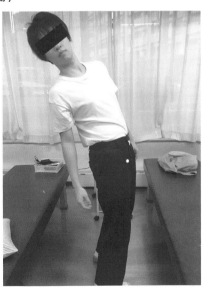

a 後方

b 側邊

▶副運動檢查：（過／低）可動性之檢查（圖6）

患者俯臥，進行由後往前滑動PA Glide（做法請參考「Ⅰ章-1脊柱物理治療之思路」一項（p.2））。可發現其中位胸椎為低可動性（hypomobility），L4/5為伴隨著疼痛的過可動性（hypermobility）。

▶運動控制motor control檢查

根據Luomajoki的做法進行運動控制motor control檢查。本檢查分為六部分，若其中有兩項以上為陽性，則有可能是運動控制不全[1,2]。此外，本檢查也能有效用於動作觀察之評估。六項檢查內容統整於**表1**。

本病例在檢查①～⑥中，②⑤⑥呈陽性。檢查②要動作時，產生腰椎過度伸展，右下肢會出現症狀。檢查⑤往後移動時產生腰椎過度伸展，而檢查⑥在膝關節屈曲30°左右時，可見到腰椎過度伸展、骨盆前傾、轉動運動的代償動作。

圖6　副運動（由後往前滑動PA Glide）

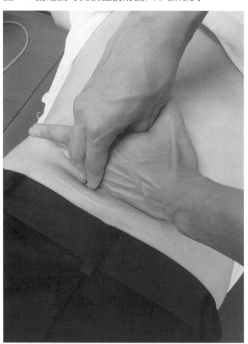

評估者手腕的豆狀骨抵住棘突，對側上肢用力。可在L4/5處見到疼痛及過可動性。

表1　運動控制motor control檢查

檢查	正常	陽性所見
檢查①	指示患者起始動作為站位，維持軀幹中間位屈曲髖關節。 正常：維持軀幹中間位，髖關節可屈曲到50～70°。 陽性所見：產生腰椎屈曲／伸展的代償動作，髖關節無法屈曲到50°以上。	
	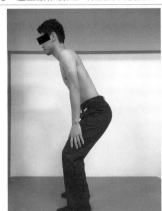	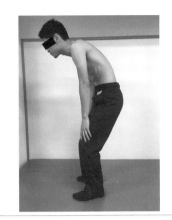
檢查②	指示患者起始動作為站位，做骨盆後傾的動作。 正常：可在維持胸椎中間位的情況下，讓骨盆後傾。 陽性所見：無法骨盆後傾，由胸椎代償，或產生腰椎過度伸展的代償動作。	
	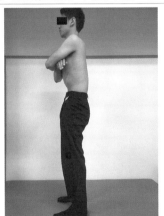	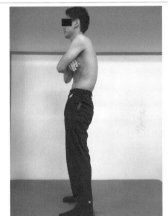
檢查③	請患者單腳站立，兩側都要，此時測量肚臍往側面移動的距離。 正常：肚臍移動距離不到10cm，或者左右差不到2cm。 陽性所見：肚臍移動距離10cm以上，或者左右差2cm以上。	
	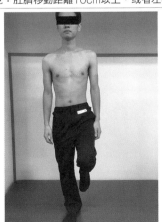	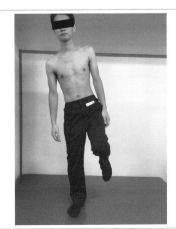

（下頁待續）

表1　運動控制motor control檢查（續）

檢查	正常	陽性所見
檢查④	以端坐姿進行，請患者保持腰椎中間位，伸展單側膝關節。 正常：可維持腰椎中間位並伸展膝關節（-20～-30°即可）。 陽性所見：產生腰椎屈曲動作，或者維持腰椎中間位但無法伸展膝關節。 	
檢查⑤	以四肢著地的姿勢進行。維持腰椎中間位的狀態下，前後移動骨盆。 正常：維持腰椎中間位的狀態下，可往後移動至髖關節120°、往前移動至髖關節60°。 陽性所見：骨盆前後移動時腰椎會產生屈曲或伸展的代償動作。 	
檢查⑥	以俯臥姿勢進行，請患者屈曲單側膝關節到90°。 正常：不會產生腰椎屈曲、伸展、骨盆轉動的動作。 陽性所見：伴隨膝關節屈曲，會產生上述代償動作。 	

➤整合與解釋

本病例主述步行時會腰痛且右下肢疼痛併有麻痺感，根據影像所見懷疑L4/5狹窄，由醫師診斷為腰椎椎管狹窄症。靜止時不會出現疼痛／麻痺，惡化動作為：腰椎伸展、伸展與往左轉動的複合動作。患者基本姿勢在自然站位時下位腰椎過度前彎，骨盆過度前傾。此外，從被動運動檢查得知，其胸椎有低可動性、L4/5有過可動性，運動控制motor control檢查及基本動作分析時，確認患者控制軀幹動作有困難，尤其在伸展方向上有過度動作的傾向。

根據包含影像所見的醫學資訊、主觀及客觀的評估，可預測本病例的神經障礙型式為右側L4/5神經根型。此外，患者靜止時不會出現疼痛／麻痺，特定姿勢及動作時症狀會出現／惡化甚至重現，可知這是機械應力所引起的，要採用物理治療[3]。症狀惡化的原因可認為是靜止姿勢下給予持續負荷，動作時以腰椎為中心無法自主控制，產生腰椎過度伸展及往右轉動的動作，該處便壓迫到神經根。患者本人並未了解症狀惡化起因的姿勢或動作，認知方面也是問題點之一。

物理治療與效果

➤治療方針

以物理治療改善構造上產生狹窄的缺點很困難，所以會以動作為中心來改善機能上的缺失，目的在於減少刺激症狀起因的L4/5右側神經根。具體來說，目標為：藉由提升相鄰關節可動性或機能，減少施予該處的負擔、透過練習腰部運動控制motor control，減少脊柱，尤其L4/5間伸展方向的不穩定，藉由有氧運動努力提升全身耐力及給神經組織的血管供給。此外，認知方面也必須要採取手段，教導患者不會對該處造成負擔的姿勢、動作等等。基於前述內容，具體的治療計劃如下：

➤治療計劃

①教育患者、指導姿勢
②練習運動控制motor control
③脊柱（胸椎、腰椎）鬆動術
④髖關節鬆動術
⑤有氧運動

➤①教育患者、指導姿勢

　　教育患者不僅是椎管狹窄症的重要治療法之一，對其他疾病也是。根據 Breslau等人的報告，透過向患者說明腰椎椎管狹窄症的解剖學特徵與症狀間的關聯性，以及疼痛出現的因素，可得到提升患者恐懼、日常生活活動ADL的效果[4]。此外，讓患者理解疼痛出現的機轉，可見到疼痛減輕的效果[5]。再加上用實證說明疼痛及麻痺感出現的機轉讓患者理解，這也是必要的。以本病例來說，就是在指導姿勢、動作時讓患者理解「平常的站姿是腰椎伸展位」「腰椎伸展＋往左轉動會使症狀惡化」「症狀出現時可藉由腰椎屈曲（前彎）來減輕」，向患者說明如果能控制腰椎往伸展方向過度動作，便能減少症狀出現的頻率。

　　指導姿勢時，讓患者本人認識自己平常的坐姿及站姿是第一階段。之後誘導患者讓脊柱呈中間位，並指導患者重現該姿勢（圖7）。此外，要練習從各種姿勢回到脊柱中間位。

➤②練習運動控制motor control

　　進行以下運動：以俯臥位伸展膝關節及髖關節，盡可能不要出現腰椎伸展的代償運動（圖8）、以坐姿維持腰部中間位練習從端坐姿起身站立的動作（圖9）、維持腰部中間位以四肢著地的姿勢做髖關節屈曲的動作（圖10）、以站位伸展髖關節（圖11）。一開始利用鏡子、圖片、影片的視覺回饋或是治療師口頭回饋來誘導患者，逐漸調整困難度。

　　練習中若疼痛／麻痺感出現／惡化便停止。

圖7　坐姿練習

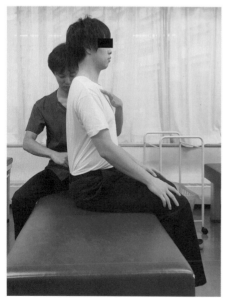

以坐位練習維持腰部中間位，此時徒手或用口頭告知患者適當的位置。

圖8　練習運動控制motor control①：以俯臥位屈曲膝關節、伸展髖關節運動

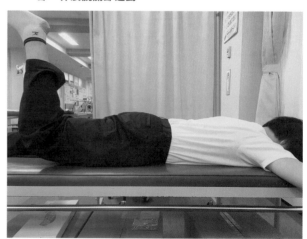

盡可能不要出現腰椎伸展的代償運動，一邊徒手或用口頭回饋一邊進行。

圖9　練習運動控制motor control②：站位⇄端坐姿

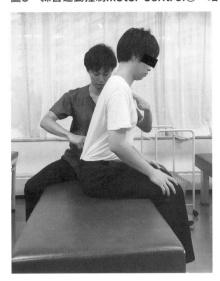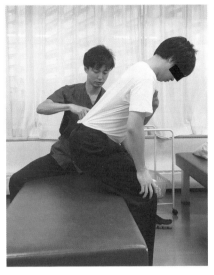

維持腰椎中間位的同時進行站位⇄端坐姿。治療師以口頭或徒手來指示或誘導患者維持腰部中間位。

圖10　練習運動控制motor control③：維持腰部中間位以四肢著地的姿勢做髖關節屈曲的動作

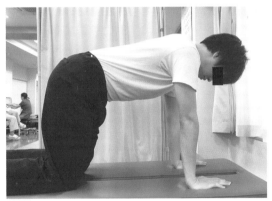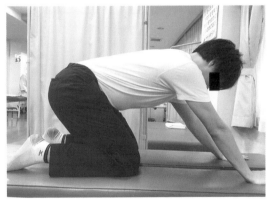

治療師以口頭或徒手給予回饋。

圖11　練習運動控制motor control④：以站位伸展髖關節

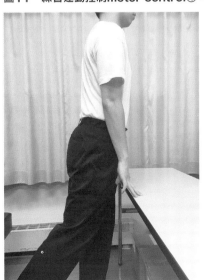

維持腰椎中間位的同時伸展髖關節，治療師以口頭或徒手給予回饋。

➤③脊柱鬆動術

有報告[6]指出，結合了徒手治療與運動的治療法，對腰椎椎管狹窄症有一定的效果。透過腰部轉動的自我鬆動術，期望能擴大右側椎間孔（**圖12**）。胸椎伸展鬆動術可提高胸椎相鄰關節的可動性，最終是以減少腰椎轉動、伸展方向的過可動性為目的（**圖13**）。此外，這些鬆動術用作自我運動也有其效果。

➤④髖關節鬆動術（**圖14**）

改善髖關節可動性可有效防止腰椎伸展的代償動作。有報告[7,8]指出，尤其在髖關節受到限制的情況下，步行或動作時大多會以腰椎伸展作為代償，如此一來便會增加腰椎的負擔。除了施行髖關節鬆動術，也會搭配髂腰肌、大腿後肌群等髖關節的拉筋（**圖15、16**）。髖關節鬆動術跟脊柱鬆動術相同，用作自我運動也有效。

➤⑤有氧運動（**圖17**）

有氧運動對會跛行的椎管狹窄症患者有效[9]，主要目的在於：減少對步行在內等動作的恐懼、將氧氣供給到四肢在內的全身、提高全身耐力。若有能不增加負荷的跑步機，效果會更好，不過事實上機器沒那麼齊全，能讓患者以腰椎屈曲位進行的腳踏車便有效果了。根據Paul等人的報告，以腰椎屈曲位騎腳踏車，效果跟不增加負荷的跑步機相同[10]。

➤⑥自我運動

前述③脊柱鬆動術用作自我運動也有效（**圖12、13**）。此外，也會請患者進行前述髖關節（髂腰肌、大腿後肌群）拉筋。

➤治療經過

上述治療每週兩次，進行四週。請患者在家中每天自我運動一次。

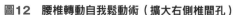

圖12　腰椎轉動自我鬆動術（擴大右側椎間孔）　　　　**圖13　胸椎伸展鬆動術**

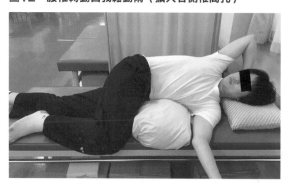
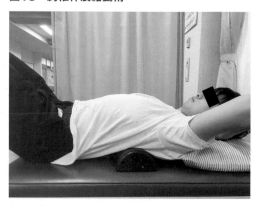

圖14　髖關節鬆動術

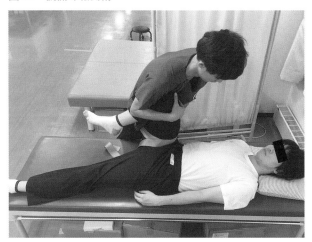

使用穆利根輔助帶可更有效率地進行髖關節鬆動術。

圖15　大腿後肌群拉筋

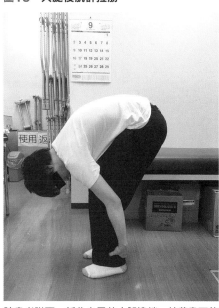

請患者蹲下，抓住自己的小腿遠端，接著盡可能
站直，感覺到大腿後肌群有延展感時維持10秒。

圖16　髂腰肌拉筋

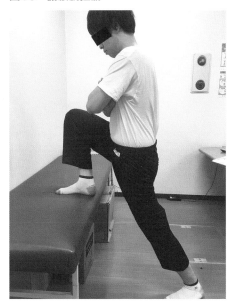

圖17　有氧運動

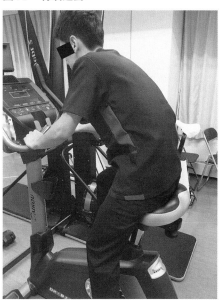

注意調整手把高度，使患者腰椎呈屈曲位。

經過（開始治療起八週後）

> ➤ 問診

讓患者理解自己怎樣的動作會出現症狀，便能有意識地避開那些姿勢。此外，即使出現症狀，讓患者呈腰部屈曲，也能緩和症狀。

患者連續步行一小時左右，之後若出現症狀，休息個五分鐘便能重新開始走路。

> ➤ 姿勢

治療前的腰椎過度伸展、骨盆過度前傾改善了，而且冠狀面上輕度往左轉動、側屈也改善了。

> ➤ 自主運動

伸展＋往右轉動到終末運動區域時與治療前相同會出現症狀，不過在症狀出現前便能靠自己控制，不讓症狀出現。

> ➤ 運動控制motor control檢查

無論哪種檢查，患者都能維持腰部中間位了。此外，檢查時也沒有出現症狀。

> ➤ 成果指標

腰部疼痛（數字評定量表NRS）：0/10

下肢麻痺（數字評定量表NRS）：靜止時0/10，動作時2/10

連續步行時間：可連續步行一小時不出現症狀

總結

本病例主要是在動作時會因為過剩或不穩定的腰椎伸展／轉動動作，致使放射到右下肢的疼痛症狀出現、惡化，因此治療目標為改善引起前述症狀的機能面，具體來說是要患者腰部能穩定地動作。此外，透過改善相鄰關節胸椎及髖關節過小的可動性，能減少施加於腰部的負擔，且藉由進行全身性運動（有氧運動），可提升全身耐力及包含神經組織在內給予四肢的氧氣供給。

認知方面治療師也教育患者，哪些姿勢或動作會誘發症狀、症狀出現時要如何應對，更進一步藉由患者教育、指導患者自我運動，努力讓患者能管理自身的症狀。

由於持續指導患者自我運動、教育患者，可想見在物理治療結束後，患者也能自己管理自己的症狀。

文献

1) Luomajoki H, et al : Reliability of movement control tests in the lumbar spine. BMC Musculoskelet Disord, 8 : 90, 2007.

2) Luomajoki H, et al : Movement control tests of the low back ; evaluation of the difference between patients with low back pain and healthy controls. BMC Musculoskelet Disord, 9 : 170, 2008.

3) Backstrom KM, et al : Lumbar spinal stenosis-diagnosis and management of the aging spine. Man Ther, 16 (4) : 308-317, 2011.

4) Breslau J, et al : Socioeconomic aspects of spinal imaging : impact of radiological diagnosis on lumbar spine-related disability. Top Magn Reson Imaging, 11(4) : 218-223, 2000.

5) O'Sullivan P, et al : Unraveling the Complexity of Low Back Pain. J Orthop Sports Phys Ther, 46(11) : 932-937, 2016.

6) Kovacs FM, et al : Surgery versus conservative treatment for symptomatic lumbar spinal stenosis : A systematic review of randomized controlled trials. Spine(Phila Pa 1976), 36(20) : 1335-1351, 2011.

7) Vo AN, et al : Rehabilitation of orthopedic and rheumatologic disorders. 5. Lumbar spinal stenosis. Arch Phys Med Rehabil, 86(3 Suppl 1) : S69-76, 2005.

8) Yuan PS, et al : Nonsurgical and surgical management of lumbar spinal stenosis. Instr Course Lect, 54 : 303-312, 2005.

9) Watters WC 3rd, et al : Degenerative lumbar spinal stenosis : an evidence-based clinical guideline for the diagnosis and treatment of degenerative lumbar spinal stenosis. Spine J, 8(2) : 305-310, 2008.

10) Pua YH, et al : Treadmill walking with body weight support is no more effective than cycling when added to an exercise program for lumbar spinal stenosis : a randomised controlled trial. Aust J Physiother, 53(2) : 83-89, 2007.

IV

疾病別處置法（病例研究）

8　腰椎解離症

Abstract

■ 腰椎解離症中，發育期腰椎解離症的關節突間部位並非假關節，而是產生疲勞性骨折的狀態。因此治療的目的在於骨頭癒合，以矯具治療及靜養為主流。然而患者大多為體育選手，即使採用矯具治療，為了防止身體能力降低，也有必要做復健。

■ 復健會以磁振造影MRI及電腦斷層CT來掌握發育期腰椎解離症的病期，施行適當的計劃。此外，重點在於要視患者處在以骨頭癒合為目的的時期，或者以完全回歸體育競技為目的的時期，來變更復健內容。

■ 本項會說明發育期腰椎解離症矯具治療期間可進行的安全復健、到完全回歸體育競技的運動員復健，並藉由病例報告來介紹實際的復健流程。

腰椎解離症之復健

　　腰椎解離症的病狀可分為兩種：一種是關節突間部位形成假關節的腰椎解離症，此情況下，預見不到關節突間部位的骨頭癒合，因此復健時會盡量改善不對腰椎施加機械應力的身體機能，一邊觀察疼痛的情況，一邊以慢慢地讓患者回歸職場或體育競技為目標。

　　另一種是關節突間部位產生疲勞性骨折的發育期腰椎解離症（超初期、初期、進展期），此情況下治療的目的在於骨頭癒合，因此以矯具治療及靜養為主流。然而患者大多為體育選手，必須考慮到長期穿戴矯具與靜養會使得身體能力降低。

　　根據電腦斷層CT的病期分類，發育期腰椎解離症的超初期及初期骨頭癒合率會比進展期高，因此有必要區分為超初期～初期以及進展期，針對各自特性進行復健。此外矯具治療後，再度做磁振造影MRI及電腦斷層CT，確認有骨頭癒合的傾向時，便有必要從以往以骨頭癒合為目的的復健，轉成以完全回歸體育競技為目標的運動員復健。以下將說明病期別的復健規程、完全回歸體育競技的運動員復健，且在最後列出病例，介紹實際的發育期腰椎解離症復健。

Clinical Hint

從動作來看產生發育期腰椎解離症的因素

　　產生腰椎解離症的動作是軀幹的伸展與轉動，因此復健目的為減少施加於腰椎的應力，評估並努力改善腰椎部分以外胸椎、髖關節為中心的柔軟度。要減輕腰椎伸展及轉動應力，則胸椎部分及髖關節必須要具備伸展、轉動可動性。

電腦斷層CT病期別之發育期腰椎解離症復健規程

➤矯具治療中的復健規程（圖1）

若在癒合率高的超初期與初期，三週後會轉為積極的復健。若在癒合率低的進展期，則採用矯具治療、柔軟體操，進行讓軀幹等長收縮程度的輕度運動治療。

➤矯具治療期間中使用的硬式腰夾（圖2）

這是矯具治療中使用的硬式腰夾，可包覆到臀部，強烈限制軀幹的伸展轉動，在入浴及就寢以外的時間穿戴。

圖1　CT病期別之發育期腰椎解離症復健規程

	0w	1w	3w	4w	8～12w
檢查	磁振造影MRI 電腦斷層CT			測定承重指數 WBI(1／月)	MRI 再檢查
腰夾	穿戴運動用腰夾 硬式腰夾採型	硬式腰夾 （入浴及就寢以外的時間穿戴）			
復健 （超初期、初期）	物理治療 運動治療(拉筋、訓練核心肌群等)			積極的運動治療	
復健 （進展期以上）	物理治療 運動治療(拉筋)				
體育競技	完全停止 （腳踏車也要停四週）				

WBI：weight bearing index

圖2　硬式腰夾

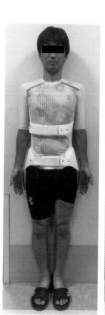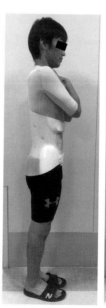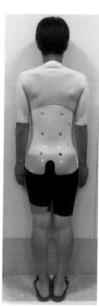

目的為骨頭癒合而穿戴的硬式腰夾，會限制腰椎轉動及伸展。

➤矯具治療開始三週的運動治療計劃

此時期仍舊有病例殘留著關節突間部分發炎，所以主訴腰痛。運動治療時要注意別對腰椎施加過度的機械應力、誘發疼痛。Pope等人的報告指出，柔軟度低下的人下肢障礙的風險是平均值的兩倍，且甚至高達柔軟度高的人的八倍[1]，由此可知在此時期要以柔軟體操為中心進行運動治療。強化軀幹肌力則以等長收縮為中心進行，並且別產生腰椎伸展動作。

●折疊刀拉筋變化法（圖3a）

西良教授的報告指出，大腿後肌群柔軟度低下會引起軀幹前彎、抑制骨盆前傾，增加脊椎運動負擔，並推薦以折疊刀拉筋法來伸展大腿後肌群[2]。我們治療師則採用折疊刀拉筋變化法，讓患者穿戴硬式腰夾，坐在椅子上進行。

方法：患者坐在椅子上，手抓住雙腳腳踝，在胸口貼近大腿的狀態下，緩緩伸直膝關節，大腿後肌群伸展到極點時靜止10秒。

●股四頭肌拉筋（圖3b）、髂腰肌拉筋（圖3c）

西良教授等人的報告指出，股四頭肌柔軟度低下是為限制因素，伸展軀幹時骨盆不會後傾，便由腰椎伸展做代償[2]。各種拉筋會從治療初期階段就開始。患者穿戴硬式腰夾，不讓腰椎伸展轉動。以臀部、下肢為中心來拉筋。

圖3　大腿後肌群拉筋

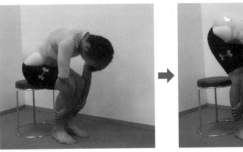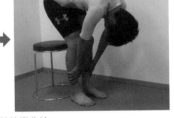

a 折疊刀拉筋變化法
請患者坐在椅子上抓住腳踝，大腿盡可能靠近軀幹，伸直膝蓋（10秒 × 5組）。

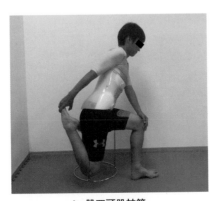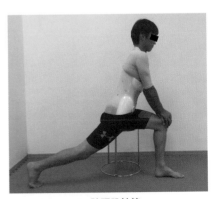

b 股四頭肌拉筋
屈曲單側膝關節的狀態下手抓住足部，伸展股四頭肌（30秒 × 3組）。

c 髂腰肌拉筋
從髖關節開始伸展單側下肢來延展髂腰肌（30秒 × 3組）。

➤矯具治療開始三週後的積極運動治療計劃（超初期～初期）

在這時期腰痛會減輕或消失。除了前述的復健，還要另外指導患者強度更高、更積極的運動治療計劃。

●穩定化訓練

Hides等人的報告指出，腹橫肌等軀幹肌肉的運動能預防腰痛復發[3]。指導訓練時，讓患者穿戴硬式腰夾維持脊柱中間位，來進行負擔少的軀幹訓練（圖4a～c）。

●深蹲

通常深蹲動作會要求膝蓋盡量不要超出腳尖，不過為了減輕腰椎過度伸展，深蹲時會讓膝蓋突出腳尖來進行（圖4d）。

圖4　穩定化訓練

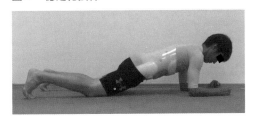

a　俯橋式
雙手與膝蓋撐在地面，維持脊柱中間位。

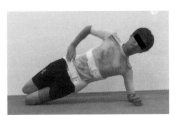

b　側橋式
前臂與小腿外側撐在地面，維持脊柱中間位。

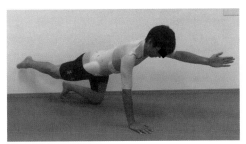

c　四肢著地伸展
伸展對側上下肢，維持脊柱中間位。

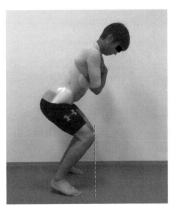

d　深蹲
為了不增強腰椎過度伸展，讓膝蓋超出腳尖地深蹲（20次 × 3組）。

● 有氧運動

　　發育期腰椎解離症治療採用長時間固定、靜養的方式，所以會引起心肺功能低下。真鍋先生發表報告指出，高練習量的選手一旦中斷運動，最大氧氣攝取量會從運動中止八週後急速下降，比例大約4～20%左右[4]，因此會使用測功儀或跑步機來訓練耐力。

> **Memo**　**針對發育期腰椎解離症復健之重點**
> 　　針對發育期腰椎解離症矯具治療期間的復健，必須要根據電腦斷層CT配合病期與患部修復過程制訂計劃。若弄錯此時期的復健強度，有可能使患部惡化或延遲修復。

➤ **防止半途退出（放棄來院病例）**

　　長時間矯具治療中必定要預防的是病患半途退出。放棄來院的患者恐怕會有從疲勞性骨折變成完全分離的疑慮，因此醫療從業人員必須要將防止患者半途退出的念頭放在心上。前述發育期腰椎解離症患者的復健，可有效防止半途退出[5]。

獲得重回體育競技許可後之運動員復健

　　矯具治療復健後，再度做磁振造影MRI、電腦斷層CT確認骨頭癒合程度或傾向，便能重回體育競技。此時起將硬式腰夾換成運動用的腰夾，以完全回歸體育競技為目的，轉往進行運動員復健。

➤ **回歸體育競技後使用的運動用腰夾（圖5）**

　　為了控制軀幹伸展腰夾背部放了四根支架，一邊確認重回狀況，一邊逐漸抽掉支架（日本SIGMAX公司製造）。

● 可動性訓練（胸椎、髖關節）

　　若腰椎鄰近關節的胸椎、髖關節可動性低下，會對腰椎施加應力，所以目標在於提高這些關節的可動性。用瑜伽柱StretchPole® EX（LPN公司製造）帶出胸椎伸展的可動性，努力減少腰椎伸展的應力（圖6a）。

　　以膝蓋間夾著橡膠球的狀態屈曲髖關節、膝關節成90°，用這個姿勢捲腹（圖6b）、捲腹旋轉（圖6c），藉此保持腰椎穩定性並帶出胸椎可動性。

圖5　運動用腰夾

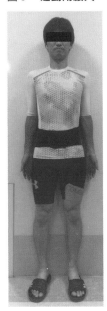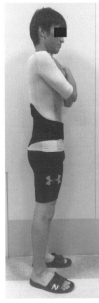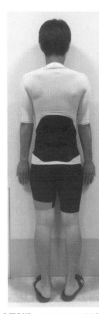

腰部有支架，防止過度伸展。在運動、訓練中穿戴。

（日本SIGMAX公司製造，MAXBELT S3）

圖6　可動性訓練

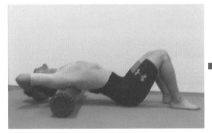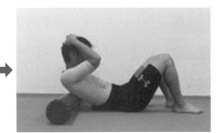

a　使用瑜伽柱的胸椎伸展運動

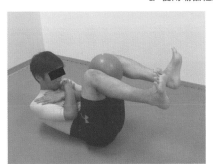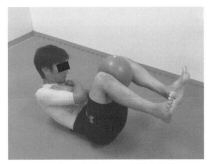

b　維持腰椎穩定的同時捲腹　　　　**c　維持腰椎穩定的同時捲腹旋轉**

● 穩定性訓練（腰椎）

　　以膝蓋間夾著橡膠球的狀態屈曲髖關節、膝關節成90°，此時維持球在正中間，穩定腰椎，上下肢可動作（**圖7a**）。藉由擴展上下肢可動區域、或是提升速度，可增加腰椎的穩定性。

站在半圓平衡球BOSU®（將平衡球切成半圓的訓練道具：Blance Trainer DW fitness公司製造）上，在腳底不會離開半圓平衡球BOSU®表面的範圍內彈跳。別讓腰椎產生過度伸展，維持腰椎穩定性。舉高雙手可提高難度（圖**7b**）。

●可動性＆穩定性訓練

除了胸椎或髖關節可動性，再加上追求腰椎穩定性，可調整訓練強度來達成目的。使用綜合訓練墊slide board，維持腰椎穩定性的同時抬高上肢、伸展下肢（圖**8a**）。此外，也在維持腰椎穩定性的狀態下伸展髖關節、膝關節（圖**8b**）。在這些訓練中，為了不對腰椎施加伸展應力，維持其穩定性很重要。

●有氧運動訓練

使用手足健身車，在維持腰椎穩定性的狀態下提高有氧能力（圖**9a**）。可藉由調節速度或負荷，提供適合對象的有氧運動。使用瑜伽柱StretchPole®，躺在瑜伽柱上做出踩腳踏車的動作，維持脊柱中間位，便能提高有氧能力。收起雙手，縮近放在地面的位置能提高難度（圖**9b**）。透過在半圓平衡球BOSU®上有節奏地反覆踏步，可提高有氧能力（圖**9c**）。若姿勢往前後或側邊方向歪斜，就會摔下來，所以要保持脊柱中間位，這很重要。

圖7　穩定性訓練

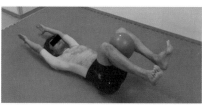
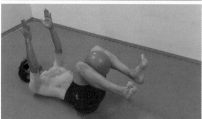
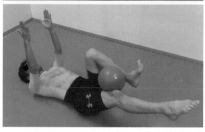

a　維持腰椎穩定同時活動上下肢的動態運動

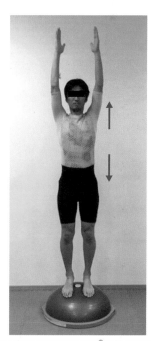

b　使用半圓平衡球BOSU®維持穩定同時平衡運動

圖8 可動性＆穩定性訓練

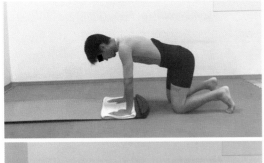

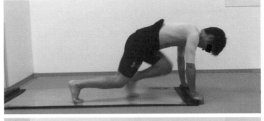

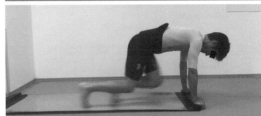

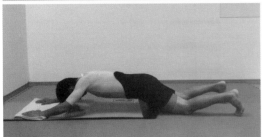

a 綜合訓練墊slide board（抬高雙手）

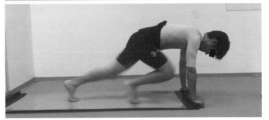

b 綜合訓練墊（雙腳屈曲伸展）

圖9 有氧訓練

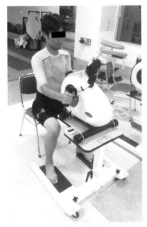

a 手足健身車
（YAMATO-HUMAN公司製造）

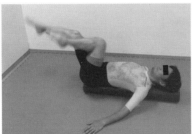

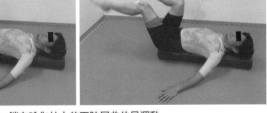

b 躺在瑜伽柱上的下肢屈曲伸展運動
（瑜伽柱StretchPole® EX：LPN公司製造）

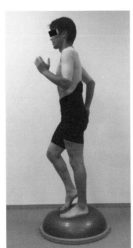

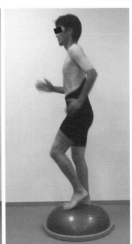

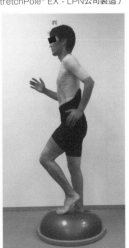

c 在半圓平衡球BOSU®上的踏步運動

IV

疾病別處置法（病例研究）

➤列出階段性回歸體育競技的規程表（圖10）

　　由於發育期腰椎解離症患者不得不長時間停止運動，所以得到回歸許可後身體機能低下者不在少數。若這種狀態下允許患者短時間完全回歸體育競技，復發率有可能增加，因此要依照每種體育競技類別，列出階段性回歸的規程表給患者。圖10是適用於棒球選手的回歸規程表。各體育競技的練習計劃包羅萬象，以學生選手來說，可以由醫療人員來管理、給予更具體的提醒，而不是任由選手本人處置，可想見列出表格資料會有用。與此同時，也要逐漸提高復健的強度。

圖10　棒球選手　一個月回歸計劃

	運動開始～一週 （　／　～　）	一週～ （　／　～　）	2週～ （　／　～　）	3～4週 （　／　～　）
腰夾	支架維持4根	支架抽掉外側2根	內側2根也抽掉	再持續穿戴沒有支架的腰夾1個月
傳接球	·壘間距離，約50%的力道 ·球數約整體一半	·約壘包間距＋延長1～2m後約60～70%的力道 ·球數也約為整體的60%～70%	·不到遠投的距離，約80～90%的力道 ·解除球數限制	除了遠投其他都可以
揮棒	只做打準練習 空揮：20次左右（50%）	輕度的球座打擊練習 空揮：40～60次（70%）	自由打擊（次數少一點） 空揮：60～80次（80%）	沒有限制
守備練習	內野手：只能接正面滾地球然後輕輕送球 外野手：只能接正面的滾地球、高飛球	加入螃蟹步，接正面以外的滾地球、高飛球（不能接高速打擊出來的球）	接球到送球一連串動作（但是盡量避免飛撲等太過勉強接球）	沒有限制
跑步	只能到慢跑程度	輕微地跑壘	70～80%的跑壘	沒有限制
投球	站在牛棚練投的程度	讓捕手蹲坐50%的程度 20～30球左右	讓捕手蹲坐70%的程度	讓捕手蹲坐80～90%的程度 第4週之後回歸賽場

努力回歸的注意事項

＊傳接球跟打擊動作會反覆扭轉身體，因此有復發的危險，請充分考慮運動強度。

＊投球球數上限方面，希望小學生50球左右、國中生70球左右、高中生100球左右。此外，遠投請在第四週之後再開始。

＊在肌力與耐力低下的狀態下回歸體育競技，會因為肌肉疲勞造成柔軟度低下或受傷，所以也請別忘記持續以往施行的拉筋或消除疲勞。

＊若出現疼痛或異樣，請立刻停止運動，並到醫院看診。

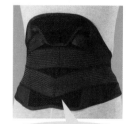

請務必穿著運動用腰夾！

 Clinical Hint

關於發育期腰椎解離症的復發

　　由於發育期腰椎解離症的治療是以骨頭癒合為目的，因此治療時程長。然而在治療結束後回歸體育競技，也有病例復發。Sakai等人的報告指出[6]，發育期腰椎解離症患者回歸體育競技後，復發率為26.1%。復發要再度經歷長時間矯具治療，所以對體育選手本身、其家族及團隊而言，會形成精神上、身體上龐大的壓力。由此可知，我們應該預防復發，在獲得回歸體育競技許可時，給予選手及其團隊列有基礎訓練、體育項目別的回歸計劃資料（圖10）。此外，建議選手最少進行一個月的運動員復健，以完全回歸體育競技為目標。

病例資訊

基礎資訊

年齡：14歲（國中2年級）

性別：男性

身高：157cm

體重：48kg

身體質量指數BMI：19.5

體育競技項目：劍道（慣用右手）

BMI：
body mass index

➤目前病歷

患者目前所屬社團為劍道部，以往沒有學習過其他體育競技的經歷。2017年4月在學校的運動器官健康檢查中軀幹後彎時會疼痛，被建議到醫院看診。然而患者之後沒有到醫療機關接受檢查，就這麼持續練劍道，結果在高舉竹刀往下用力揮動時腰痛惡化。雖然有去醫院治療但症狀並未改善，在健康檢查後兩個月的階段到骨科看診，診斷為右側第4腰椎發育期腰椎解離症，之後介紹到本院做復健。

初診時在磁振造影MRI橫剖面影像（短時反轉回復技術STIR）中，可見到第4腰椎的右側關節突間部位出現淡淡高亮度的區域，代表存在骨髓水腫（**圖11a**）。然而同時期的電腦斷層CT影像橫剖面則沒有明顯的骨折線，與MRI高亮度變化區域一致處則可見到骨硬化影像（**圖11b**）。根據發病到初診的經過（兩個月）、MRI高亮度變化的狀態、CT中骨硬化存在，顯示這是發育期腰椎解離症的治癒過程。患者本人的主訴表示，高舉竹刀往下用力揮動時會腰痛。患者需求為四個月後新人賽出場，希望打造出身體碰撞也不會輸的軀幹。

STIR：
short-TI inversion recovery

圖11 初診時影像所見（MRI、CT橫剖面）

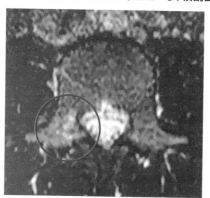

a 磁振造影MRI

MRI檢查中可見到右腰椎關節突間部位骨髓水腫的影像。

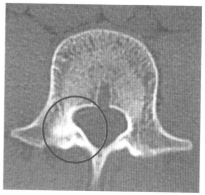

b 電腦斷層CT

CT檢查中同樣部位可見到骨硬化傾向。

NRS：
numerical rating
scale

FFD：
finger floor
distance

SLR：
straight leg raising

➤評估

●初診時評估

　　初診時腰痛數字評定量表NRS為：後彎8、右側屈7、左側屈3、前彎0。用坎普氏手法時腰痛陽性。患者表示疼痛部位在雅各比線（左右髂嵴上緣連線）下方，右側腰痛有乒乓球大小。指尖離地高度FFD為10cm，跟臀間距為右14cm／左13cm，直膝抬腿測試SLR test為右75°／左75°。

●姿勢評估

　　矢狀面：頭部往前位移、胸椎後彎、腰椎前彎。

　　冠狀面：可見到左骨盆抬高、往左轉動、胸廓往右轉動、右髖關節外展的非對稱性（圖12a、b）。

　　根據矢狀面評估可知，患者的頭部往前位移與胸椎後彎在劍道舉高竹刀的動作時，有可能增加對腰椎的伸展應力。劍道中段的預備動作是左腳往後拉，左手在身前、右手在其前方交互握著竹刀的姿勢，由此也可推測出，本病例的站位姿勢為骨盆往左轉動、胸廓往右轉動，且右髖關節外展的姿勢。

　　尤其骨盆往左轉動很有可能對右側腰椎關節突間部位施加應力。

圖12　初診時的姿勢評估

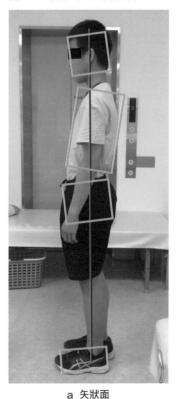 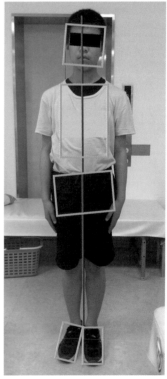

a　矢狀面　　　　　　　　　　　　　**b　冠狀面**
可見到頭部過度往前、胸椎後彎、腰椎前彎。　　從頭到腳可見到左右不對稱。

●動作評估

劍道的揮劍動作在右腳著地時，可見到重心往後移，胸椎也呈後彎位，因此可預想到相對的，腰椎前彎會增加，也能預想到此揮劍動作是造成發育期腰椎解離症發作的起因——引起腰椎伸展應力之故。

開始物理治療一個月後，腰痛有所改善的病例，為了掌握因靜養造成的身體機能低下，會使用Inbody430（InBody Japan公司）測量身體組成，或使用Isoforce GT-360（OG Wellness公司）測量承重指數WBI（股四頭肌相對於體重的等長性肌力）來評估肌力值的時間性推移。本病例物理治療一個月時體脂肪為12.4%，WBI為右55%／左56%。

➤解釋

劍道在練習時，揮劍動作的右腳會用力往前著地，長時間反覆這動作，可想見會比其他體育競技更容易累積致使疲勞性骨折發作的機械應力因素。此外，高舉竹刀揮動時，由於抬高上肢，軀幹容易成伸展位，為了分散此時的應力，提升胸椎伸展的柔軟度及軀幹穩定性可說是重要課題。不僅如此，劍士彼此的竹刀碰撞時，身體末端會受到強烈衝擊，所以可想見會在腰部施加龐大的應力。然而本病例所屬的劍道部，練習時並不重視積極軀幹訓練及拉筋。以本病例來說，由於發育期腰椎解離症發作，除了向患者本人及家族說明發育期腰椎解離症的病理及機轉，也從矯具治療期開始便告知其積極軀幹訓練及拉筋的重要性。

本病例由柔軟度評估得知，大腿後肌群、髖關節屈肌群的柔軟度低下。此外，由於胸椎處後彎，產生了脊柱伸展的限制，可想見前述情況增加了腰椎伸展的機械應力。WBI測得的肌力也是屬於進行運動競技時低下的狀態。

物理治療與效果

施行發育期腰椎解離症規程一個月後，疼痛消失。兩個月後磁振造影MRI橫剖面影像（短時反轉回復技術STIR）中，右關節突間部位的高亮度區域消失（圖**13a**）。同時期的電腦斷層CT橫剖面影像中，同部位沒見到明顯的骨折線，評估為骨頭癒合的狀態（圖**13b**）。從前述所見，判斷患者可部分回歸競技，此時復健轉為前述的運動員復健，此外考慮到劍道的特殊動作，加入運動。

請患者仰臥，抬起右下肢且雙手舉到頭上，再以此狀態用力向下揮動雙手。此時尤其因為高舉雙手時增加腰椎前彎，或是產生了胸椎後彎，所以有時會出現代償動作——下巴抬高。注意這種代償動作，反覆進行劍道特有的揮劍動作訓練（圖**14**）。接著讓患者的胸椎部分躺在平衡球上，進行同樣的揮劍動作。揮劍時要在平衡球上保持姿勢，藉此提升軀幹穩定性（圖**14**）。

圖13　二個月後的影像所見（磁振造影MRI、電腦斷層CT橫剖面）

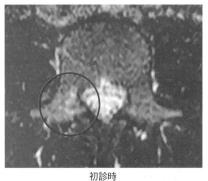

初診時

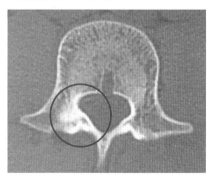

初診時

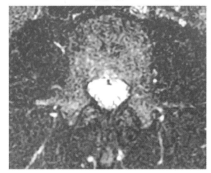

二個月後

a　磁振造影MRI

兩個月後MRI檢查中骨髓水腫影像消失。

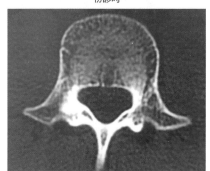

二個月後

b　電腦斷層CT

兩個月後CT檢查中確認有骨頭癒合的傾向。

圖14　運動員復健範例（減弱胸椎後彎到腰椎往前位移的揮劍動作訓練）

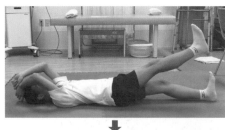

↓

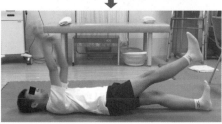

a

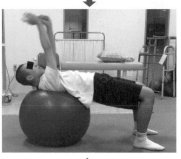

↓

b

患者仰臥，抬起右下肢且雙手舉到頭上，再以此狀態做劍道的揮劍動作（**a**）。動作穩定後背部靠上平衡球，以減弱後彎的狀態逐漸提高動作強度（**b**）。

初診起三個月後，患者如願完全回歸劍道競技，指尖離地高度FFD改善到-17cm（**圖15b**）。使用InBody430評估身體組成，即使初診後經過五個月的靜養階段，全身肌肉量與體脂肪率仍舊維持住了。承重指數WBI右78%／左77%，可

圖15　三個月後指尖離地高度FFD的變化

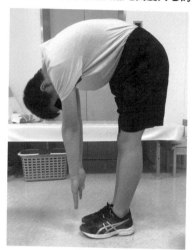 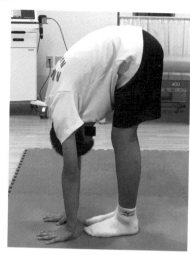

a 初次測量　　　　　　　　　**b** 三個月後
FFD從初次測量的10cm，三個月後改善為-17cm。

圖16　三個月後的姿勢評估

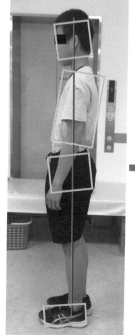 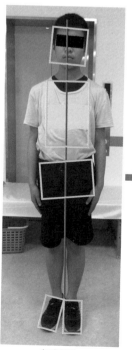 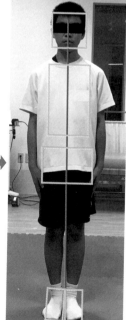

初次評估　　　　三個月後　　　　　　初次評估　　　　三個月後
　　　a 矢狀面　　　　　　　　　　　　　**b** 冠狀面

初次評估時頭部過度往前偏移、胸椎後彎、腰椎前彎，三個月後可見到情況改善。

初次評估時從頭到腳可見到左右非對稱性，三個月後有所改善。

見到肌肉出力提升。姿勢與初診時相比，也可見到胸椎後彎減少，冠狀面上的非對稱性有所改善（**圖16**）。由於患者劍道的揮劍動作中，右腳著地時重心往後的狀況改善，胸椎後彎減少，所以也能預想到腰椎伸展應力跟著減少了。

　　完全回歸體育競技後經過三個月，本病例症狀沒有復發且歷程良好。患者如願在新人賽出場，劍道身體碰撞時穩定感也增加，可知從穿戴矯具到完全回歸體育競技的復健是有用的。

總結

　　發育期腰椎解離症的復健對象大多為體育競技選手，因此光靠穿戴矯具等待骨頭癒合，是無法早日完全回歸體育競技的。此外，由於停止體育活動數個月，許多患者會產生明顯的身體能力低下，基於這點，我們物理治療師必須要定期評估患者身體組成、柔軟度、肌力，在充分考慮過發育期腰椎解離症的病理後施行復健，預防身體能力低下，將其程度降到最低。

文獻

1) Pope R, et al：Effects of ankle dorsiflexion range and pre-exercise calf muscle stretching on injury risk in Army recruits. Aust J Physiother, 44(3)：165-72, 1998.
2) 西良浩一：スポーツ選手の腰椎疲労骨折の病態と低侵襲治療. 臨床スポーツ医学, 29(8)：823-832, 2012.
3) Hides JA, et al：Long-term effects of specific stabilizing exercises for first-episode low back pain. Spine (Phila Pa 1976), 26(11)：E243-E248, 2001.
4) 真鍋知宏：スポーツパフォーマンスに必要な心肺機能. 臨床スポーツ医学, 32(2)：114-119, 2015.
5) 杉浦史郎, et al：発育期腰椎解離症－装具療法中のエクササイズ. 臨床スポーツ医学, 33(10)：994-998, 2016.
6) Sakai T, et al：Conservative Treatment for Bony Healing in Pediatric Lumbar Spondylolysis. Spine (Phila Pa 1976), 42(12)：E716-E720, 2017.

9 骶髂關節障礙

Abstract

■ 介紹的是主訴為可想見是由過往經歷引起骶髂關節疼痛的相關運動員治療。

■ 除了矢狀面上髖骨前、後傾（非對稱性），再加上冠狀面上骶骨傾斜，推測因此產生了施加於骶髂關節的機械應力。

■ 使用組織鬆動技術改善骨盆的列位失當，不僅以對症治療讓疼痛消失，為了防止列位失當復發，有必要進行穩定化（肌肉機能訓練）及協調化（修正動作）。

前言

　　骶髂關節障礙是種主訴骶髂關節周圍疼痛的病狀，會經常疼痛加上下肢麻痺（感覺異常）、鈍痛，甚至伴隨著負重轉移障礙。其異常的原因可能為骶髂關節的構造穩定性（form closure）與肌肉筋膜致使的穩定性（力學閉鎖force closure）其中之一，也可能兩者皆是[1]。然而，要定量表示其機轉並不容易[2]。我們提倡這是對骶髂關節施加過大機械應力為起因的「骨盆列位失當症候群」，並不停鑽研其治療方法。本項將列舉典型的病例，說明其治療理論（設計圖）與方法（治療技術）。

病例介紹

➤一般資訊

年齡：22歲

性別：女性

➤過往病史、目前病歷

　　田徑跨欄選手，前導腳為左腳。19歲時曾有同側的大腿後肌群拉傷，之後感覺到柔軟度低下。對此，患者每天會用棒球的球、按摩滾筒或穴道按摩棒自我照護（壓迫按摩）一小時以上，但未見到柔軟度改善。22歲時左踝關節內翻扭傷，一個月後回歸。但是回歸後仍舊有輕微背屈限制，且著地時會持續輕微疼痛。

　　扭傷後三個月時，練習中出現左骶髂關節疼痛。隔天到附近醫療院所就診，X光影像上沒有異常，醫師指示要靜養，並開了消炎止痛藥。約有一週負重時疼痛變強，呈跛行。兩週後開始健走，三週後開始慢跑，不過一旦想要提升跑步速度，疼痛便會持續惡化。發病四週後照了磁振造影MRI，醫師說明可見到椎間

盤稍有膨出，但很難認為是症狀的起因。之後停止慢跑到了第八週，雖然進行了上下肢輕度重量訓練與軀幹訓練，但症狀沒有改善。發病八週後，開始由筆者治療。

物理治療之評估

➤結果

基於重新排列re-align concept的疾病概念（請參照「Ⅲ章-5負重轉移障礙」一項（p.165）），分成結果、列位失當、原因三部分來評估。所謂結果，是列位失當與隨之而來的機械應力所產生的「病狀」，包含組織損傷、發炎、疼痛、運動機能障礙、防禦反應（肌肉痙攣）在內。

●發炎

從體表視診、觸診及問診，並未顯示發炎的情況，不進行血液檢查。

●疼痛

PSIS：
posterior superior iliac spine

只有左側出現壓痛，髂後上棘（PSIS）、骶髂長後韌帶、臀中皮神經，還有坐骨神經、後股皮神經、陰部神經、閉孔內肌、孖下肌、梨狀肌等處也出現壓痛（**圖1**）。單指測試one finger test[3] 則是指左髂後上棘PSIS。鼠蹊部、恥骨聯合或腰椎部位則不會疼痛。

圖1　壓痛部位

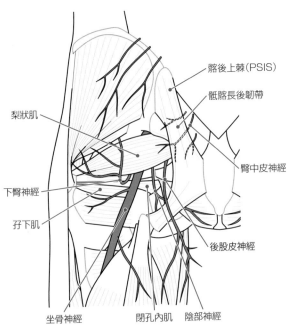

髂後上棘（PSIS）、骶髂長後韌帶、臀中皮神經、坐骨神經、後股皮神經、陰部神經、閉孔內肌、孖下肌、梨狀肌出現壓痛。

梨狀肌

下臀神經

孖下肌

坐骨神經　閉孔內肌　陰部神經

髂後上棘(PSIS)

骶髂長後韌帶

臀中皮神經

後股皮神經

IV

NRS：
numeric rating
scale

　　運動時疼痛方面，俯臥位上肢支撐的脊椎伸展中，左髂後上棘PSIS與骶髂長後韌帶的數字評定量表NRS為3，而不使用上肢的脊椎伸展中NRS為5。翻身動作，從側臥位起身成端坐姿中，同部位出現NRS 7的疼痛。由站位做出前彎、後彎動作時也在左髂後上棘PSIS與骶髂長後韌帶出現疼痛，前彎時為7，後彎時為4。

　　負重時疼痛方面，步行、雙腳深蹲、單腳深蹲皆為陰性，但單腳連續跳躍（高度約3cm）則會有脫力感及NRS 5左右的疼痛出現，所以無法連續跳3次以上。慢跑時NRS 0，跨大步跑時NRS則為5，無法持續30m以上（**表1**）。

　　誘發疼痛檢查中，派翠克氏測試Patrick test陽性、蓋斯林氏測試Gaenslen test陽性、抗壓測試陽性、牽拉測試陰性。由於疼痛強烈，所以並未施行大腿猛推測試及骶椎猛推測試（**表2**）。

●機能低下

MMT：
manual muscle
testing

SLR：
straight leg raising

　　下肢徒手肌力測試（MMT）結果：左大腿後肌群4、左髂腰肌4、左臀中肌4，顯示肌力低下。再者，此肌力低下有可能在骶髂關節疼痛發作之前便存在，要歸類於結果還是原因很困難。

　　可動區域方面，直膝抬腿SLR左100°／右110°、髖關節屈曲左110°／右130°，無論哪項檢查都能看出左側的可動區域相較於右側更受到限制。內收外展、內外轉則沒有左右差異。

●防禦反應

　　觸診左右梨狀肌，左梨狀肌肌肉張力強，顯示肌肉痙攣的情況。

表1　運動時疼痛及負重時疼痛之程度

動作	NRS
俯臥位以上肢支撐的脊椎伸展	3
俯臥位不用上肢支撐的脊椎伸展	5
翻身動作	7
從側臥位起身到端坐姿	7
站位前彎	7
站位後彎	4
步行、雙腳深蹲、單腳深蹲	0
單腳連續跳躍3cm左右	5（無法連續3次以上）
慢跑	0
跨大步跑	5（無法連續跑30m以上）

※疼痛部位：左髂後上棘PSIS、骶髂長後韌帶

表2　誘發疼痛測試之結果

誘發疼痛測試	判定
派翠克氏測試 Patrick test	陽性
蓋斯林氏測試 Gaenslen test	陽性
抗壓測試	陽性
牽拉測試	陰性
大腿猛推測試	無法施行
骶椎猛推測試	無法施行

ASIS：

anterior superior
iliac spine

➤列位

　　觸診髂前上棘（ASIS）與髂後上棘（PSIS），站位時右髖骨前傾（左髖骨後傾），無論前彎或後彎，前後傾的左右差都會擴大（圖2）。根據兩髂後上棘PSIS連線垂直的平分線與骶骨左右下外側角連線中點的位置關係來看，可判斷骶骨在冠狀面上往左傾斜，而骶骨遠端部位則往右位移（圖3）。隨著軀幹後彎，兩髂前上棘ASIS間距及兩髂後上棘PSIS間距都增加，由此可知，在冠狀面上產生了髖骨往下轉動的情況（圖4）。

　　藉由徒手修正列位失當的緩和疼痛測試，促使髖骨前後傾相互對稱，結果前彎時的數字評定量表NRS從7緩和到3，後彎時的NRS則從4變成3，沒有明顯變化（圖5）。將右側骶骨後外側角往左壓迫，前彎時的NRS從7緩和到1，後彎時的NRS則從4緩和到1（圖6）。由前述內容顯示，治療骶骨傾斜有其必要。

➤原因

●解剖學上的因素

　　X光影像上見不到髖骨及骶骨明顯的變形，未能發現解剖學上的因素。

圖2　矢狀面上髖骨的列位失當

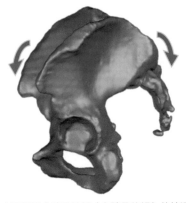

本病例身上可見到右髖骨前傾（左髖骨後傾）的情況。

圖3　冠狀面上骶骨的列位失當

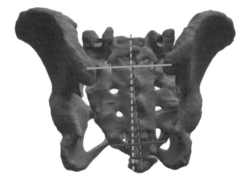

本病例可見到骶骨在冠狀面上往左傾斜，判斷骶骨遠端部位往右位移。

圖4　冠狀面上髖骨的列位失當

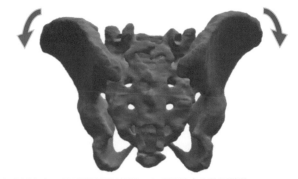

本病例身上可見到伴隨軀幹後彎，左右髖骨產生往下轉動。

圖5　藉由髖骨前後傾對稱化的緩和疼痛測試

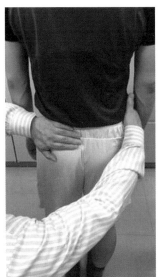 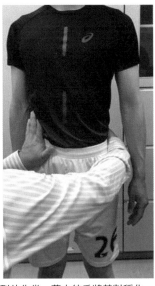

伴隨軀幹前後彎，髖骨在矢狀面上列位失當，藉由徒手將其對稱化，前彎時疼痛緩和了，但後彎時疼痛並無顯著變化。

圖6　藉由骶骨正中化的緩和疼痛測試

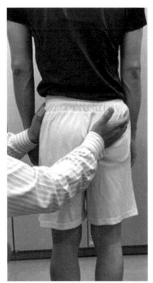

徒手將右骶骨後外側角往左壓迫，使骶骨置於正中央，結果軀幹前後彎時的疼痛都緩和了。

●不穩定性

不穩定性方面，掌握左右髖骨後，在前後傾方向上動一動，沒發現過度的可動性。另一方面，將左骶骨後外側角往右壓迫，會增加骶骨往左傾斜，相對於此，將右骶骨後外側角往左壓迫時，並未發現過度的可動性。

●滑動不良

尾骨右側攣縮可想見會致使骶骨往左傾斜，相對於右側臀大肌與骶結節韌帶間黏著，左側則未發現黏著的情況。左側大腿後肌群及坐骨神經深層發現有多處強烈滑動不良，顯示其為左髖骨後傾的原因之一。另一方面，右側鼠蹊部可見到闊筋膜張肌、臀中肌、臀小肌、股直肌等的滑動不良，顯示其為右髖骨前傾及髖骨往下轉動的原因之一。

●肌肉機能不全

患者俯臥時徒手肌力測試MMT測量右側臀大肌的肌力為等級5，相對的，左側臀大肌的肌力則為等級4。左臀大肌引起力學閉鎖force closure機能低下的同時，也顯示了將骶骨遠端部位往左拉的左側臀大肌機能低下是骶骨往左傾斜的原因之一。

●使用失當（動作異常）

步行時，可見到左踝關節背屈限制及左髖關節伸展限制，站立中期到後期骨盆往左轉動增加。這種動作異常可推測反映了左髖關節伸展肌的左臀大肌、大腿後肌群在髖關節伸展區域的機能低下。

➤治療進行方式

根據上述評估的結果，判斷本病例為典型的列位失當症候群。因此在重新排列期時視其需要採用對症治療，再以穩定期、協調期的順序來治療（圖7）[4]。

➤重新排列期

以可修正的列位失當原因來說，會採取消除導致右髖骨前傾及往下轉動的右外展肌前側黏著、消除導致左髖骨後傾的左側臀部及大腿後肌群黏著、消除引起骶骨往右傾斜、骶骨遠端部位往右位移的右側臀部黏著之方法。

使用組織鬆動技術（請參照「Ⅲ章-5負重轉移障礙」一項p.175）[5]，紓解右鼠蹊部的闊筋膜張肌與股外側肌、臀中肌，臀中肌與臀小肌，股直肌與臀小肌，以及存在這些肌肉間的神經血管等黏著處。左側臀部及大腿後肌群處，會針對股二頭肌長頭與坐骨神經，半膜肌與股二頭肌長頭，半膜肌與內收大肌，還有坐骨神經與坐骨、孖下肌、閉孔內肌、孖上肌、梨狀肌間的黏著施行組織鬆動技術。由於可見到臀大肌深層大範圍的黏著，要紓解外轉肌群、坐骨神經、後股皮神經等之間的黏著。接下來，針對骶骨遠端部位往右拉的臀大肌與骶結節韌帶黏著，也施行組織鬆動技術。

圖7　重新排列概念的治療流程

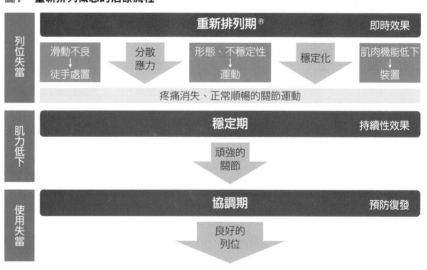

重新排列期的目標為：使列位與關節運動正常化、在關節運動最末端獲得適切的配合度。穩定期的目標為：習得能穩固、維持良好列位及關節運動的肌力與活動模式。協調期則針對體育動作在內的全身運動，修正會讓列位失當復發的起因舉動。

　　取得髖骨對稱、骶骨正中化，判斷骶髂關節回到容易穩定的列位後，進行具有穩定骶髂關節以及改善骶骨遠端往右位移能力的左側臀大肌運動。

　　此外，目測無法檢測出不穩定性，所以沒有使用骨盆束帶等矯具。站位及軀幹前、後彎時維持住了髖骨的對稱性，也沒見到髖骨往下轉動的情況，接著確認骶骨傾斜消失，重新排列期便告終。

➤對症治療

　　由於重新排列期結束後，前彎時骶髂長後韌帶、臀中皮神經的疼痛依舊殘留，所以針對這幾處進行對症治療。以骶髂長後韌帶來說，由於位在深層並與骶髂短後韌帶有黏著及疼痛，所以針對該黏著處進行組織鬆動技術（圖8）。臀中皮神經也是位在深層，且與臀大肌筋膜黏著並有疼痛情況，所以針對深層施行組織鬆動技術（圖9）。因此不僅前後彎時的疼痛，單腳連續跳躍時的疼痛也消失了。

圖8　針對骶髂長後韌帶的組織鬆動技術

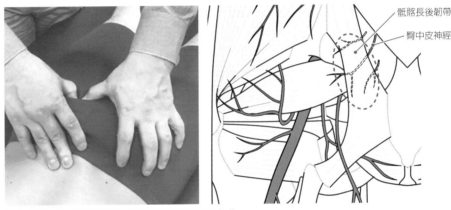

骶髂長後韌帶
臀中皮神經

徒手紓解骶髂長後韌帶深層與骶髂短後韌帶間的黏著。

圖9　針對臀中皮神經的組織鬆動技術

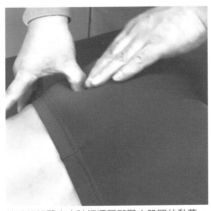
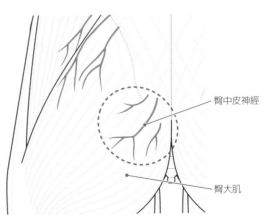

臀中皮神經

臀大肌

徒手紓解臀中皮神經深層與臀大肌間的黏著。

患者伸展大腿後肌群時，坐骨神經周圍殘留著疼痛，這是骶髂關節疼痛發作前便存在的疼痛。透過直膝抬腿SLR的觸診，坐骨神經內側與坐骨、股方肌之間，閉孔內肌與坐骨之間，以及陰部神經等處出現壓痛，所以針對這些黏著處施行組織鬆動技術。直膝抬腿SLR的可動區域左130°／右120°，回到了大腿後肌群拉傷之前的狀態。

➤穩定期

在穩定期，除了要維持修正列位失當後習得的良好列位，還要以提升必要肌肉機能為目的進行訓練。具體來說，針對骨盆往下轉動要強化腹橫肌下側與多裂肌，針對骶髂關節中間化與穩定化要強化多裂肌與左側臀大肌，針對右髖骨前傾要強化右側臀大肌，針對左髖骨後傾要強化左髂腰肌。雖然強化右側臀大肌能促使右髖骨後傾，有我們期望的效果，不過這也有引起骶骨遠端部位往右位移的危險性，所以必須一邊注意骶骨列位一邊訓練。

➤協調期

步行動作中骨盆往左轉動，是因為左側臀大肌沒有充分發揮作用的動作模式，因此有修正的必要。具體來說，在施行了目的為擴大踝關節背屈可動區域、擴大左髖關節伸展可動區域的組織鬆動技術後，練習抑制骨盆往左轉動的跨大步步行，促使從站立中期到後期習慣左髖關節伸展。

經過

ADL：
activities of daily living

上述治療共計三次，花三週完成。開始治療五週後，日常生活動作ADL、跨大步跑步、連續跳躍時的疼痛消失了，唯一只剩下左大腿後肌群拉筋時，坐骨神經、閉孔內肌附近仍殘留著疼痛，因此無法實施跨欄練習。所以接下來針對臀部的疼痛來治療，八週後跨欄動作時的疼痛消失。

總結

本病例有著大腿後肌群拉傷及踝關節扭傷的過往病史，並可想見對臀部及大腿後肌群強烈按壓刺激，會引起伴隨著肌肉間及神經黏著的延遲性骶髂關節疼痛。組織鬆動技術能是針對治療列位失當後殘存症狀的有效對症治療。由於患者沒有顯著的不穩定性，穩定期施行的骨盆周圍肌肉訓練可有效預防列位失當復發。異常動作方面，為了預防骶骨往左傾斜復發的同時，也有必要促進站立中期、後期中左側臀大肌的活動，所以必須讓患者習得抑制骨盆往左轉動的動作習慣。

Clinical Hint

骶髂關節疼痛評估與治療之重點

　　評估骶髂關節疼痛除了用單指測試one finger test、各種徒手誘發疼痛測試外，也會使用在髖骨及骶骨施加力量、維持良好列位的「緩和疼痛測試」，來針對列位失當確定治療方針。

　　治療骶髂關節疼痛，有必要結合針對列位失當消除其機轉的治療法，以及對症治療來進行。

Memo　重新排列概念

　　重新排列概念中，會分為列位失當、其原因、結果產生的症狀三部分進行評估。為了修正列位失當而治療原因，若改善了列位失當仍舊有症狀殘留，則進行對症治療。

　　對症治療方面，會針對起因的疼痛或神經症狀，使用徒手組織鬆動技術。症狀消失後，則進行預防列位失當復發用的穩定化（改善肌肉機能）、協調化（改善異常動作）。

IV

疾病別處置法（病例研究）

文獻

1）Vleeming A, et al：Relation between form and function in the sacroiliac joint. Part I：Clinical anatomical aspects. Spine, 15(2)：130-132, 1990.
2）Sturesson BA, et al：A radiostereometric analysis of the movements of the sacroiliac joints in the reciprocal straddle position. Spine, 25(2)：214-217, 2000.
3）Kurosawa D, et al：A Diagnostic Scoring System for Sacroiliac Joint Pain Originating from the Posterior Ligament. Pain Med, 18(2)：228-238, 2016.
4）蒲田和芳：リアライン・トレーニング　体幹・股関節編, 講談社, 2014.
5）蒲田和芳, ほか：アスリートを支える低侵襲治療の実際：徒手的組織間リリースによる治療効果. 整形外科最小侵襲手術ジャーナル, 88(9)：30-40, 2018.

V

介紹適用於脊柱之方法

1 實際針對頸部之訓練

Abstract

■ 考慮到疾病、時期、對象，針對頸部的訓練千變萬化。尤其針對頸部疼痛患者的強化深層頸部屈肌群訓練，有相當可信的科學根據，再加上藉由合併使用處置頸部附近的手技、前庭障礙的復健或心理治療，治療成效也很好。

■ 此外，不僅頸部疼痛患者，用於體育選手調整身體、預防傷害運動方面，效果也很令人期待。此情況下要能承受衝擊，有必要強化肩頸部位的韌性。

前言

針對頸部訓練的對象從頸部疼痛患者、頸部揮鞭症患者等，有頸部障礙的人，到有頸部外傷風險的運動選手都是。其用途既為治療，也含有調整的意思，考慮到疾病、時期、對象，有必要採用千變萬化的手法及負擔設定。頸部的基本結構及機能請參閱其他章節，本項中的基本知識將聚焦並解說容易受傷的頸部肌肉骨骼系統機能。

實際的技法方面，將介紹近年來發表報告數眾多，以重新教育、強化頸部深層肌肉為目的的訓練。不僅如此，為了提高針對頸部訓練的效果，也會報告部分臨床上應該實踐的介入方法。

基本知識

➤頸部的姿勢控制

頸部列位是由頸部深層肌群來分節調節的，頭頸部大力矩動作則由頸部表層肌群擔當[1]。頸部深層肌群前方主要是頭長肌、頸長肌，後方則主要是多裂肌、頸半棘肌。肌肉附著處具有相當細膩且複雜的解剖結構，肌肉內所含肌梭密度及肌纖維構成方面，是慢肌纖維的type I 纖維占有率高[2]。換句話說，此處感覺相當敏銳，針對頭部位置、上肢軀幹動作能輕易地瞬間做出反應。

另一方面，頸部表層肌群從形態上來說，前外側有胸鎖乳突肌，後方有頭夾肌、頸夾肌、頭半棘肌、頭最長肌。接著在其末端，附著於肩胛骨的肩帶肌群有斜方肌、提肩胛肌。無論哪塊肌肉都是長度長且截面積大[3]，適合產出大力矩的動作。

➤有頸部疾患患者頸部肌群之變化：形態、性質、運動控制方式之變化

過去曾有許多頸部疾患患者特性相關之報告。從科學觀點來看，近年來也有部分報告需要重新探討，不過以下將依序介紹已確立的特性：①形態上的變化——頸部肌群脂肪浸潤[4]）；②性質上的變化——頸部肌群的供氧能力低下[5]）、頸部肌群的快肌纖維比例增加[6]）；③運動控制方式的變化——頸部深層肌群活動低下[7]）、頸部表層屈肌群、伸肌群（屈肌：前斜角肌、胸鎖乳突肌；伸肌：斜方肌上側纖維、提肩胛肌等）活動亢進[8]）、肌肉活動起始延遲[9]）、肌肉收縮後肌肉活動延長[10]）等等，發表的報告不計其數。基於這些問題點，筆者認為，針對頸部的訓練有必要採取特定的運動模式、負擔或指導法（**表1**）。

針對頸部之訓練

➤針對頸部訓練所產生的效果

近年來的統合分析方面，2015年的考科藍文獻回顧[19]）中，認為對慢性頸部疼痛患者進行頸部或肩胛胸廓訓練，有減輕疼痛或改善機能的效果。其中頸部深層屈肌群的訓練，是與頸部深層屈肌群機能評估連動後持續受到肯定的手法。Amiri[14]）針對頸部深層屈肌群訓練進行系統性文獻回顧，並發表報告指出，相較於其他訓練，頸部深層屈肌群訓練是種更有效的方法。

頸部深層屈肌群訓練是以前述頸部疼痛患者的頸部肌肉機能特性為基礎，初期請患者仰臥，在其頸部後面設置壓力計的壓脈帶，生理回饋式地誘導頭頸部屈曲[20,21]）（**圖1**）。壓力從一開始的20mmHg最終以30mmHg為目標，肌電圖方面則假設以肌肉最大自主收縮MVC 20%的低負荷施行[21]）。有報告指出，循序漸進地訓練，不僅能增進頸部深層屈肌群機能[14]）或減輕頸部疼痛[22-24]），也有助於頸部可動性[21]）、頸椎列位[25]）、姿勢穩定性[26]）。

MVC:
maximum voluntary contraction

由於頸部深層屈肌群訓練不僅是低負荷，同時也展現出各種改善效果，對痛覺感受性強的患者、時期而言，可說是首要選項。再加上頸椎術後或頸椎不穩定的患者，即使復健中，也有人的頸椎整體舉動受到限制。實際上，有必要與醫師好好商議訓練安全性不在話下，而吞嚥動作中類似的頭頸部屈曲動作在日常生活動作ADL中也相當必要，包含評估在內，這可說是應該優先進行的項目吧。

ADL:
activities of daily living

表1　頸部障礙復健各時期中的訓練思路

	目的	
急性期	重新教育肌肉收縮、預防肌肉萎縮	選擇提高大腦學習活動、認知活動的手法[11]），比起多關節運動，較適合從單關節運動開始，預防錯誤使用的習慣化及促進運動學習。此時要下功夫讓患者盡量不要產生疼痛或對疼痛的恐懼。
恢復期	提升脊椎分節的穩定性	為了提高各分節動態控制能力，避免代償動作，要一邊確認深層肌肉張力、一邊強化表層肌肉[12]）。為了優先提升深層肌肉運動單元徵召數並努力使各運動單元同期化[13]），要設定低負荷且持久性高的運動負荷[14]）。
強化期／回歸期	強化神經肌肉的應對、提升運動控制機轉	維持關節穩定性的同時，逐漸增加運動負荷，往高強度前進[15,16]）。選擇必須要精密運動控制[17,18]）的運動項目，漸進式讓身體機能接近回歸社會必要的狀態。

受傷後或接受手術侵入後為急性期，治癒組織為必要的是恢復期，能積極訓練的是強化期，部分參與社會或完全回歸的是回歸期，各階段會如上述漸進式地進行訓練。

V

介紹適用於脊柱之方法

另一方面，對必要的課題、生活類型，要增加頸部整體的肌力或高負荷進行動作，光靠頸部深層屈肌群訓練仍有其極限，此時便要合併使用頸部伸肌群、頸部表層屈肌群及協同肌的肩胛骨周圍肌群訓練[27-29]。無論哪種情況都遵照表1所寫的調整，配合各病患狀況進行訓練。

拿頸部深層屈肌群訓練來比較的情況下，眾多報告都寫明了其手法依流派不同各有千秋。本項也將根據筆者的經驗，介紹其中一例（圖1～7）。經過這些訓練，最後要維持良好的頸椎列位，同時確認病例的習慣性動作或姿勢，逐漸由練習轉往實踐，是為基本的流程。

圖1 頸部深層屈肌群之訓練

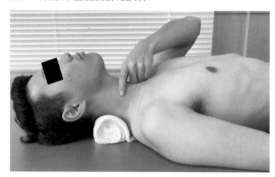 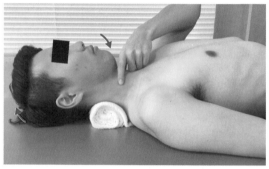

a 收縮前　　　　　　　　　　　　　　　　　b 收縮後

不讓表層屈肌群張力過強下使用生理回饋的機器等，一邊觸摸、了解表層肌肉情況，一邊訓練。初期在不會疼痛的情況下維持10秒，反覆10次左右，習慣之後增加次數、組數，最後以30次 × 3組左右為目標。

圖2 良好姿勢訓練

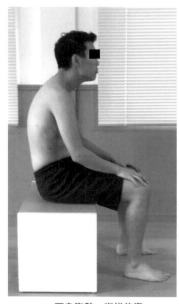 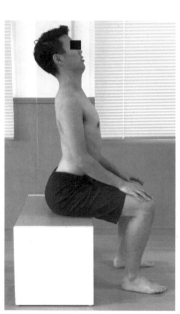 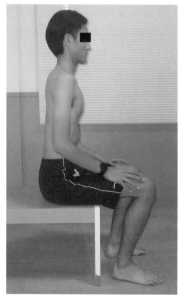

a 不良姿勢・脊椎後彎　　　b 不良姿勢・胸腰椎移行部位伸展　　　c 良好姿勢

練習一邊維持頸部深層屈肌群張力，一邊維持良好姿勢。初期患者的背靠牆壁，雙手放在桌子上，可緩和肩膀與頸部的張力，學習效果也高。若頸部及其附近的可動性低下，胸腰椎移行部位容易做出代償性的伸展姿勢（b），此時讓患者輕鬆將重量施加在坐骨上，便能輕易修正姿勢（c）。

圖3　頭頸部屈曲訓練

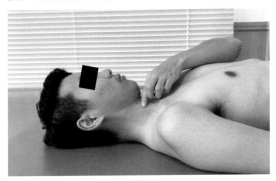 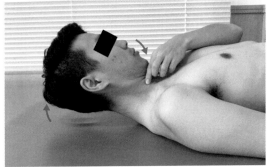

| a　收縮前 | b　收縮後 |

與頸部深層屈肌群訓練相同，提升深層肌肉張力，緩緩移動頭頸部各分節，如捲起般將下巴靠近頸部前面來屈曲頭頸部。

圖4　頭頸部伸展訓練

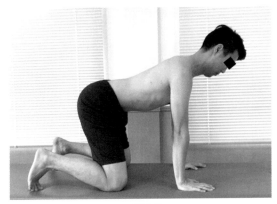 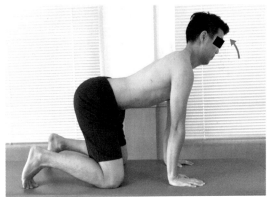

| a　收縮前 | b　收縮後 |

一邊調整坐位、站位、四肢著地等姿勢，一邊以頭頸部中間位伸展頸部。若坐位等筆直姿勢的頸部深層屈肌群沒有足夠的張力，頸椎容易過度伸展。

圖5　使用阻力負荷的頭頸部複合訓練

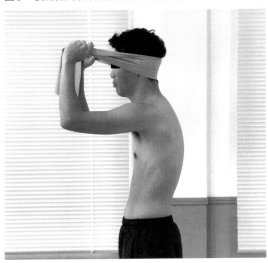 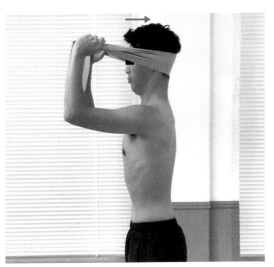

| a　收縮前 | b　收縮後 |

在下巴往後收的狀態下訓練。使用輔助帶等物階段性地施加阻力負荷。筆直姿勢中容易產生胸椎後彎或胸腰椎移行部位伸展，要小心。

圖6　肩胛骨周圍肌肉訓練

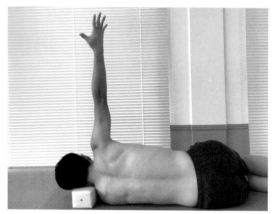

a　側臥位

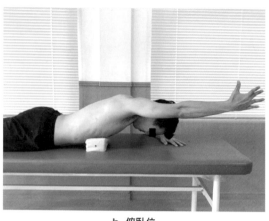

b　俯臥位

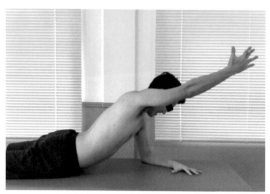

c　人面獅身式

避開抬高上肢時的代償動作（翼狀肩胛、肩胛骨上角突出、肩胛骨往下轉動等等），有必要重新教育位於肩胛骨內緣的肌群。更換姿勢的同時，階段性提高負荷、增加阻力負荷。後面將提到由於體側肌群僵硬，也會致使上肢抬高、外展動作困難，所以有必要事前下功夫提高可動性。

圖7　協調性訓練

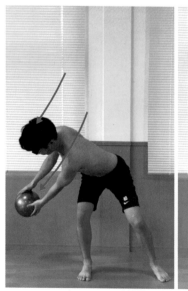

a　頭頸部與上肢運動方向一致時

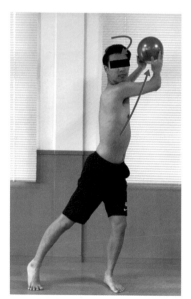

b　頭頸部與上肢運動方向錯開時

改善基本機能後，便階段性進行複雜的運動控制，比方說針對上肢的運動方向，也讓眼球運動及頭頸部運動協調地往同一方向，或者反過來錯開兩者，逐漸提高課題難度。

用於提升頸部訓練效果之知識及方法

➤提高頸部相鄰部位可動性、穩定性、協調性之方法

臨床上遇見頸部疾病患者不僅頸部有問題，也很多人全身性機能低下，這可認為是起因於頸部障礙，後來波及到全身的下行性問題，或者不良姿勢（圖2）等習慣性問題同時發生的緣故。無論哪種情況，不僅頸部，全身的可動性、穩定性、協調性也都低下，成為針對頸部訓練的限制因素。

比方說，像是上肢機能低下併有胸小肌、前鋸肌、闊背肌僵硬的軀體上側可動性低下，或是胸椎後彎併有腹直肌或腹內斜肌僵硬的軀幹下側可動性低下，還有腹部肌肉張力弱，胸腰椎移行部位容易過度伸展等等情況。無論哪種情況，從頸部起到軀幹上側都會被往下拉，頸部表層肌肉的胸鎖乳突肌、斜角肌、提肩胛肌、斜方肌上側纖維長度便容易被拉長[30]。這些肌群沒有休息時間，被迫維持著固定的肌肉張力，會致使頸部可動性低下、疼痛惡化，或者對頸部的運動學習造成負面影響。因此頸部不在話下，提升與頸部相鄰的軀幹上側及下側可動性、穩定性、協調性也可說是相當重要[28, 31, 32]。

圖8～11是自我運動的範例，近年來各種流派中也存在著一整個體系的運動治療及徒手治療法[30, 33]。學習如何正確評估及治療技術需要花相對應的時間，透過確認其內容，也能有更深入的理解吧。

接著以筆者本身的經歷來說，軀幹上側可動性低下的同時，相對地也大多伴隨著呼吸模式有問題，印象中尤其胸廓缺乏擴張性的患者居多（圖12）。近年來，也有報告指出頸部障礙與呼吸的關聯性[34-36]。呼吸模式健全化同時有放鬆的效果，可想見與減輕疼痛，改善軀幹可動性、穩定性有關[37, 38]，是訓練前應該確認的項目之一。

圖8　軀幹上側可動性訓練

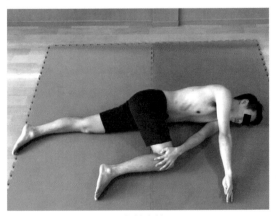

a　起始姿勢

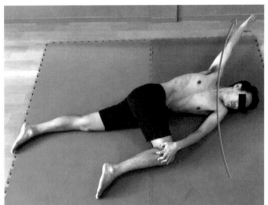
b　結束姿勢

一邊提高側腹部延展性，一邊抬高、外展、轉動、伸展上肢等往各個方向動作。施行後藉由改善其延展性、肌肉張力，許多人也同時改善了頸部可動性。

圖9 脊椎整體可動性訓練

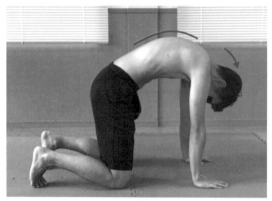

a 屈曲脊椎

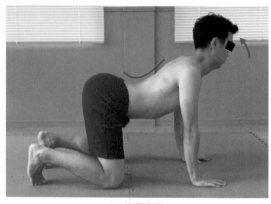

b 伸展脊椎

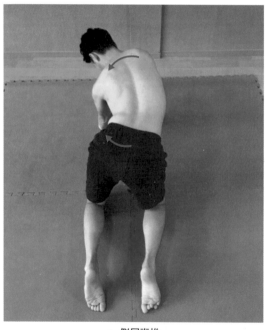

c 側屈脊椎

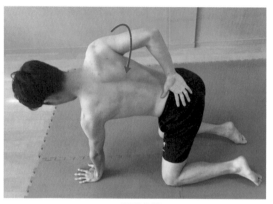

d 轉動脊椎

不僅屈曲、伸展脊椎，視患者情況也會側屈、轉動脊椎。將頸部視為脊椎的一部分，活動脊椎整體時評估哪個部位活動過度或不足，觀察對頸部運動的連帶影響，建立治療策略。

圖10 脊椎整體穩定性、協調性訓練

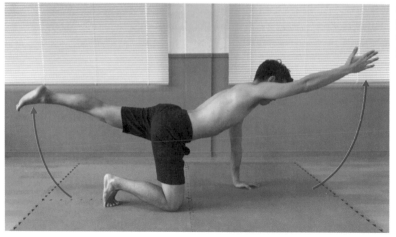

從單純的開放動力鏈到閉鎖動力鏈，藉由調整支撐面面積及重心位置，便可給予身體多種刺激，提高難度。

圖11　胸椎自我鬆動術

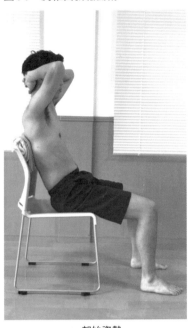 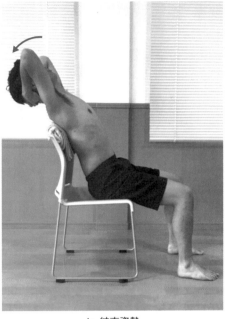

a　起始姿勢　　　　　　　　　　　　　　**b　結束姿勢**

靠近下位頸椎的上位胸椎若可動性低下，會降低頸椎及胸廓的可動性，因此施行胸椎自我鬆動術時，要注意別讓胸腰椎移行部位出現代償性伸展。

（參考文獻31、32、36、39製成）

圖12　呼吸模式之評估與修正

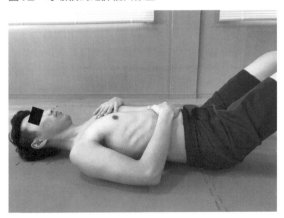

從體表確認胸骨、肋骨的動作。隨著呼吸，能確認胸廓上側（幫浦把手狀）與下側（水桶提把狀）的動作。若未充分運動，有可能是同部位可動性低下；若過度運動，則有可能陷入代償性控制的情況，會直接以呼吸法或其他手法來修正。

➤有暈眩症狀或感覺運動控制障礙時之方法

頸部障礙的症狀中，主要為揮鞭症患者容易發生的暈眩、眼球運動障礙[17]，及全身姿勢控制異常[40]，目前這些可認為主要是由於前庭系統中，各器官應對及反射資訊混亂所造成的[1,41-43]（**圖13**）。有報告指出，前述基本上針對頸部的訓練也能改善姿勢穩定性[25]，也有將焦點放在頭頸部與眼球運動間關聯性上，更加精緻的訓練[44]存在。這些訓練都有以前庭障礙復健手法為基準之處，雖然本項中省略不談，但希望各位參閱其他書籍確認。

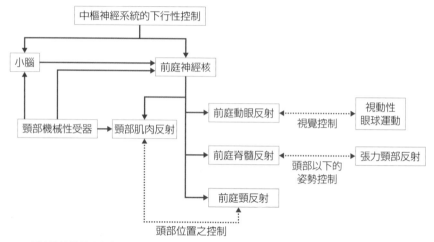

圖13 頭頸部位置控制、眼球運動、姿勢穩定性之關聯性

虛線連接的部分在各種運動控制時，各反射應對會經過整合。

（引用變更自文獻42、43）

➤心理治療之併用

近年來，慢性疼痛相關機轉逐漸解析，隨著明白慢性疼痛造成的腦內結構、機能變化[45,46]，也發現了訓練對腦部產生了可逆的變化[45]。同樣地在頸部障礙方面，除了運動治療，再於治療計劃中加上認知行為治療這類心理治療並驗證其效果的報告逐漸增加[47]。另一方面，若將範圍限定於頸部障礙，也有報告指出併用的效果比單純運動治療來得高[47]。這些研究的課題在於，認知行為治療並非單一的技術，面對患者溝通時必須要有應對狀況時時刻刻變化的強大能力，所以要培育指導者可說相當困難吧。

➤接觸性體育選手之預防頸部傷害及體況調控

此處以接觸性體育競技中，競賽時容許衝突動作的橄欖球為例來說明。

●接觸性體育選手頸椎列位、頸部肌群之特徵

隨著競賽方式或頸部周圍肌肉強化，接觸性體育選手的頸椎列位有可能產生變化，頸椎生理學上的前彎消失尤其常見。以機轉來說，可想見胸鎖乳突肌會有慢性壓力，且頸部深層肌群機能低下。月村等人[48]的報告指出，頸部周圍肌肉中相對的屈曲肌力增加、或是伸展肌力低下，為頸椎列位改變的原因之一。

筆者的研究[49]中也用磁振造影MRI確認橄欖球選手頸部肌肉的形態，從位置特性來看，前排球員（請參照**Memo**）比起其他位置的球員，斜方肌、頸部表層肌群明顯肥大，然而頸部深層伸展肌群則沒有什麼差異。這個位置在競賽方式上，頸部容易承受巨大應力[50]，肩帶肌群、頸部表層肌群也就有可能自然而然發達，不過對頸部深層肌群的影響很少也說不定。再者，在肩帶肌群、頸部表層肌群過度使用的影響下，頸部可動性容易受到限制[51]。因此筆者認為，對接觸性體育選手而言，以維持頸椎列位、維持及改善頸部可動性為目的，在練習、比賽前後獲

得肩帶肌群、頸部表層肌群柔軟度以及減輕疲勞很重要。此外，初學者及頸部受傷後的頸部運動方面，也有必要採用前述注重頸部深層肌群的手法。

Memo 橄欖球的位置：前列

所謂前列，是在8人對8人共計16名球員的接觸性橄欖球比賽中，位於正集團最前列的位置。有報告指出在衝突的瞬間，往前方方向有7,000N的力量，往地面方向則有2,000N以上的力量作用[50]。

●頸部周圍肌肉產生的頸椎動態穩定性

頸部肌肉的收縮反應時間方面，比牽張反射還要早反應的前庭頸反射也有20～40msec[52]，考慮到這點，非預測狀況下直接衝擊頭部時，要頸部肌肉瞬間剛體化以預防外傷，就神經生理學來說相當困難吧。因此學習如何應對各種狀況，實踐安全的觸身技巧很重要[53]。另一方面在預測狀況下，以屍體實驗[54]或由志願者參與實驗[52,55]，其頸部肌群或肩帶肌群的肌肉張力都會限制頭頸部的加速、舉動。與產生頸髓損傷時相較之下，大部分頸部傷害為輕微衝擊力下所產生的頸部挫傷或神經灼痛綜合症候群，所以推測衝突時肩頸部剛體化可充分預防外傷。

結語

針對頸部訓練相關的解剖學、神經生理學機轉仍有不明確的部分，期待未來能有更深入的了解。另一方面，根據過去臨床試驗的經驗累積，我們也能理解光靠頸部訓練，其治療效果及成本效益不足。事實上，因應對象進行臨床推理有其必要，可說必須建立更加整合性的物理治療法。

V

介紹適用於脊柱之方法

文獻

1）Jull G, et al：Whiplash, Headache, and Neck Pain：Research-Based Directions for Physical Therapies, Churchill Livingstone, London, 2008.

2）Boyd-Clark LC, et al：Comparative histochemical composition of muscle fibres in a pre- and a postvertebral muscle of the cervical spine. J Anat, 199(Pt 6)：709-716, 2001.

3）Vasavada AN, et al：Influence of muscle morphometry and moment arms on the moment-generating capacity of human neck muscles. Spine(Phila Pa 1976), 23(4)：412-422, 1998.

4）Karlsson A, et al：An Investigation of Fat Infiltration of the Multifidus Muscle in Patients With Severe Neck Symptoms Associated With Chronic Whiplash-Associated Disorder. J Orthop Sports Phys Ther, 46(10)：886-893, 2016.

5）Gerdle B, et al：Algogenic substances and metabolic status in work-related Trapezius Myalgia：a multivariate explorative study. BMC Musculoskelet Disord, 15：357, 2014.

6) Uhlig Y, et al : Fiber composition and fiber transformations in neck muscles of patients with dysfunction of the cervical spine. J Orthop Res, 13(2) : 240-249, 1995.

7) Falla DL, et al : Patients with neck pain demonstrate reduced electromyographic activity of the deep cervical flexor muscles during performance of the craniocervical flexion test. Spine (Phila Pa 1976), 29(19) : 2108-2114, 2004.

8) Szeto GP, et al : A comparison of symptomatic and asymptomatic office workers performing monotonous keyboard work--1 : neck and shoulder muscle recruitment patterns. Man Ther, 10(4) : 270-280, 2005.

9) Falla D, et al : Feedforward activity of the cervical flexor muscles during voluntary arm movements is delayed in chronic neck pain. Exp Brain Res, 157(1) : 43-48, 2004.

10) Barton PM, et al : Neck flexor muscle strength, efficiency, and relaxation times in normal subjects and subjects with unilateral neck pain and headache. Arch Phys Med Rehabil, 77(7) : 680-687, 1996.

11) Zijdewind I, et al : Effects of imagery motor training on torque production of ankle plantar flexor muscles. Muscle Nerve, 28(2) : 168-173, 2003.

12) Halvorsen M, et al : Short- and long-term effects of exercise on neck muscle function in cervical radiculopathy : A randomized clinical trial. J Rehabil Med, 48(8) : 696-704, 2016.

13) Van Cutsem, M et al : Changes in single motor unit behaviour contribute to the increase in contraction speed after dynamic training in humans. J Physiol, 513(Pt 1) : 295-305, 1998.

14) Amiri Arimi S, et al : The Effect of Different Exercise Programs on Size and Function of Deep Cervical Flexor Muscles in Patients With Chronic Nonspecific Neck Pain : A Systematic Review of Randomized Controlled Trials. Am J Phys Med Rehabil, 96(8) : 582-588, 2017.

15) Rinne M, et al : Therapeutic Exercise Training to Reduce Chronic Headache in Working Women : Design of a Randomized Controlled Trial. Phys Ther, 96(5) : 631-640, 2016.

16) Bohm S, et al : Human tendon adaptation in response to mechanical loading : a systematic review and meta-analysis of exercise intervention studies on healthy adults. Sports Med Open, 1(1) : 7, 2015.

17) Johnston JL, et al : Inaccurate Saccades and Enhanced Vestibulo-Ocular Reflex Suppression during Combined Eye-Head Movements in Patients with Chronic Neck Pain : Possible Implications for Cervical Vertigo. Front Neurol, 8 : 23, 2017.

18) Falla D, et al : Neuromuscular adaptation in experimental and clinical neck pain. J Electromyogr Kinesiol, 18 (2) : 255-261, 2008.

19) Gross A, et al : Exercises for mechanical neck disorders. Cochrane Database Syst Rev, 1 : 2015.

20) Uthaikhup S, et al : Performance in the cranio-cervical flexion test is altered in elderly subjects. Man Ther, 14 (5) : 475-479, 2009.

21) Kang DY : Deep cervical flexor training with a pressure biofeedback unit is an effective method for maintaining neck mobility and muscular endurance in college students with forward head posture. J Phys Ther Sci, 27(10) : 3207-3210, 2015.

22) Gupta BD, et al : Effect of Deep Cervical Flexor Training vs. Conventional Isometric Training on Forward Head Posture, Pain, Neck Disability Index In Dentists Suffering from Chronic Neck Pain. J Clin Diagn, Res, 7(10) : 2261-2264, 2013.

23) O'Leary S, et al : Specific therapeutic exercise of the neck induces immediate local hypoalgesia. J Pain, 8 (11) : 832-839, 2007.

24) Bobos P, et al : Does Deep Cervical Flexor Muscle Training Affect Pain Pressure Thresholds of Myofascial Trigger Points in Patients with Chronic Neck Pain? A Prospective Randomized Controlled Trial. Rehabil Res Pract : 2016.

25) Brage K, et al : Pain education combined with neck- and aerobic training is more effective at relieving chronic neck pain than pain education alone--A preliminary randomized controlled trial. Man Ther, 20(5) : 686-693, 2015.

26) Cheng CH, et al : Changes of postural control and muscle activation pattern in response to external perturbations after neck flexor fatigue in young subjects with and without chronic neck pain. Gait Posture, 41(3) : 801-807, 2015.

27) Falla D, et al : An endurance-strength training regime is effective in reducing myoelectric manifestations of cervical flexor muscle fatigue in females with chronic neck pain. Clin Neurophysiol, 117(4) : 828-837, 2006.

28) Buyukturan B, et al : Cervical stability training with and without core stability training for patients with cervical disc herniation : A randomized, single-blind study. Eur J Pain, 21(10) : 1678-1687, 2017.

29) Borisut S, et al : Effects of strength and endurance training of superficial and deep neck muscles on muscle activities and pain levels of females with chronic neck pain. J Phys Ther Sci, 25(9) : 1157-1162, 2013.

30) Sahrmann S : Movement System Impairment Syndromes of the Extremities, Cervical and Thoracic Spines, Mosby, Missouri, 2010.

31) Lee KW, et al : Effect of thoracic manipulation and deep craniocervical flexor training on pain, mobility, strength, and disability of the neck of patients with chronic nonspecific neck pain : a randomized clinical trial. J Phys Ther Sci, 28(1) : 175-180, 2016.

32) Cho J, et al : Upper thoracic spine mobilization and mobility exercise versus upper cervical spine mobilization and stabilization exercise in individuals with forward head posture : a randomized clinical trial. BMC Musculoskelet Disord, 18(1) : 525, 2017.

33) The McKenzie Institute International, http://www.mckenzieinstitute.org (Accessed January 10, 2018.)

34) López-de-Uralde-Villanueva, et al：Reduction of cervical and respiratory muscle strength in patients with chronic nonspecific neck pain and having moderate to severe disability. Disabil Rehabil, 11：1-10, 2017.

35) Kahlaee AH, et al：The Association Between Neck Pain and Pulmonary Function：A Systematic Review. Am J Phys Med Rehabil, 96(3)：203-210, 2017.

36) Jung JH, et al：The effect of thoracic region self-mobilization on chest expansion and pulmonary function. J Phys Ther Sci, 27(9)：2779-2781, 2015.

37) McLaughlin L, et al：Breathing evaluation and retraining as an adjunct to manual therapy. Man Ther, 16(1)：51-52, 2011.

38) Ishida H, et al：Maximum expiration activates the abdominal muscles during side bridge exercise. J Back Musculoskelet Rehabil, 27(4)：481-484, 2014.

39) Johnson KD, et al：Thoracic region self-mobilization：a clinical suggestion. Int J Sports Phys Ther, 7(2)：252-256, 2012.

40) Vuillerme N, et al：Experimental neck muscle pain impairs standing balance in humans. Exp Brain Res, 192(4)：723-729, 2009.

41) Treleaven J：Dizziness, Unsteadiness, Visual Disturbances, and Sensorimotor Control in Traumatic Neck Pain. J Orthop Sports Phys Ther, 47(7)：492-502, 2017.

42) Armstrong B, et al：Head and neck position sense. Sports Med, 38(2)：101-117, 2008.

43) Treleaven J：Sensorimotor disturbances in neck disorders affecting postural stability, head and eye movement control. Man Ther, 13(1)：2-11, 2008.

44) Moon HJ, et al：The effects of eye coordination during deep cervical flexor training on the thickness of the cervical flexors. J Phys Ther Sci, 27(12)：3799-3801, 2015.

45) DePauw R, et al：Is Traumatic and Non-Traumatic Neck Pain Associated with Brain Alterations? - A Systematic Review. Pain Physician, 20(4)：245-260, 2017.

46) Kregel J, et al：Does Conservative Treatment Change the Brain in Patients with Chronic Musculoskeletal Pain? A Systematic Review. Pain Physician, 20(3)：139-154, 2017.

47) Ludvigsson ML, et al：The effect of neck-specific exercise with, or without a behavioral approach, on pain, disability, and self-efficacy in chronic whiplash-associated disorders：a randomized clinical trial. Clin J Pain, 31(4)：294-303, 2015.

48) 月村泰規：コンタクトスポーツ選手の頚椎X線所見と頚部痛の関連-大学アメリカンフットボール選手における検討-. 整形・災害外科, 46：1179-1185, 2003.

49) 芋生祥之, ほか：大学ラグビー選手における頚部筋形態. 筑波大学体育科学系紀要, 32：61-69, 2009.

50) Milburn PD：Biomechanics of rugby union scrummaging. Technical and safety issues. Sports Med, 16(3)：168-179, 1993.

51) Lark SD, et al：The effects of a single game of rugby on active cervical range of motion. J Sports Sci, 27(5)：491-497, 2009.

52) 倉持梨恵子：(博士論文)ヒト前額部への機械的外乱に対する頚筋応答における神経筋制御機序. 早稲田大学, 2005.

53) Quarrie KL, et al：Effect of nationwide injury prevention programme on serious spinal injuries in New Zealand rugby union：ecological study. BMJ, 334(7604)：1150-1153, 2007.

54) Kettler A, et al：Mechanically simulated muscle forces strongly stabilize intact and injured upper cervical spine specimens. J Biomech, 35(3)：339-346, 2002.

55) 金岡恒治：(博士論文)乗用車被追突衝撃時における頚椎椎体間挙動解析-頚椎捻挫受傷機序解明に向けて-. 筑波大学, 1998.

V

介紹適用於脊柱之方法

2　實際針對腰部徒手物理治療

Abstract

■ 腰椎的椎間關節是屈曲伸展可動性大的結構。若在此椎間關節中產生低可動性（hypomobility）的部位，其他部位則會變成過可動性（hypermobility），容易在椎間盤等處產生障礙。鬆動術便是針對低可動性的處置法。

■ 骶髂關節為個人相當大的關節。骶髂關節問題會藉由五種應力測試來判斷。針對骶髂關節的低可動性，要採用關節鬆動術。腰椎、骶髂關節的低可動性hypomobility也有必要透過訓練，努力使其穩定。

前言

根據厚生勞動省平成28年度（西元2016年）的國民生活基礎調查，腰痛是男性主訴的第一名，女性也有第二名的名次，腰痛可稱得上是國民疾病的常見疾病。此外，肩膀僵硬與腰痛的族群中，有睡眠障礙的比例高，這也是種會產生生活問題的疾病[1]。針對這些疾病有包羅萬象的治療法，不過本項僅說明介紹徒手物理治療的手技。

徒手物理治療在美國物理治療師協會的腰痛指南2012中，實證等級為A，該腰痛指南介紹了手推法或鬆動術可改善脊柱與髖關節的可動性，並有助於減輕亞急性期或慢性期腰痛，以及腰痛相關的下肢疼痛，且改善機能障礙[2]。以腰痛來說，不僅有物理性的問題而是多重因素所造成，所以問診非常重要。藉由問診挑選檢查項目後，透過神經系統檢查或誘發減輕疼痛檢查，縮小障礙部位範圍。之後再透過被動運動檢查鎖定障礙部位，對低可動性部位施行關節鬆動術，對過可動性部位則施行穩定訓練。此外，日常生活指導也非常重要。

基本知識

腰椎關節的結構單位是由椎間盤及椎體所組成。前方的椎間盤－椎體複合體能往所有方向運動。後方則由作為誘導要素的椎間盤、作為控制要素限制伸展的棘突、限制屈曲的棘上韌帶、棘間韌帶、黃韌帶所構成[3]。椎間盤是由富含typeⅡ纖維膠原蛋白的髓核、15～25層的纖維環以及椎體終板所組成，椎體與椎間盤約支撐著體重的85%。其機轉為：椎間盤承受重量時髓核內壓會上升，但是纖維環的張力會防止髓核膨脹，藉由椎體終板將壓力重新分配給周圍組織。屈曲腰椎時髓核會往後方移動。此外由於屈曲時椎間關節的負荷會減少，給椎間盤的壓力便增加了。也因此椎間盤突出患者在腰椎屈曲時，疼痛會惡化。屈曲再加上轉動動作會使得椎間盤更容易擠出[4-6]。

椎間關節是下關節突與下位椎體的上關節突所形成的滑膜關節。腰椎的關節面相對於水平面的傾斜角有90°，相對於冠狀面則有45°角[7]。然而椎間關節的形態變化多，有平面狀、C形或J形等[5]。由於椎間關節的關節面相對於冠狀面傾斜45°，所以腰椎的轉動可動區域小，以屈曲伸展動作為主。Twomey的研究中指出，成人男性的腰部可動區域為屈曲34°、伸展13°、側屈20°、轉動15.5°[8]。已知屈曲、伸展、側屈的可動區域會隨著年紀增長而減少[9]。椎間關節的關節運動是上關節突因為屈曲往前上方滑動，伸展時往後下方滑動[5]。側屈時側屈側的椎間關節會伸展，對側則是屈曲。

骶髂關節是由骶骨耳狀面與髂骨耳狀面所構成的堅固關節。骶髂關節的動作分為前彎（點頭nutation）、後彎（反點頭counter nutation），正常有2°左右的可動性，前、後彎運動伴隨著幾mm的平移運動[10,11]。然而已知骶髂關節關節面的解剖形態及動作有相當大的個人差異[12]，也有許多人的關節面在解剖學上左右不對稱，很難想像這些人的骶髂關節會產生左右相同的關節運動。骶髂關節為骨盆帶封閉環的一部分，藉由骨頭及韌帶產生的形態閉鎖form closure，與肌肉作用的力學閉鎖force closure來獲得穩定[12]，無論缺少何者都將難以穩定。

腰部障礙之評估

▶問診

問診時，首先必須要先確認患者有無紅旗徵兆red flag，確認是否有疑似腫瘤的體重急速減少或疑似馬尾障礙的尿滯留等狀況。夜間激烈疼痛也是紅旗徵兆之一[13]。接下來逐一了解明疼痛的發病機轉、經過、疼痛部位、疼痛24小時間的動向、疼痛惡化因素及緩和因素等。24小時間動向方面，若早上會疼痛或僵硬，活動後只減輕一點點，代表在發炎的過程[14]；若運動時症狀惡化而靜養時減輕，則表示有肌肉骨骼系統的力學性問題。疼痛惡化因素及緩和因素方面，要一邊思考該動作會對哪個組織施加應力、會不會再度對其作用，一邊問診。

此外，腰痛與認知因素、心理性因素、社會文化性因素、職場相關因素、生活類型因素、個人因素有關。所謂認知因素，是指對腰痛的負面思考、絕望性思考、對動作的恐懼等等。心理性因素有憤怒、憂鬱等等。社會文化性因素是對疼痛的想法、如何因應調適或與疼痛相處有關。職場相關因素為外在因素，是指工作給予身體及精神上的壓力，或對工作的滿意度等等。生活類型因素會影響末梢神經痛及中樞神經痛兩者。個人因素則有治療目標或患者好惡等等[15,16]。由此可知，有必要在問診時明白這些因素對腰痛的影響程度。評估心理性因素或黃旗徵兆yellow flag時，以下問題很有幫助[17]：

- 曾經因為腰痛停止工作過嗎？
- 你認為腰痛的原因是什麼？
- 對治療有什麼期待？
- 雇主、同僚或家人對你的腰痛有什麼反應？
- 你怎麼處理腰痛？
- 有想過能復職嗎？何時復職呢？

　　心理性因素為疼痛主因時，若有人輔助陪同（on hand）治療，恐怕會產生依賴性，所以要逐漸改成患者獨立（off hand）進行的治療。

客觀地評估

➤觀察

　　有必要從患者來醫院時起就觀察，靜靜看著他在候診室的姿勢、進入復健室的樣子等等。觀察患者日常姿勢、動作模式、表情等等。評估時先觀察姿勢，從前後左右觀察，尤其要看冠狀面上脊柱有無往單側位移或側彎，骨盆及肩膀高度有無左右差異，矢狀面上則要確認後彎及前彎的程度。此外，也要確認肌肉大小、張力狀況、皺紋、皮膚顏色及流汗狀況。這些與日常生活息息相關，尤其軀幹有皺紋，表示該部位很可能有過可動性hypermobility，應多加注意[18]。認為會影響下肢的時候，要確認坐位及站位姿勢的差異。如果站位時能明顯看出左右不對稱，但坐位時看不出來，可想見下肢長度有差別，要考慮在腰部前處置下肢長度差。

➤自主運動

　　觀察軀幹的屈曲、伸展、側屈、轉動，以及屈曲、伸展與側屈、轉動結合的複合運動動作（圖1）。自主運動時，要確認動作品質、可動區域、疼痛出現時期、過度的分節運動、往單側的位移、從運動回到站位時的代償運動等等。

　　一次動作沒有問題，則反覆動作數次，確認疼痛的變化。若沒有疼痛，便在運動區域末端施加過度壓力，確認當下出現疼痛的程度、抗拒感。此外，若在轉動軀幹的自主運動檢查時產生疼痛，為了鑑別是否為骨盆以下的問題，要固定骨盆後再轉動，比較疼痛的差別，便可輕鬆鑑別是腰椎以上的問題，或是骨盆以下的問題。

➤症狀局部化測試

　　即使患者主訴腰部周邊會疼痛，也不一定是腰椎的問題，有些髖關節或骶髂關節問題也會呈現類似的症狀。透過鑑別診斷，能縮短之後的評估時間，鎖定正確的起因部位。以下舉兩個例子：

圖1　自主運動檢查

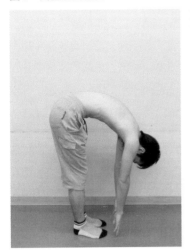

a 屈曲軀幹的自主運動檢查

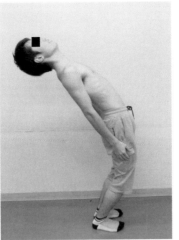

b 伸展軀幹的自主運動檢查

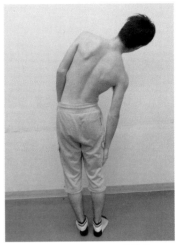

c 側屈軀幹的自主運動檢查

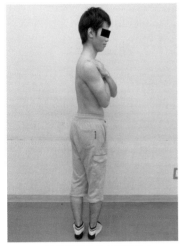

d 轉動軀幹的自主運動檢查

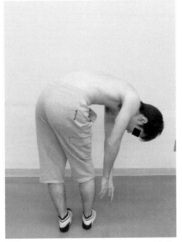

e 結合軀幹屈曲、右側屈、往右轉動的複合運動

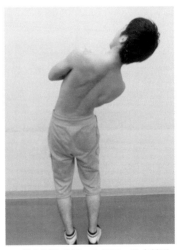

f 結合軀幹伸展、右側屈、往左轉動的複合運動

V

介紹適用於脊柱之方法

●範例1：由於負重，在腰部周邊產生疼痛

　　讓患者出現疼痛的下肢負重，直到疼痛剛好出現的界限，治療師前後包夾患者的骨盆，稍微往上抬（**圖2**），此手法能減輕髖關節負重、增加骶髂關節及腰椎負重。接著物理治療師的手部尺側沿著骶骨，稍微往頭側滑動（**圖3**）。此手法能減輕對骶髂關節的壓力，若因此症狀減輕，其起因很可能在骶髂關節區域。若症狀沒有減輕則牽引腰椎（**圖4**），如果牽引後症狀減輕，表示起因很可能在於腰椎。

●範例2：軀幹前彎在腰部周邊產生疼痛

　　讓骨盆前傾到疼痛界限，增加髖關節屈曲角度（**圖5**）。此時骶髂關節的動作為伸展，若因為此動作誘發了疼痛，則起因很可能是髖關節。若沒有誘發疼痛，在疼痛界限手靠在骨盆前方，將骶骨底部往前上方壓（**圖6**）。此手法會讓骶骨往前彎方向移動，只有骶髂關節的屈曲動作增加，若透過此手法誘發疼痛，可想

圖2　抬起骨盆

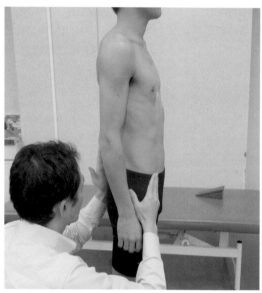

前後夾住骨盆，稍微往上抬，減輕對髖關節的壓力。

圖3　將骶骨壓往頭側

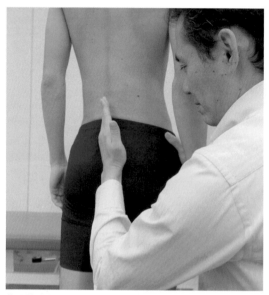

物理治療師的手部尺側沿著骶骨，稍微將骶骨壓往頭側，藉由此手法減輕對骶髂關節的壓力。

圖4　牽引腰椎

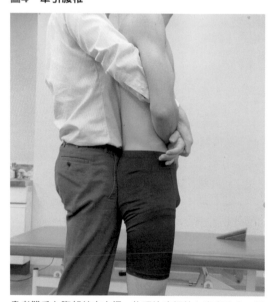

患者雙手在腹部前方交握，物理治療師站在患者後方，抓著患者的雙手，往腹部壓並往上抬。

圖5　骨盆前傾

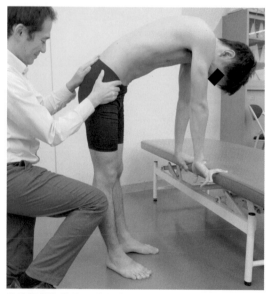

治療師握住髖骨，讓骨盆前傾，此手法會增加髖關節屈曲，骶髂關節會往伸展方向移動。

見起因為骼骶關節區域。若沒有誘發疼痛，則從L5起依序將椎體棘突往前上方抬起（圖7）。此手法會誘導被抬起的椎體下關節突與下個椎體的上關節突之間產生屈曲的動作，在上位高度的便伸展，因此若抬起第4腰椎時會誘發疼痛，可想見起因為L4/5間的椎間關節。

經過一連串的檢查，可鎖定起因區域，短時間內找出該檢查的部位進行檢查。

➤神經系統測試

若懷疑是神經系統的問題，則施行神經系統測試。神經系統測試會施行：沿著皮節的肌力檢查、感覺檢查，以及神經延展測試。直膝抬腿SLR是敏感度很高的測試[19]，用於篩檢很有效。神經延展測試則用於鑑別是否有產生神經元壓迫性神經炎（NPCN），或是否產生周邊神經敏感化（PNS）。

神經元壓迫性神經炎NPCN是神經組織受到壓迫或絞扼所產生的[20]，紓解障礙部位後症狀會消失，延展其他部位症狀也不會惡化。此時首要選擇便是治療絞扼部位。若是絞扼部位在椎間孔，牽引脊柱或同側側屈可減輕症狀，比方說，端坐姿時伸展下肢，若出現症狀時用雙手輕壓床面，減少給予脊柱的壓力，症狀便減輕了，這很有可能是NPCN。另一方面，PNS若採取縮短神經長度的姿勢，神經延展測試便會呈陽性，治療方面會施行改善神經滑動性的滑動術[20]。

NPCN：
neuropathic
compression
neuropathy

PNS：
peripheral nerve
sensitization

V

介紹適用於脊柱之方法

圖6 將骶骨壓往前上方

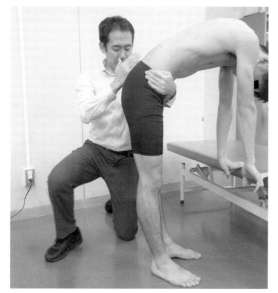

物理治療師的手部尺側沿著骶骨，讓骶骨稍微往前上方滑動，此手法會增加骼骶關節的前彎運動。

圖7 將棘突壓往前上方

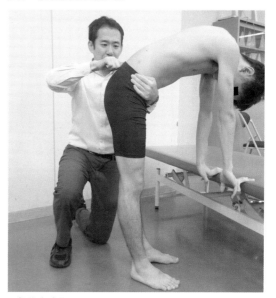

用拇指與食指夾住棘突，從L5起依序往前上方滑動。

➤被動運動測試

　　請患者側臥，物理治療師單側的手放在棘突間，另一隻手握住患者下肢，藉由操作下肢，被動地讓腰椎屈曲、伸展。此時物理治療師放在棘突間的手依序在各分節間移動，比較各分節的可動區域（**圖8**）。接著單側的手放到上側的胸廓上，壓住胸廓轉動軀幹，比較被動運動時各分節轉動生理學方面的可動範圍（**圖9**）。做這些動作時為了不讓脊柱側屈，要在腰部下方墊浴巾等物來調整，這很重要。透過這些檢查，來確認各關節的動作是否正常、有無低可動性或過可動性。

　　患者依舊側臥，物理治療師單側的手放在棘突間，另一隻手握住患者下肢，一邊將下肢往前壓或往後拉，一邊確認各分節的關節內動作（joint play）（**圖10**）。

圖8　屈曲、伸展軀幹的被動生理學檢查

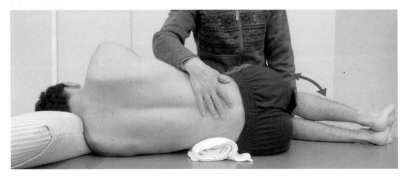

圖9　轉動軀幹的被動生理學檢查

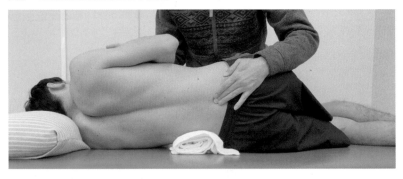

圖10　椎間關節的關節內動作joint play測試

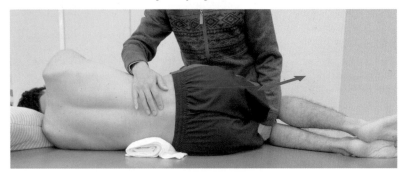

接著根據前述的檢查，鎖定問題部位。疼痛部位大多為主訴有過可動性部位的肌肉，此時針對過度收縮的肌肉，施行軟組織鬆動術，針對引起過可動性的起因——低可動性分節，則施行關節鬆動術。

▶骶髂關節之檢查

症狀局部化測試時，若懷疑有骶髂關節的問題，則進行骶髂關節的詳細檢查。觸診負重位下動作的檢查並不可信且不妥當。骶髂關節的臨床診斷方面，目前是以骶溝的即時痛與應力測試的陽性所見可信度高[21]。應力測試指的是：大腿猛推測試thigh thrust test（圖11）、抗壓測試compression test（圖12）、牽拉測試distraction test（圖13）、蓋斯林氏測試Gaenslen test（圖14）、骶椎猛

圖11　大腿猛推測試thigh thrust test

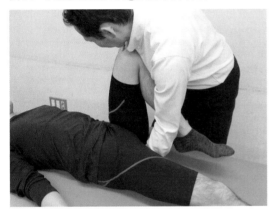

請患者仰臥，物理治療師站在主訴疼痛側，屈曲疼痛側髖關節呈90°，另一隻手置於骶骨下方。藉由將大腿往下壓，會對髖骨施加往後平移的壓力，若出現疼痛則為陽性。

圖12　抗壓測試compression test

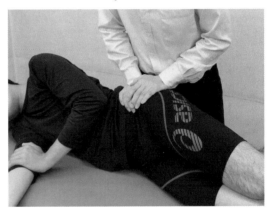

請患者側臥，疼痛側在上方。物理治療師的手放在髂嵴，將髂骨往下壓，維持30秒，若誘發疼痛則為陽性。

圖13　牽拉測試distraction test

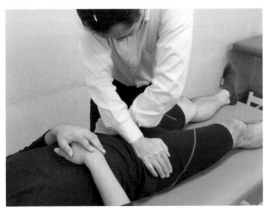

請患者仰臥，物理治療師將髂前上棘ASIS內側往外後側壓，若誘發疼痛則為陽性。

圖14　蓋斯林氏測試Gaenslen test

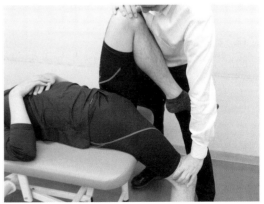

請患者仰臥在床邊，垂下疼痛側的下肢。物理治療師將患者不會疼痛側的髖關節屈曲成90°，確認症狀。維持屈曲側的下肢角度，將下垂側的下肢往下壓，若出現疼痛則為陽性。

推測試sacral thrust test（**圖15**），這五個測試中若三個測試以上為陽性，則敏感度94%，特異度78%，非常有可能是骶髂關節的問題[21]。

治療手技

▶腰椎椎間盤之牽引（**圖16**）

有分節低可動性，或是椎間盤問題時使用的手技。請患者側臥，屈曲髖關節，讓腰椎在正中間。物理治療師用食指與中指夾住該椎間盤的上下棘突，固定頭側的手，尾側的手則連同骨盆帶一起往尾側牽引。

▶椎間關節之牽引（兩側，**圖17**）

這是針對椎間關節有低可動性的分節所使用的手技。在進行椎間關節滑動治療之前，首先進行牽引，有必要製造出椎間關節內動作。請患者俯臥，在治療部位頭側的椎體部腹側放置重錘等物。在治療部位的肋突處放置楔子，往腹側方向壓，此動作可牽引椎間關節。若沒有楔子，物理治療師可交握雙手，將手掌的豆狀骨靠在棘突上往腹側壓，或者物理治療師的手打開呈V字形，食指與中指靠著肋突往腹側壓，也都是同樣的操作手法。

圖15　骶椎猛推測試sacral thrust test

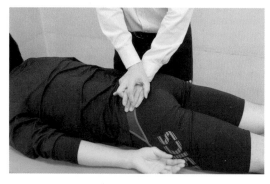

患者俯臥，物理治療師用豆狀骨將S3用力往下壓，若出現疼痛則為陽性。

圖16　椎間盤牽引

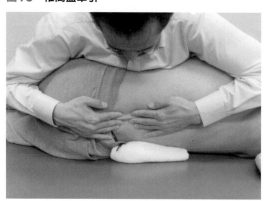

圖17　椎間關節牽引

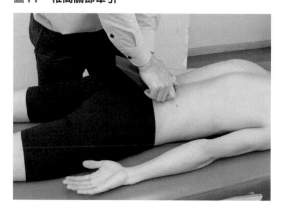

➤椎間關節之牽引（單側）（圖18）

這是僅用於單側椎間關節的牽引手技。請患者俯臥，讓需牽引部位的頭側側屈。物理治療師的手部尺側固定該牽引部位尾側的肋突，另一側的手握住患者肩膀並伸展、轉動，來牽引單側的椎間關節。

➤往椎間關節屈曲方向之滑動（圖19）

這是使用於椎間關節產生屈曲限制時的手技。請患者下肢垂下床邊，屈曲髖關節與腰椎。物理治療師固定牽引部位尾側的腰部，將楔子放在頭側肋突上，往前上方壓。藉由此手法，頭側的椎體往前上方滑動，產生離開椎間關節方向的滑動，便改善了屈曲狀況。

➤往椎間關節伸展方向之滑動（圖20）

這是使用於椎間關節產生伸展限制時的手技。請患者俯臥，在牽引部位頭側的椎體腹側放置重錘等物，讓腰椎呈中間位，將楔子置於牽引部位尾側的肋突，往前上方壓。藉由此手法，尾側的椎體會往前上方滑動，往椎間關節變重的方向產生滑動，便改善了伸展狀況。

➤往骶髂關節骶骨尾側之滑動（圖21）

這是用於骶骨往頭側位移、變成低可動性時使用的手技。請患者俯臥，物理治療師站在治療側的對側，將治療側的坐骨結節頭側固定，另一隻手的尺側靠在骶骨底治療側，將骶骨往尾側滑動。

➤往骶髂關節骶骨頭側之滑動（圖22）

這是用於骶骨往尾側位移、變成過可動性時使用的手技。請患者俯臥，物理治療師站在治療側的對側，將治療側的髂崤尾側固定，另一隻手的尺側靠在骶骨尖治療側，將骶骨往頭側滑動。

圖18 單側椎間關節之牽引

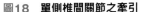
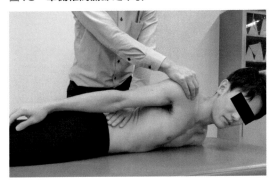

圖19 往椎間關節屈曲方向之滑動

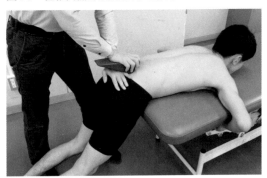

圖20　往椎間關節伸展方向之滑動

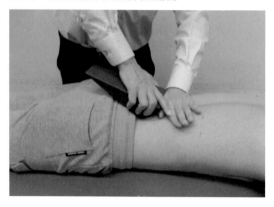

圖21　往骶髂關節骶骨尾側之滑動

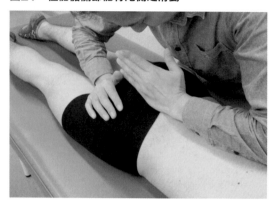

圖22　往骶髂關節骶骨頭側之滑動

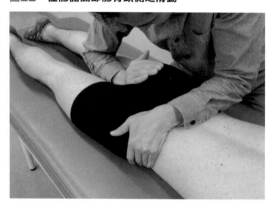

結語

　　腰椎的處置法中，針對低可動性可施行鬆動術，但是針對產生過可動性的部位，則有必要進行穩定該部位的訓練。不僅施行鬆動術，也必須盡可能進行運動控制的運動及肌力訓練。此外，焦點不能只放在腰椎及骶髂關節上，也要確認是否有造成其過可動性的起因部位，針對該部位確實地使用鬆動術處置。髖關節及胸椎是一定要檢查的部位。

　　此外，也必須要進行日常生活指導，日常生活中盡量不要給腰部施加應力，努力減輕疼痛及預防復發，這很重要。

文獻

1）熊谷玄太郎, ほか：一般地域住民を対象とした肩こりと腰痛に関する疫学調査　生活習慣と愁訴との関連. Journal of Spine Research, 9(2)：197-201, 2018.

2）Delitto A：Low back pain. J Orthop Sports Phys Ther, 42(4)：A1-57, 2012.

3）Casting J, Santini JJ 著, 井原秀俊 訳：図説関節・運動器の機能解剖(上肢・脊柱編), 協同医書出版社, 1986.

4）Newell N：Biomechanics of the human intervertebral disc: A review of testing techniques and results. Journal of the Mechanical Behavior of Biomedical Materials, 69：420-434, 2017.

5) Bogduk N：Clinical and radiological anatomy of the lumbar spine 5th, Chuchill Livingstone Elsevier, 2012.

6) Neuman DA, 嶋田智明 監訳：筋骨格系のキネシオロジー, 原著第2版, 医歯薬出版, 2012.

7) 中村隆一, ほか：基礎運動学, 第6版, 医歯薬出版, 2003.

8) Twomey Lance: The effects of age on the ranges of motions of the lumbar region. Australian Journal of Physiotherapy, 25(6)：257-263, 1979.

9) Intolo P：The effect of age on lumbar range of motion: A systematic review. Manual Therapy, 14(6)：596-604, 2009.

10) Sturesson B：Movements of the sacroiliac joints. A stereophotogrammetric analysis. Spine, 14(2)：162-165, 1989.

11) Vleeming A：Mobility in the sacroiliac joints in the elderly: a kinematic and radiological study. Clinical Biomechanics, 7(3)：170-176, 1992.

12) Vleeming A：The sacroiliac joint: an overview of its anatomy, function and potential clinical implications. J Anat, 221：537-567, 2012.

13) Harding I：Is the symptom of night pain important in the diagnosis of serious spinal pathology in a back pain triage clinic? The Spine Journal, 4(5 Suppl)：S30, 2004.

14) Magee DJ：Orthopedic physical assessment 4th, Saunders, 2002.

15) O'Sullivan P：Multidimensional approach for the targeted management of low back pain. Grieve's modern musculoskeletal physiotherapy 4th, Elsevier, 2015.

16) Waddell G, et al：Concepts of rehabilitation for the management of low back pain. Best Pract Res Clin Rheumatol, 19(4)：655-670, 2005.

17) Petty NJ：Musculoskeletal examination and assessment, 5th, Elsevier, 2018.

18) Page P：Assessment and treatment of muscle imbalance. The Janda approach, Human Kinetics, 2010.

19) van der Windt DAWM：Physical examination for lumbar radiculopathy due to disc herniation in patients with low - back pain. Cochrane Database of Systematic Reviews, 2010.

20) Shacklock M：Clinical Neurodynamics -A New System of Neuromusculoskeletal Treatment-. Elsevier, 2005.

21) Laslett M, et al：Diagnosis of Sacroiliac Joint Pain：Validity of individual provocation tests and composites of tests. Manual Therapy, 10(3)：207-218, 2005.

V

介紹適用於脊柱之方法

3 實際針對孕婦、產婦腰痛之方法

Abstract

■ 懷孕、生產會替女性身心帶來莫大的變化。腰痛是孕婦、產婦身上常見的症狀，但在婦產科領域卻大多將其視為「次要問題」。

■ 期望能重視基本的物理治療評估，考慮到產生變化的身體、分娩，對骨盆帶產生的負擔、嬰幼兒成長這些方面的同時，依據其相對應的時期，介入或指導患者。

■ 產後首先要取回因分娩弱化的軀幹機能及骨盆帶穩定性，再逐漸加入有爆發力的動態動作。

前言

　　懷孕、生產會使女性身心帶來莫大的變化，這種變化隨著時間經過，明顯會逐漸進行。其中可見到所謂的次要問題——各方面的抱怨，而其中最多的抱怨就是腰痛。產前產後出現的腰痛對孕婦、產婦的身體、心理方面都是巨大的負擔，會引起活動量低下，也可能造成日常生活活動ADL、生活品質QOL低下。尤其產後婦女要照顧孩子等等，明顯擱置恢復自身身體一事，腰痛持續、惡化也會影響到育兒或復職。

ADL：
activities of daily living

QOL：
quality of life

　　與其他腰痛相同，針對產婦孕婦的基本物理治療評估相當重要。在此前提下，本項將介紹考慮到懷孕、生產的狀況，進行評估、治療時必要的注意事項。

基本知識

▶懷孕、生產出現之腰痛

　　眾多研究者都發表報告指出懷孕、生產時會出現腰痛，其盛行率為40～70%，非常廣泛。在日本也有相同傾向，根據報告指出，懷孕中腰痛者有50～70%，骨盆帶疼痛者則有20～40%[1-3]。由此可知懷孕中腰痛的盛行率高，若懷孕前或懷孕中腰痛，會對產後育兒活動等增加負擔，也有腰痛持續下去慢性化的報告[3,4]。產前產後可見的腰痛大略分為兩種：姿勢變化所產生的腰痛、骨盆帶不穩定或機能低下所產生的腰痛。

LBP：
low back pain

PPP：
posterior pelvic pain

　　懷孕中可見的腰痛部位主要為：腰背部疼痛、骶髂關節疼痛、恥骨疼痛、尾骨疼痛等等，大致上又可分為腰背部疼痛（下背痛LBP）、骨盆帶疼痛（後骨盆痛PPP）[5-7]（**圖1**）。關於腰背部疼痛及骨盆帶出現疼痛的原因眾說紛紜，不過腰背部出現疼痛的頻率較高[8]。有的患者主訴恥骨、尾骨或髖關節附近也會疼痛，即使患者說腰痛，也有必要詳細地鑑別診斷、評估。

圖1　腰背部疼痛與骨盆帶疼痛

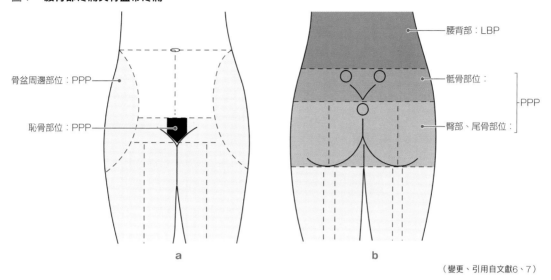

骨盆周邊部位：PPP

恥骨部位：PPP

腰背部：LBP

骶骨部位：

臀部、尾骨部位：

}PPP

a　　　　　　　　b

（變更、引用自文獻6、7）

　　思考懷孕中腰痛情形時，應該考慮到賀爾蒙的影響。尤其為了在分娩時產出胎兒，擴張骨產道，鬆弛素會鬆弛骨盆帶的結締組織與韌帶。為了順應胎兒的成長及順利分娩，鬆弛骨盆帶的結締組織與韌帶很重要，但另一方面這也會使骨盆帶不穩定，替孕婦或產後沒多久的女性介入處置時，必須要將這件事牢記在心裡。

➤伴隨懷孕而來的身體、姿勢變化與腰痛

　　懷孕初期起到懷孕後期，女性的身體會產生各種變化，據說子宮大小（子宮腔長度）約為5倍（約7cm→約36cm），子宮重量（排除胎兒）約為15倍（約60～70g→約1000g），甚至子宮容量會變化約500～1000倍（約10mL→約5L）[9]。因此有報告指出，其相對應的姿勢策略及動作策略也會受到該變化的影響[10-12]。

　　伴隨懷孕而來的姿勢變化據說有：腹部重量增加、腹部增大使骨盆前傾，同時增加腰椎前彎、增加胸椎後彎[13,15-17]（**圖2**）。

　　由於持續這種姿勢，腰背部肌肉被強迫持續地收縮，有人便出現腰痛。

　　此外也有人剛好相反，骨盆變成後傾、腰椎前彎減少、胸椎後彎增加。承受著逐漸變大的胎兒與羊水的重量，也有骨盆帶神經會引起壓迫或延展的情況。

　　另外到了懷孕後期，隨著胎兒成長，變大的子宮將腹部臟器往上頂，壓迫、延展橫膈膜。沒懷孕時約呈90°的肋骨下角甚至會擴大到100°以上，再者，下側肋骨會被緩緩往前往上擠。往前往上擠10～15cm，胸廓徑也增加5～7cm，結果附著於肋骨的腹肌群與肋間肌群有的也會產生延展痛[13]（**圖3**）。

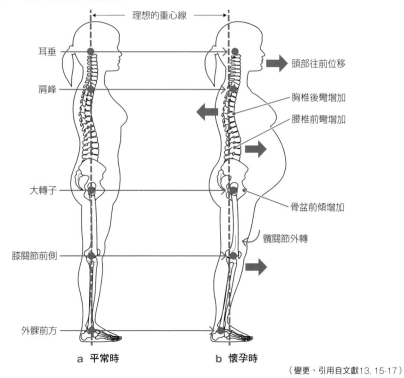

圖2　懷孕引起之姿勢變化

理想的重心線

耳垂

肩峰

大轉子

膝關節前側

外髁前方

a 平常時

b 懷孕時

頭部往前位移

胸椎後彎增加

腰椎前彎增加

骨盆前傾增加

髖關節外轉

（變更、引用自文獻13, 15-17）

圖3　懷孕引起之胸廓變化

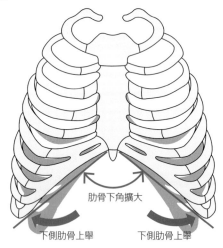

肋骨下角擴大

下側肋骨上舉

下側肋骨上舉

（變更、引用自文獻13）

　　由於前述的變化，可想見所謂的內在單位（inner unit）——橫膈膜、多裂肌、腹肌群、骨盆底肌群的肌肉收縮及協調性會低下（圖4）。

　　不僅如此，懷孕中也能常見到腹直肌延展的白線部分分離，所謂腹直肌解離的狀態。懷孕中婦女大多數有腹直肌解離的經驗，有人在產後依舊會殘留此種狀態。腹直肌解離可想見會引起腹直肌的收縮效率及肌力低下，增加腰背部的負擔，也有可能因此發展成腰痛（圖5）。

Memo 橫膈膜與腰大肌

已知橫膈膜是藉由筋膜與腰大肌相連結,因此,可想見橫膈膜的柔軟度也是會影響到腰大肌的運動。

Clinical Hint

腹直肌解離之評估法

評估腹直肌解離時,會在肚臍上下3cm左右觸診,以指間距離來評估兩側腹直肌內側邊緣的距離。抬高頭部的狀態下若分開二橫指以上,則評估為「腹直肌解離」,最好也同時評估腹部的張力。

圖4 內在單位inner unit機能與懷孕引起之變化

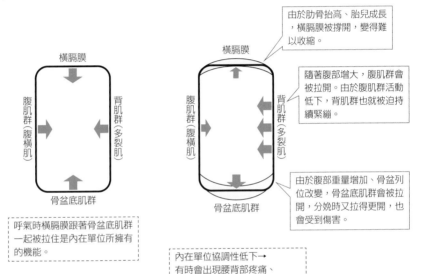

由於肋骨抬高、胎兒成長,橫膈膜被撐開,變得難以收縮。

隨著腹部增大,腹肌群會被拉開。由於腹肌群活動低下,背肌群也就被迫持續緊繃。

由於腹部重量增加、骨盆列位改變,骨盆底肌群會被拉開,分娩時又拉得更開,也會受到傷害。

呼氣時橫膈膜跟著骨盆底肌群一起被拉住是內在單位所擁有的機能。

內在單位協調性低下→有時會出現腰背部疼痛、骨盆帶疼痛、尿失禁等等問題。

a 理想狀態　　　　b 懷孕後期常見狀態

圖5 腹直肌解離

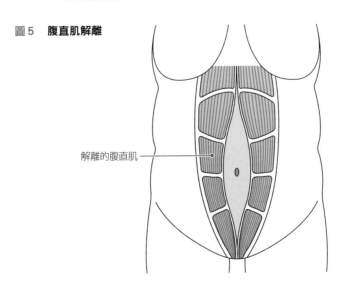

解離的腹直肌

（引用自文獻13）

➤伴隨分娩而來對腰背部、骨盆帶之影響與腰痛

隨著分娩，腰背部、骨盆帶會受到巨大的影響。所謂的陰道分娩時，據說初產婦分娩所需時間會不到30小時，經產婦則不到15小時，超過前述長度者，便稱為產程遲滯。也有報告指出，懷孕中或產褥早期的腰痛與分娩時間有關係[18]，有必要考慮分娩對腰痛的影響（**表1**）[18,19]。

尤其如果分娩第二期時間拉長，也能想見胎兒頭部壓迫骨盆及骨盆底肌群，致使產後疼痛殘留。

分娩時骨盆會變大、鬆弛，骶髂關節及恥骨聯合則被強迫做出最大限度的可動性。由於骶骨前彎，尾骨往後方移動，兩坐骨間擴張，使骨盆下方開口擴大，恥骨聯合張開，胎兒便能通過[20]。分娩結束後，骶髂關節及恥骨聯合的結締組織會緩緩恢復原本的張力，然而與此同時，也會引起骨盆的不穩定及骨盆帶肌群機能低下，結果有時造成腰痛。

針對孕婦、產婦腰痛之評估、方法

➤產前產後的注意事項與基本評估
●懷孕中介入的注意事項

懷孕中最優先事項應該是確保母子生命安全。因此若要在懷孕中介入，希望與醫師或助產師一起合作。尤其沒有婦產科醫師在旁邊的狀態下要現場介入，詢問患者懷孕經過也很重要。懷孕中腰痛被視為「次要問題」的背景，包含了該腰痛幾乎不會性命攸關的意思。介入懷孕中腰痛時，要萬全地管控風險，也必須要取得介入對象及其家屬的同意。介入前後以非壓力性測試NST（產前心律記錄法CTG）或超音波都卜勒法監控胎兒心跳，確認介入前後沒有變化等，也是介入對策的一種。此外患者懷孕中有時也會難以對其腰背部進行徒手介入，掌握其生活習慣或動作特徵等等，再針對這些方面整備環境或在處置動作下功夫也是相當重要的。此外，逐漸適應伴隨懷孕產生的身體變化時，最好能確認心理社會方面是否有產生問題。

NST：
non-stress test

CTG：
cardio toco gram

表1　分娩之經過

分娩期		第1期	第2期	第3期
		開口期	娩出期	胎盤期
		陣痛開始～子宮口全開	子宮口全開～胎兒娩出	胎兒娩出～胎盤娩出
		胎兒一邊轉動一邊下降到骨盆腔內。	骨盆帶鬆弛，胎頭通過、娩出胎兒。	胎兒娩出之後，胎盤娩出便結束。
平均所需時間	初產婦	10～12小時	2～3小時	15～30分
	經產婦	4～6小時	1～1.5小時	10～20分

（變更、引用自文獻18、19）

再者，懷孕中先預想產後狀況，為了能在產褥期充分休養，要統整好體制或環境等方面，若有工作者也建議大略規劃復職等時程。尤其設定環境時，若先模擬了如何選擇寢具及沐浴方法，也能考慮到對腰背部的負擔。嬰兒沐浴大約會持續到出生後一個月，之後便能與大人一起洗澡了。對產後一個月內的女性而言，沐浴是負擔相當大的動作，可以的話，希望身旁的人能給予支援。除此之外，抱抱、哄睡、替換尿布、哺乳等育兒動作，也大多會造成腰背部的負擔，可想見產前將環境準備好，產後便能順暢地活動。

Clinical Hint

非壓力性測試NST

　這是在母子都沒有壓力的狀態下，確認胎兒狀態的檢查，可監控子宮收縮、胎兒心跳、胎動，一般會從懷孕後期到分娩前施行，本檢查可得到產前心律記錄CTG。

Clinical Hint

孕婦運動中止之基準

　會根據問診、母體血壓、心跳數、體溫、有無子宮收縮、胎兒心跳數測量、胎動等，來設置基準[21]。

● 產後介入的注意事項

　產後六～八週稱為「產褥期」。生產後子宮開始復原，惡露約會持續三星期。此時期與其積極運動，不如盡可能避免重力負荷，休養生息，尤其產後沒多久要確認疼痛及全身狀態，最好也確認一下腰痛的情況。若分娩所需時間長，骨盆底周圍會暫時產生感覺低下，希望也一併確認有無感覺障礙、確認排泄的狀況。此外穿戴束腹、束具、束帶等物時，有必要給予指導，確認是否合適、使用方法是否正確。

　產婦可以開始臥床便能進行的呼吸法或輕度運動，自覺骨盆遲緩，重新找回骨盆底肌群的感覺。奧佐女士[20]的報告中提到，關節柔軟度在分娩後到約五天內是最高的，之後逐漸恢復，到了七個月左右依舊柔軟度很高。從這點來說，也建議產婦慎重地選擇徒手介入。

● 基本評估

　原則上針對孕產婦，基本的物理治療評估也很重要，除此之外要評估、考慮的事項如**表2**所示[20, 22, 23]。與其他腰痛相同，希望各位務必確認有無紅旗徵兆red flaf或黃旗徵兆yellow flag。

表2　主要評估項目

	產前		產後
問診	腰痛的過往、經過、職業、過去的生產經歷、這次懷孕經過、生活節奏、日常生活活動ADL狀況	問診	生產次數、分娩所需時間、分娩方法，分娩異常、胎兒出生體重、會陰切開、裂傷、腰痛狀況、日常生活的活動ADL狀況
疼痛	部位（單指測試one finger test）、強度、種類	疼痛	部位（單指測試one finger test）、強度、種類
觸診	・肌肉張力 ・身體界標（髂前上棘ASIS、髂後上棘PSIS、下外側角ILA、髂嵴、坐骨結節）	觸診	・肌肉張力 ・身體界標（髂前上棘ASIS、髂後上棘PSIS、下外側角ILA、髂嵴、坐骨結節） ・腹直肌解離
呼吸	深度、模式	呼吸	深度、模式
姿勢評估（列位評估）	・站位 ・坐位 ・臥位	姿勢評估（列位評估）	・站位 ・坐位 ・臥位
動作評估（能否動作、評估困難度的同時也確認動作模式）	起身：軀幹前傾、重心移動、腳部負荷 軀幹前彎：腰椎骨盆節律、髖關節列位 單腳站立：胸廓、骨盆列位、重心移動	動作評估（能否動作、評估困難度的同時也確認動作模式）	軀幹前彎：腰椎骨盆節律、髖關節列位 單腳站立：胸廓、骨盆列位、重心移動 育兒動作：抱抱、哺乳、更換尿布→也詢問環境方面
步行評估	・步行姿勢 ・步行速度、疼痛、困難度	步行評估	・步行姿勢 ・步行速度、疼痛、困難度
主動直膝抬腿ASLR	評估其困難度，也同時確認運動模式	主動直膝抬腿ASLR	評估其困難度，也同時確認運動模式
誘發疼痛測試	誘發後骨盆痛測試 posterior pelvic provocation test	誘發疼痛測試	・誘發後骨盆痛測試posterior pelvic provocation test ・評估骶髂關節之前方分離、後方擠壓 ・評估骨盆之後方分離、前方擠壓
心理社會方面	職業、生活習慣、家族構成、支援體制	心理社會方面	職業、生活習慣、家族構成、育兒支援
胎兒狀態	產前盡可能確認胎兒心跳、非壓力性測試NST，期望能管控風險→希望與醫師、助產師攜手合作		

（參考文獻20、22、23製成）

ASIS：髂前上棘、PSIS：髂後上棘、ILA：下外側角
ASLR：active straight leg raising

■ 姿勢評估、列位評估

　　無論產前產後都重要的是姿勢評估、列位評估。在冠狀面、矢狀面上兩側的耳垂、肩峰、大轉子、膝關節裂隙、踝關節外髁處標上界標，便可隨著時間追蹤其列位變化。評估不僅為了治療，也能有效掌握因為懷孕引起的姿勢變化。姿勢分類上常用肯德爾Kendall分類法[24]（圖6），但不僅僅是分類，也希望能藉此具體表現出每個人的姿勢特徵。可以的話，用照片等來比較，對施行對象而言也比較容易理解。

圖6　肯德爾Kendall分類法

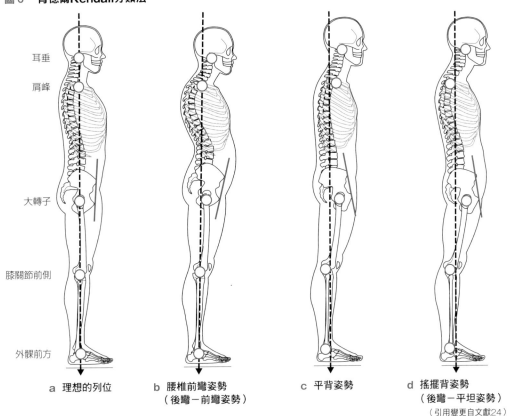

耳垂

肩峰

大轉子

膝關節前側

外踝前方

a　理想的列位　　　　b　腰椎前彎姿勢　　　　c　平背姿勢　　　　d　搖擺背姿勢
　　　　　　　　　　　（後彎－前彎姿勢）　　　　　　　　　　　　　（後彎－平坦姿勢）

（引用變更自文獻24）

V

介紹適用於脊柱之方法

■動作評估

　　通過產前產後的基本動作評估，可想見能有效找出施行對象的課題。除了評估「可以‧不行」做出翻身、起身、起立、軀幹前彎、單腳站立動作，最好也加入詢問「雖然辦得到但不太好動作」這種困難度的問題。此外，也希望透過動作分析來評估動作模式（樣式）。不僅只看能不能做到，知道藉由怎樣的舉動來完成指定動作，可明白該對象的弱點或代償動作，治療時也是相當貴重的資訊。

　　起身時最好確認軀幹有無充分前傾、重心如何移動、給足部的負重是否往後方偏移（若有偏移，則可見到抬起腳趾等代償）。有先導研究[25]指出，軀幹前彎也是懷孕中變得困難的動作之一，尤其如果會腰痛，從懷孕初期到末期，感覺半蹲姿勢有困難的比例會很高。軀幹前彎時腰椎與骨盆會協同運動，稱為腰椎骨盆節律。對象動作時，評估其腰椎與骨盆的協調性也很重要。此外，懷孕中產生的姿勢變化，有時會引起髖關節前方位移。根據Lee等人[26]發表的報告指出，髖關節周圍肌肉不平衡，會引起股骨頭位置變化，因此最好在靜止站位時先確認股骨頭的位置，再確認軀幹前彎時其位置有何變化。接下來單腳站立的課題方面，請對象屈起檢查側的膝蓋靠近腰部，此時要確認骨盆、股骨頭、下肢整體及胸廓的舉動。單腳站立的課題能評估力量傳遞時，骨盆往左右方向的控制能力，再加上這方法施測者間信度高，是個有用的評估法[26,27]。

接下來，希望在產後評估的項目為育兒動作。在產褥期中會頻繁地哺乳或更換尿布，此時的不良姿勢或代償動作容易變成腰痛的起因。治療介入的同時，自我管理也是重點。隨著嬰兒成長，抱抱或揹揹時的負擔會增加，因此希望應對嬰兒月齡給予指導，指導嬰兒背帶或背巾等道具適當的用法也很有效。

ASLR：
active straight leg raising

P4：
posterior pelvic pain provocation

■ 主動直膝抬腿測試ASLR test與誘發後骨盆痛測試P4 test

主動直膝抬腿測試ASLR test

主動直膝抬腿ASLR已經過實證[28]為在產前有骨盆帶疼痛的情況下，用來評估軀幹及下肢力道傳遞的方法。若在適切的狀態，下肢不用使勁便可抬高，骨盆相對於胸廓或下肢也不會移動[26,28]。方法為：請對象伸展下肢，讓單側下肢維持膝蓋伸展的姿勢抬高約20cm，並回答抬高下肢的困難度在分為六階段的等級中有多少。算出左右總分，同時評估做該動作時的代償動作。

誘發後骨盆痛測試P4 test

誘發後骨盆痛測試P4 test不僅能有效評估骶髂關節疼痛，也能利用於懷孕中的評估[29]。檢查對象仰臥，施測者抓住檢測對象大腿，使其垂直地面，施測者將大腿壓向地面，若會疼痛則為陽性。已知若腰背部狀態良好，則誘發後骨盆痛測試會是陰性[30]。

■ 日常生活活動ADL與心理社會層面

經過產前產後，身體變化顯著，有時日常生活活動ADL方面也會造成障礙，視情況而定。懷孕初期會因為孕吐活動力低下，懷孕中期以後則會由於腹部增大，動作或步行速度變得遲緩。雖然日常生活活動幾乎能自立，但由於腰痛或骨盆帶疼痛，可想見會引起不便的事物列於**表3**[25,31-33]。即使日常生活活動評估指標的巴氏量表Barthel index或功能獨立量表FIM得到高分，「帶有難度」、「需要努力」、「可以的話希望避免」之類的情況在日常生活中並不少見，因此希望能盡可能具體地詢問清楚。所謂的困難也有可能是衍生自骨盆帶的不穩定。

FIM：
functional independent measure

此外，心理社會層面上也與其他腰痛相同，最好能有所掌握。也有報告[34]指出，若有腰痛，產後憂鬱症發作人數是正常人的三倍。再者，懷孕中沒有改善的疼痛容易慢性化，另有報告指出[35]，曾有人產後12年間持續疼痛，不得不因此辭職。由此可知，考慮職業或家族等心理社會相關層面也有其必要。

表3　主要在日常生活活動ADL中有困難的內容

・翻身	・性生活
・起身	・跑步
・維持半蹲姿勢	・用單腳踢東西
・維持坐姿	・睡眠
・搬運物品	・排泄
・步行	・外出（範圍狹窄化、方式變化）
・上下樓梯	・育兒（玩耍、洗澡、接送等等）
・更衣	・工作（效率低下、通勤、業務內容）
・煮菜	・移動（坐電車、開車）
・體育活動	

（參考文獻25、31-33製成）

➤產前產後腰痛相關之治療介入

呼吸法

　　前面已提過，懷孕中伴隨著腹部增大，會肋骨上舉、肋骨下角擴大。應對此情況，內在單位的橫膈膜也會上舉、延展，因此懷孕中期以後的呼吸明顯變為胸式呼吸、變淺，也有人產後持續這種狀況。分娩也有各種方法，若是陰道分娩，會陰附近會暫時產生感覺麻痺或遲鈍，在會陰切開或裂傷的影響下有時會疼痛。此外剖腹產會有手術傷口的疼痛，有必要考慮到疼痛對呼吸的影響。另有報告[36]指出，周產期呈現精神壓力的女性在懷孕期及產後早期時交感神經活動亢進，副交感神經活動在產後早期則呈現減弱狀態，可想見若婦女懷有心理社會方面的壓力，呼吸也容易變得更淺。

　　生產後便可進行對呼吸的介入，也能獲得放鬆的效果。有報告[37]指出，會腰痛者的肺活量呈現低數值，顯示軀幹深層肌肉機能低下，藉由促進深呼吸，可想見也能促使軀幹深層肌肉活化。

　　筆者最初大多會先指導對象呼吸法，從意識到骨盆底肌群開始，接著為了促進腹橫肌收縮、橫膈膜收縮，建議對象深呼吸。

姿勢與動作指導

　　產前產後的腰痛與姿勢的關係相當大。產前是腹部增大，要如何適應伴隨而來的姿勢變化為其課題，產後則有必要應對骨盆周圍的不穩定，且以全身狀態重新回到懷孕前為目的來適應（重新教育內在單位、重獲協調性等等）。

　　經過產前產後，姿勢評估及動作評估非常重要，其修正或指導也會具備治療效果。這點同時也是患者教育的一環，因此最好活用照片或影片，下功夫讓對象本身有所理解。

　　姿勢方面，並非告訴對象何謂「正確的」姿勢，而是要告訴對象不良姿勢為什麼「不良」，有必要傳達「期望的」、「有效率」＝安全輕鬆的姿勢這點。懷孕中光是適應全身狀態、姿勢的變化便是種負擔，而產後暫時會持續一段24小時的育兒活動，因此這段時期可說不僅姿勢，就連自身也無暇顧及。有些情況下，對

象也會被「正確的」、「錯誤的」表達方式逼得走投無路。就這點來說，盡可能不要增加對象的心理負擔，最好能夠讓對象產生「試試看吧」、「試著小心」之類的動機。

動作指導方面，除了基本動作，最好也能針對育兒動作來指導。為了選擇安全輕鬆的方法，評估時希望將環境方面包含進去。若能告訴對象抱抱或揹揹時嬰兒背帶的使用方法，替換尿布、哺乳時姿勢等的注意事項，可想見有助於預防腰痛或早期發現。

筆者在面對對象、指導姿勢或動作時，會告訴對象能自行確認骨盆列位的方法。雙手扶住骨盆如從前後包夾一般，兩側髂前上棘（ASIS）與恥骨垂直地面，確認兩側坐骨能否承重。在日常生活各種情況下，時時想到便修正姿勢，若能養成這種習慣，個人認為也有助於預防腰痛。動作會隨著幼兒成長（尤其體重增加、運動發達）而逐漸變化，有必要應對其狀況指導育兒動作的注意事項，個人認為這也是發揮物理治療真本事之處。

ASIS：
anterior superior
iliac spine

徒手介入

在產前，徒手介入應該慎重為之。如前所述，產前最優先的應該是保護胎兒及母體的性命。先導研究中有報告[38]指出，約60%的孕婦曾接受過按摩、針灸、鬆動術等的補充、替代醫療。無論哪種徒手介入，都希望能與婦產科醫師、助產師攜手合作進行。若要在產前徒手介入，應該充分考慮到其風險及益處，對象本人及家族完全理解後再介入。產後介入基本上與產前相同，產後六個月～一年的時期可能有骨盆周圍不穩定的情況，應該充分評估後再介入。

具體而言，針對容易短縮的腰背部肌群、髖關節周圍肌群進行伸展等等方法有其效果。懷孕中盡可能不增加腹部負擔，此外也為了預防仰臥位低血壓症候群，姿勢希望採用側臥、坐姿。產後母嬰分離，風險減輕，因此比產前增加了關節鬆動術、肌筋膜鬆動術等等徒手介入的選項。

 Clinical Hint

仰臥位低血壓症候群

所謂仰臥位低血壓症候群，指的是孕婦在懷孕後期呈仰臥位時，子宮壓迫到行走於脊柱右側的下大靜脈，靜脈回流量減少，因而產生的低血壓。

運動治療（運動指導）

　　運動治療方面在考科藍文獻回顧（Cochrane review）[39]中有低～中等程度的實證報告，時至今日相關報告數量眾多，大多是肯定運動治療效果的。除了指導患者姿勢及動作，考慮到每個人的個性差異，給予對對象而言必要的運動指導，可想見也能預防、改善產前產後的腰痛。

　　運動治療是以穩定骨盆帶為目標，活化內在單位，或是為了改善肌肉活動的不平衡，運動弱化的肌群。運動治療對腰痛及骨盆帶疼痛有效，而先導研究[40]中針對骨盆帶疼痛則建議合併使用骨盆束帶。個人認為骨盆束帶說到底是為了穩定化的輔助手段，伴隨著症狀變化及重獲機能，要注意別輕率及長時間使用。以下列出運動治療的基本思路及部分具體範例，如圖所示（圖7～11）。

圖7　運動治療的基本思路

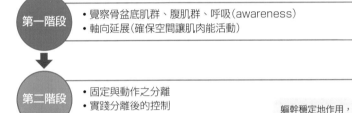

第一階段	・覺察骨盆底肌群、腹肌群、呼吸（awareness） ・軸向延展（確保空間讓肌肉能活動）	
第二階段	・固定與動作之分離 ・實踐分離後的控制	軀幹穩定地作用，讓四肢自由活動
第三階段	・提升穩定性與表現程度 ・實踐雙重任務	逐漸加入步行、奔跑等具體動作

圖8　呼吸法與骨盆底肌訓練（仰臥、立起膝蓋）

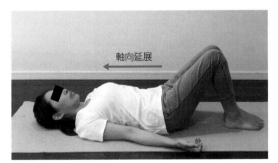

軸向延展

①獲得會陰部位（尿道、陰道、肛門）收緊的感覺。
②試著加強會陰部位收緊的感覺→有無臀肌群的代償？
③收緊會陰部位，想像呼氣時往頭側延伸，深呼吸。
　呼吸時有如要擴張骨盆與胸廓間距一般往頭側延伸。
　吐氣到底，暫時放鬆（吸氣）。
　如果習慣了，便收縮骨盆底肌群、下側腹肌，練習胸式呼吸。
　→腹肌群張力如何？胸廓有無擴張？呼吸模式為何？

圖9　活化內在單位，連結動作（橋式）

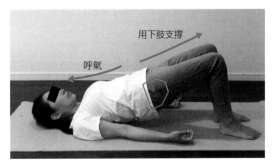

用下肢支撐

呼氣

活用圖8的呼吸法
①確認骨盆底肌群、腹橫肌收縮，讓骨盆略微後傾。
②用雙腳腳底支撐，呼氣同時兩側膝蓋往尾側上方牽引的感覺抬高骨盆（此時維持骨盆不要過度後傾）。
③吐氣到底的話停止抬高動作，呼吸一次，下次呼氣放下骨盆。
④反覆①～③。
＊配合呼吸抬高骨盆。

圖10　側臥位運動（皮拉提斯：側腿前踢、後踢）

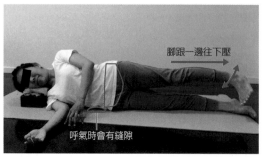

腳跟一邊往下壓

呼氣時會有縫隙

活用圖8的呼吸法
①確認骨盆底肌群、腹橫肌收縮，確認骨盆有無轉動、抬高（若維持姿勢有困難，則屈曲下方的腳）。
②確認內在單位收縮，呼氣時抬起上方的下肢到骨盆的高度，維持動作呼吸一次，下次呼氣下肢踢往前方，配合呼吸收回，接著下次呼氣往後方踢（促進髂腰肌、臀肌群帶動的運動）。

圖11　四肢著地的運動（貓牛式）

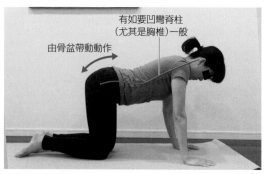

有如要凹彎脊柱（尤其是胸椎）一般

由骨盆帶動動作

活用圖8的呼吸法
①四肢著地讓脊柱有如S字的弧形。
②收縮骨盆底肌群，呼氣的同時像要捲起尾骨一般後傾骨盆→屈曲脊柱→屈曲頸椎，視線看向肚臍。
③吸氣的同時像要將尾骨往尾側抬高一般，骨盆前傾→伸展脊柱→伸展頸椎→視線也往前上方看

活用身體運作

　　目前的醫療保險制度下，歷經長時間治療介入並不實際，追求的是盡可能在短時間結束治療介入，最好對象自己能自我管理。若症狀惡化等情況不用說，有必要重新諮商、介入。腰痛會隨著年齡增長而增加，若能以產前產後體驗到的腰痛為契機，讓對象關心起自身的健康管理，可想見有助於預防往後的腰痛。

　　這世界上的治療法或體操包羅萬象，能夠長期持續進行的瑜伽或是皮拉提斯等活用身體運作的方法也是其中之一。瑜伽或是皮拉提斯能活化內在單位，確保軀幹穩定性的同時也可輕鬆活動四肢，若能確保其安全性，可想見也能有效預防腰痛。

文獻

1）村井みどり, ほか：妊婦および褥婦における腰痛の実態調査. 茨城県立医療大学紀要, 10：47-53, 2005.
2）久野木順一：妊婦と腰痛. からだの科学, 206：65-69, 1999.
3）平元奈津子：成人期にみられる男女の身体変化と症状－妊娠, 出産と男女の更年期－. 理学療法学, 41（8）：511-515, 2014.
4）Norén L, et al：Lumber back and posterior pelvic pain during pregnancy：a 3-years follow-up. Eur Spine J, 11（3）：267-271, 2002.
5）Ostgaard HC, et al：Prevalence of back pain in pregnancy. Spine（Phila Pa 1976）, 16（5）：549-552, 1991.
6）Mens JM, et al：Understanding peripartum pelvic pain. Implications of a patient survey. Spine（Phila Pa 1976）, 21（11）：1363-1369, 1996.
7）楠見由里子, ほか：産褥期の腰痛の経日的変化と関連要因. 日本助産学会誌, 21（2）：36-45, 2007.
8）Ostgaard HC, et al：Regression of back and posterior pelvic pain after pregnancy. Spine（Phila Pa 1976）, 21（23）：2777-2780, 1996.
9）医療情報科学研究所 編：病気がみえる. 10 産科, 第3版, メディックメディア, 2013.
10）Opala-Berdzik A, et al：Static postural stability in women during and after pregnancy：A prospective longitudinal study. Plos One, 10（6）：e0124207, 2015.
11）Jang J, et al：Balance（perceived and actual）and preferred stance width during pregnancy. Clin Biomech, 23（4）：468-476, 2008.

12）武田　要, ほか：妊娠期における安定性限界の変化. 人間生活工学, 15(1)：58-64, 2014.

13）Irion JM, et al：Physiological, anatomical, and musculoskeletal changes during the childbearing year. Women's health in Physical Therapy(Irion JM ed), p206-225, Lippincott Williams & Wilkins, Philadelphia, 2010.

14）Franklin ME, et al: An analysis of posture and back pain in the first and third trimesters of pregnancy. J Orthop Sports Phys Ther, 28(3)：133-138, 1998.

15）須永康代：妊娠期間中の生理学的・身体的特徴. ウィメンズヘルスリハビリテーション(ウィメンズヘルス理学療法研究会 編), p168-174, メジカルビュー社, 2014.

16）岸田蓄子, ほか：妊産婦にみられる腰痛とその対策. 産婦人科治療, 92(2)：152-156, 2006.

17）中村隆一, ほか：姿勢. 基礎運動学, 第6版, p331-360, 医歯薬出版, 2003.

18）大野弘恵, ほか：妊産婦の腰痛の実態－産褥早期腰痛からの検討－. 岐阜医療技術短期大学紀要, 20：35-39, 2004.

19）水上尚典：正常分娩の経過と管理. 日本産婦人科学会雑誌, 63(12)：119-123, 2011.

20）奥佐千恵：妊婦に対して行う評価. 理学療法士のためのウィメンズヘルス運動療法(上杉雅之 監修), p98-133, 医歯薬出版, 2017.

21）日本臨床スポーツ医学会学術委員会 編：妊婦スポーツの安全管理, 文光堂, 2004

22）山本綾子, ほか：周産期および産褥期の腰背部・骨盤帯痛と理学療法. 理学療法, 34(12)：1066-1073, 2017.

23）Boissonnault JS, et al：Physical therapy management of musculoskeletal dysfunction during pregnancy：Women's health in Physical Therapy(Irion JM ed), p226-251, Lippincott Williams & Wilkins, Philadelphia, 2010.

24）Kendall FP, ほか：筋：機能とテスト－姿勢と痛み－(栢森良二 監訳), 西村書店, 2006.

25）榊原愛子：妊娠時の腰痛が日常生活動作へ及ぼす影響. 理学療法科学, 21(3)：249-254, 2006.

26）Lee DG, ほか：腰椎骨盤股関節複合体の評価, そのテクニックと手法. 骨盤帯 原著第4版(石井美和子 監訳), 医歯薬出版, p169-248, 2011.

27）Hungerford BA, et al：Evaluation of the ability of therapists to palpate intrapelvic motion with the stork test on the support side. Phys Ther, 87(7)：879-887, 2007.

28）Mens JM, et al：The active straight leg raising test and mobility of the pelvic joints. Eur Spine J, 8(6)：468-473, 1999.

29）Ostgaard HC, et al：The posterior pelvic provocation test in pregnant women. Eur Spine J, 3(5)：258-260, 1994.

30）Gutke A, et al：Posterior pelvic pain provocation test is negative in patients with lumber herniated discs. Eur Spine J, 18(7)：1008-1012, 2009.

31）腰痛疾患治療成績判定基準委員会：腰痛治療成績判定基準. 日本整形外科学会誌, 60(3)：391-394, 1986

32）中田愛子, ほか：妊娠初期のマイナートラブルによる妊婦の日常生活上の苦労・困難さに関する実態調査. 佐久大学看護研究雑誌, 8(1)：1-10, 2016.

33）Stuge B：Pelvic girdle pain: examination, treatment, and the development and implementation of the European guidelines. Journal of the Association of Chartered Physiotherapists in Women's Health, 111：5-12, 2012.

34）Gutke A, et al：Pelvic girdle pain and lumber pain in relation to postpartum depressive symptoms. Spine(Phila Pa 1976), 32(13)：1430-1436, 2007.

35）Bergström C, et al：Prevalence and predictors of persistent pelvic girdle pain 12 years postpartum. BMC Mesculoskelet Disord, 18(1)：399, 2017.

36）水野妙子, ほか：周産期の精神的ストレスと自律神経活動との関連性. 母性衛生, 56(2)：311-319, 2015.

37）金子秀雄, ほか：非特異的腰痛の若年女性における呼吸機能の検討. 理学療法科学, 30(Suppl-6)：10, 2015.

38）Wang, SM, et al: Complementary and alternative medicine for low-back pain in pregnancy：a cross-sectional survey. J Altern Complement Med, 11(3)：459-464, 2005.

39）Liddle SD, et al：Interventions for preventing and treating low-back and pelvic pain during pregnancy. Cochrane Database Syst Rev, 30(9)：CD001139, 2015.

40）Stuge B, et al：Physical therapy for pregnancy-related low back pain: a systematic review. Acta Obstet Gynecol Scand, 82(11)：983-990, 2003.

V

介紹適用於脊柱之方法

4 實際針對腰部之生物力學及神經科學整合技法

Abstract

■ 運動與感覺是再怎麼切割也分不開的關係。

■ 能讓感覺產生變化的是結締組織。

■ 讓結締組織硬度減少便會產生感覺的變化，運動也就跟著變化。

■ 生物力學及神經科學整合學派將結締組織視為治療的目標對象，可讓運動產生變化。

前言

我們物理治療師是應對「運動」的專業人士。要如何應對腰痛引起的「運動」呢？根據應對該「運動」的方式，評估、治療的選擇會有莫大的變化。

比方說，假設有位患者購物時走了很長的距離，之後其軀幹漸漸往前彎，腰也逐漸疼痛。評估時考慮到「是不是局部肌肉弱，全身性肌肉作用占優勢，軀幹無力？」進而規劃出意識到局部肌肉運動的治療方案。然而此時冒出一個疑問，局部肌肉是腦部經常有意識地控制著的嗎？答案為「No」。走路、站立等，我們日常生活中的運動，幾乎都是在無意識下進行的。針對無意識下產生的運動，僅僅施行促進腦部有意識控制的物理治療，很難獲得期望中的結果。

現在我們重新來檢視一下腦部與運動的關係吧。出發點的受器能將外力轉變成稱為感覺的電子訊號，所有感覺都會進入腦部。接著，腦部將該感覺切換成運動，有轉換器的作用（圖1）。因此，要改變運動，必得要改變中樞神經系統輸入的「感覺」。以一開始所提到的例子而言，想要提升局部肌肉的肌力輸出，必須要有讓電子訊號流通腹內側系統的支配神經的感覺（圖2）。由此可知，我們治療師要根據運動的自我組織理論（請參照Memo），展開以「給予對象何種外力能改善疼痛等不舒服的感覺，讓運動更有效率」為中心的治療。

> **Memo** **自我組織[1]**
>
> 　　這個詞意為：由複數要因組成的系統隨著時間自發地秩序化的過程，生物學、物理學、資訊科學、生命科學等各種領域都有使用本詞。運動中所謂的自我組織，指的是身體的神經系統、運動系統、呼吸系統等的器官，或者包含環境在內的複數要因由下往上衍生出新特質、新秩序的過程。與由上往下的運動控制為天差地別。

圖1　運動是由腦部、身體、環境的交互作用所成立

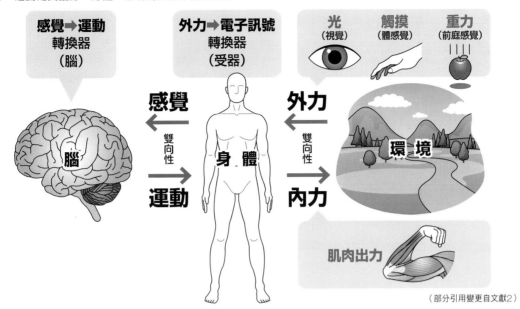

（部分引用變更自文獻2）

圖2　腹內側系統與背外側系統

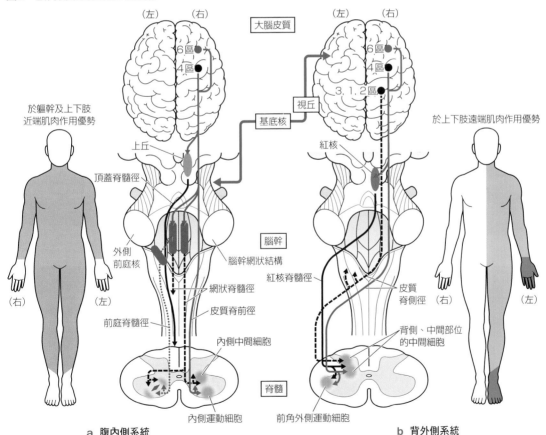

a　腹內側系統　　　　　　　　　　　　　　b　背外側系統

a：主要支配軀幹及四肢近端肌肉
b：主要支配四肢遠端肌肉
腹橫肌等核心單位是由腹內側系統支配，與無意識的運動有關。
為提升核心穩定性，有必要給予腹內側系統電子訊號。

（部分引用變更自文獻3）

腰痛成因

腰痛的起因可分為：源自脊椎、源自神經、源自內臟、源自血管、其他等類型[4]。我們治療師針對的疾患大多源自脊椎，不過掌握理解其他疾患的特徵，在風險管理上有其必要。此外，腰痛症有85%會被視為與影像所見不一致的非特異性腰痛[5]，臨床上經常見到與皮節或影像不一致的症狀等情況。當然也有必要考慮到社會心理學方面的要因，可推測出其中隱藏著各式各樣的機能障礙。此處首先說明臨床上常見到由機械應力所引起的關節機能障礙，以及神經的壓迫、滑動性障礙。

➤機械應力所引起的關節機能障礙　～固定部位及運動過度部位～

人類的骨骼、肢體位置關係有其意義，其構造精密到將人體模型垂吊至空中，震動一下，其運動看起來就像在步行一樣[6]。全身有兩百個以上的骨頭，由關節囊或筋膜等結締組織（請參照Memo）連結起來，其結構與誕生出各種可動性有關。若這些結締組織因為某種原因硬化，關節可動性會低下（固定部位），接著執行動作時，大多會轉往其他部位尋求可動性（運動過度部位）。因此身體上會出現固定部位與運動過度部位，尤其運動過度部位容易產生機械應力。

比方說，若在胸廓或髖關節這些腰部上下側產生固定部位，腰部會運動過度、產生機械應力（圖3）。接著我們要掌握的是——臨床上固定部位與核心穩定性方面的法則。無論身體何處存在著固定部位，都會引起保護腰部重要的核心單位活動減弱。反過來說，改善了固定部位，結果會致使腹內側神經系統活化。

Memo　**結締組織[7]**

人體組織可分類為：結締組織（表1）、肌肉組織、神經組織、上皮組織。

表1　結締組織

一般性結締組織	疏鬆結締組織	淺筋膜、肌內膜、軟膜等
	緻密結締組織	韌帶、肌腱、腱膜、硬膜等
	脂肪組織	脂肪細胞構成的疏鬆結締組織
	網狀結締組織	由III型膠原蛋白的網狀纖維所構成
特殊性結締組織	血液、骨頭、軟骨	

➤神經壓迫、滑動性障礙　～連結全身的神經系統～

　　中樞神經、末梢神經構造上全都連結在一起，例如中樞神經的硬膜，在末梢神經處稱為神經外膜，雖然名稱不同，但都是相同的結締組織。連接腦部的脊髓通過之處稱為椎管隧道，脊髓自椎間孔起變為末梢神經，分枝延伸到全身，而分枝會深入全身的結締組織。整個神經系統都是連續的，形成一個單位。此神經從頭部連接到腳底，即使僅有某部分被固定住難以動彈，也相當糟糕。光是稍微行禮就會施加強烈的伸展應力，伴隨著難以計測的痛楚吧。坐骨神經的延展性應對椎管，從伸展位到屈曲位最大可達9cm[8]。此外，末梢神經的延展性據說是來自神經周圍鬆散的結締組織[9]。已知神經有動態性質（dynamics），與其他組織間的滑動很重要（**圖4**）。

　　此外，正如報告[10]所指出的，76%的無腰痛者在磁振造影MRI上卻發現有椎間盤突出的情況，所以並不能說有椎間盤突出就等於會腰痛。接下來的說法仍未脫離想像臆測，如果去除發炎要因，單純考慮物理方面的要因，神經動態到了能夠彌補該椎間盤突出部位壓迫的程度，也可以避免疼痛。臨床上，椎間盤突出患者的直膝抬腿測試SLR test結果大多在處置頸椎後有所改善，既然傳遞疼痛訊號的是神經系統，那麼腰痛時只針對腰部附近處置並不合理（**圖3**）。

　　壓迫或延展神經也會引起神經本身的循環障礙，容易造成疼痛惡化或產生麻痺現象。如**圖5**所示，脊髓、末梢神經周圍存在著被疏鬆結締組織中脂肪層環繞的血管滋養管，血管滋養管狹窄，可推測也會引起靜脈鬱血。此外，脊髓靜脈是從頭側流往尾側，若此處發生鬱血，可想見椎管內會產生浮腫、硬膜外壓升高。筆者認為，影像看不出來的間歇性跛行或與主責神經高度不符的症狀有可能是因為此機轉而起。

SLR：
straight leg raising

圖3　機械應力

運動過度部位
⇩
機械應力

固定部位

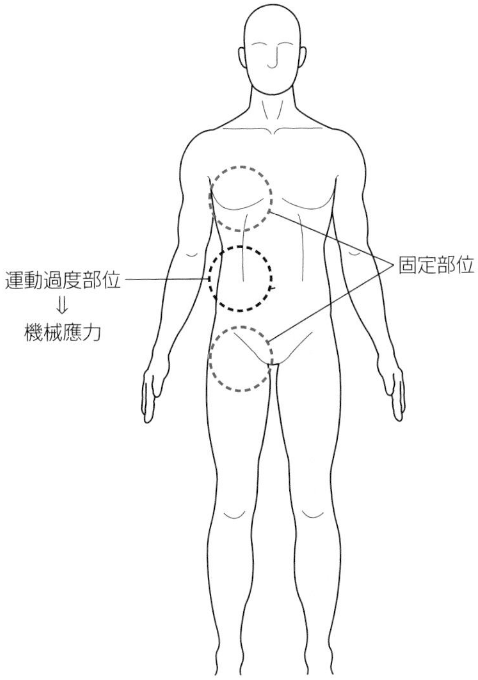

圖4　神經動態障礙

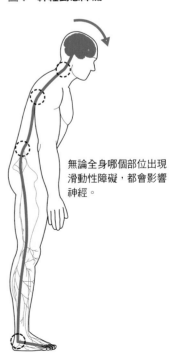

無論全身哪個部位出現滑動性障礙，都會影響神經。

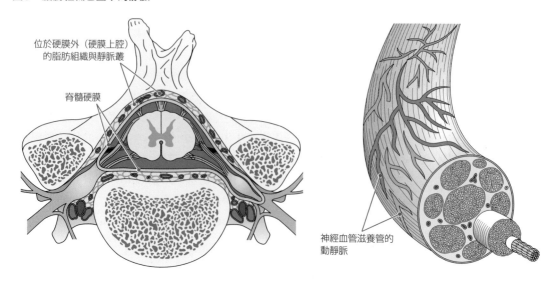

圖5　脂肪組織包圍下的靜脈

位於硬膜外（硬膜上腔）的脂肪組織與靜脈叢

脊髓硬膜

神經血管滋養管的動靜脈

各機能障礙之評估

　　腰痛的病理、機能障礙包羅萬象，物理學所見及機能評估當然重要。此處將介紹以生物力學及神經科學整合學派中特殊評估為中心的內容。

➤神經動態之評估　～連續的神經系統哪裡有問題呢？～

●感覺（皮節）與肌力

　　評估感覺、肌力低下與主責神經高度是否一致（例如L5神經根的拇趾感覺低下與伸拇長肌肌力低下是否一致）。

●末梢神經延展測試：坐骨神經、股神經、正中神經、尺骨神經、橈骨神經

　　不僅要評估延展時的自覺症狀，也要慎重評估終末感覺end feel（重量、質感、絞扼部位的距離感等等，請參照**Clinical Hint**）。此外，由於所有神經皆是相連的，所以針對腰痛、下肢症狀進行上肢末梢神經測試，也能確認來自其他部位的影響。

 Clinical Hint

治療師拿手的感覺～動態觸覺～[11]

　　所謂「動態觸覺」，是由吉布森所提倡，一種生態心理學方面的作用。藉由擺弄手中所拿的物體，即使眼睛沒有直接看到，也能知知到該對象物體的長度、形狀、所拿之處距離等等，是種運動性觸覺。雖然筆尖沒有受器，但正如我們能用筆尖感知到桌子硬度一般，其硬度、彈性、形狀會經過對照治療師的身體基模（body schema）來判斷。雖然需要學習、經驗，不過利用此作用，可用感覺判斷神經張力施加的位置、距離感等等。

➤脊柱評估　～神經系統通過的隧道有無問題呢？～

　　脊柱由於生理性彎曲具有緩衝機能，而脊髓通過椎管、神經根通過椎間孔，這種隧道則具有保護神經的機能。但如果脊柱列位崩壞，前述隧道變得狹窄，容易產生神經障礙，或是由固定部位、運動過度部位引起關節機能障礙。

●若主責神經高度明確，要確認該椎間的位置異常或結締組織硬度（圖6）

　　此情況下，處置該高度的椎間後，狀況大多會改善。

●若主責神經高度不一致、異常橫跨複數髓節時，頸部、胸部、骨盆也要一起評估（圖7）

　　請對象側臥，如此受到肌肉張力影響少。治療師輕撫棘突側邊，評估指頭卡住的程度。椎骨位置異常引起些微側彎，或硬度上升，便是問題所在。

➤軀幹機能測試
●坐姿平移平衡測試（圖8）

　　以坐姿進行，可評估軀幹呈現出的穩定度。這是種可施加徒手抵抗的臨界施力測試（break test），兩側都會進行。

各機能障礙之治療

➤處置法之基礎
●作為治療對象的結締組織

　　患者幾乎都是因為結締組織硬化，引起神經或組織間的滑動性障礙。結締組織是由細胞與細胞外間質（纖維與基質）所構成的，簡單說明就是細胞、纖維與液體。換言之，藉由不讓纖維糾結在一起、讓液體更容易流動，能使結締組織呈現富含柔軟度的狀態（有適度的黏性、彈性），因此紓解存在於結締組織間的神經及血管，可想見能改善疼痛或麻痹狀態。接著進一步從富含柔軟度的結締組織將良好的感覺輸入中樞神經系統，活化核心單位，便有助於保護腰部。

圖6　評估當事關節

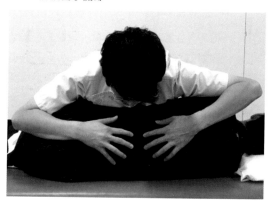

圖7　篩檢複數關節

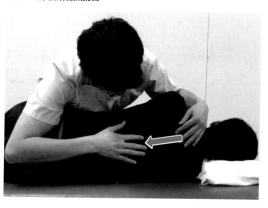

圖8 平移平衡測試

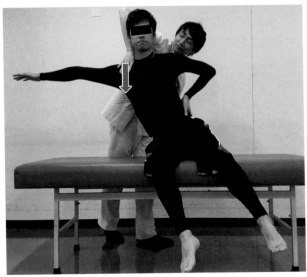

（部分引用變更自文獻12）

●結締組織之治療
　為了應對緻密結締組織引起位置異常或韌帶增生致使神經壓迫、疏鬆結締組織的硬度上升造成神經滑動性障礙，進行治療。

①使其變成柔軟狀態的列位
　如前所述，結締組織是由細胞、纖維及液體所構成的，也有報告[13]指出，攣縮是因為不動，使得膠原蛋白纖維相互糾結的結果。纖維最好是在解開、鬆散的狀態，要維持有拉筋的感覺、不用延展也很柔軟的情況。

②使其產生熱度
　正如我們能用手指操作智慧型手機，生物體身上有微弱電流及遠紅外線等能量。我們被碰觸到便會產熱，而液體則具有溫度上升就減少黏度的性質。碰觸能減少結締組織的黏度及硬度。
　此外，我們的生命活動充滿節奏，人體是振動體，心跳與呼吸不會停止，從微觀來看，物質最小單位的基本粒子也會振動。物質有固定的振動數，用近似值干涉其振動波據說會同步、共鳴，這稱為同步現象或拽引效應[14]。讓對象與治療師波動結合的搖擺會讓波動同步，加大振動，其振動的能量轉變為熱，便進一步減少黏度。

③進行治療直到硬度充分減少

　　努力減少結締組織硬度以及提升核心穩定度。生物力學及神經科學整合學派中，大多會花時間針對同一部位治療，這是因為加重時間上、空間上的刺激，能提高治療延續的效果，所以要治療到硬度充分減少。

● 於中樞神經系統之止痛作用
①血清素與疼痛

　　輕柔的碰觸或規律循環的振動有緩和疼痛的效果。能傳遞皮膚感覺的神經纖維為A β、A δ、C纖維，C纖維又分為觸覺纖維及痛覺纖維兩種。C觸覺纖維藉由自律神經的中樞——下視丘廣泛分布於全身[15]，此外，據說刺激C觸覺纖維會活化腦島皮質[16]，與分泌血清素[17]有關。血清素有抑制脊髓後角傳遞痛覺突觸的作用（下行性抑制疼痛系統）。

②前庭感覺與疼痛

　　運動時，必須要輸入和統整視覺、體感覺與前庭感覺。所謂前庭感覺，是覺察重力或加速度的感覺，偵測傾斜或搖晃。這三個感覺彼此會交互作用，然而有報告[18]指出，輸入前庭感覺刺激後，主要體感覺區或主要視覺區的腦部活動會減少。藉由對頭部施加非不適範圍內的振動，以及輸入前庭感覺，可期待其止痛效果。

➤ 處置法
● 針對脊柱之處置（圖9）

　　針對脊柱周圍的結締組織進行處置。夾住上下椎骨，用輕柔的碰觸持續搓摩柔軟的部位，透過施加振動刺激，緩緩溫熱該處，讓熱度與振動能量逐漸減少從表層到深層、周邊組織的硬度。

圖9　針對脊柱之處置

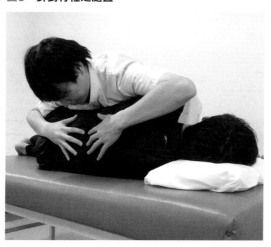

●針對頸椎之處置（圖10）

頸椎中寰枕關節尤其重要。顱骨有枕骨大孔，脊髓硬膜附著於此處，因此可想見寰枕關節的列位容易影響脊髓硬膜的張力。

在硬度高的部位或是轉動異常的高度，要包夾住上下椎骨進行處置。

●針對骶骨、骶髂關節之處置（圖11）

腰、骶骨神經叢會穿過骨盆，從梨狀肌上下或縫隙走出，更名為坐骨神經下行，因此也容易影響下肢的症狀。此外，骶髂關節主要是韌帶結合，而韌帶則分類為緻密結締組織。

以骶髂關節為中心，包含髂骨、骶骨在內進行處置，也施加振動以促進骶骨內的神經滑動。

●振盪oscillation（圖12、13）

對象若仰臥從下肢、若坐位從軀幹給予舒適的振動刺激，藉此能降低結締組織的黏性、輸入前庭感覺，其頻率則配合對象的自然頻率進行（搖動舒服且動作大的狀態），也可期待血清素系統活化或前庭刺激引起的中樞神經系統止痛作用。

圖10　針對頸椎之處置

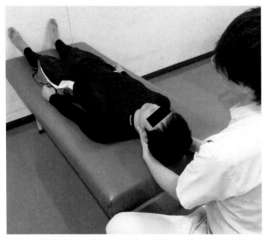

依序觸診乳突（C0）、寰椎橫突（C1）、頸椎關節柱（C2-7），評估是否有轉動異常或硬度高的部位。比方說C0相對於C1往右轉動位移的情況下，治療師用右手包覆枕骨，左手指包覆C1椎弓（圖10）。持續保持關節周圍組織最鬆弛的位置，同時對關節反覆輕輕地擠壓、放鬆，藉此降低結締組織硬度。

圖11　針對骶骨、骶髂關節之處置

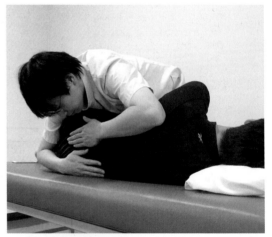

圖11是以右骶髂關節為目標中心的治療情況。一手觸摸骶骨，另一手觸摸髂骨。緊靠著（干涉）治療師的軀幹，容易產生同步現象。產生同步現象時，雙方的身體逐漸會整個晃動。不要抗拒那種晃動，維持著骶髂關節周圍組織最鬆弛的位置，同時對關節反覆輕輕地擠壓、放鬆，也為了促進骶骨內神經滑動而施加振動。

圖12　仰臥振盪

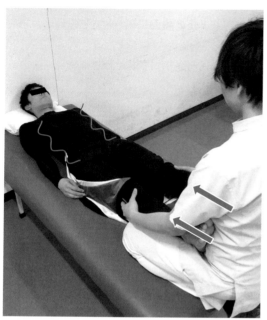

治療師以自身的骨盆交互擠壓對象的腳底，施予振動刺激。

圖13　坐姿振盪

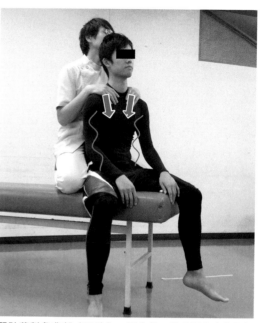

緊貼著對象背部（干涉）。同步後，治療師左右搖晃軀幹，給予對象相同的振動刺激。同時也從對象肩膀施予交互的振動刺激。

Memo　**自然頻率**

　　所謂自然頻率，是指物體本身最容易晃動的頻率（共振頻率）。例如人類，基準為接近步行節奏的2Hz。一般而言，據說剛性高的物體自然頻率也較高（大多數對象身上有固定部位，剛性高），因此要用肉眼觀察讓生物體感覺舒適、容易晃動的頻率為何，一邊搖晃。若與對象的頻率一致，搖晃幅度會變大，其振動轉變為熱能量，便可紓解固定部位、活化腹內側系統。

➤處置範例

●機械應力（**圖3**）引起關節機能障礙之例（胸廓與骨盆有固定部位之情況）

　　透過處置胸廓及髂骶關節可改善固定部位，活化腹內側系統。提升核心穩定性，預期能減少腰部的運動過度部位，改善腰痛。針對胸廓之處置，會採用與圖**9**相同針對脊柱之處置法。

●神經動態障礙（**圖4**）之例（神經滑動性障礙在L5/S1之情況）

　　充分減少L5/S1周圍結締組織硬度，預期能修正神經的滑動，改善腰痛、下肢疼痛。重新評估中若重現疼痛，最好也進行末梢神經延展測試，確認一下張力。

治療師所有治療都是憑藉著外力、感覺進行。對象本身的運動也會化作感覺回饋給治療師，結果會呈現出該感覺好不好、是否象徵期望中的運動，因此我們會以感覺輸入為基礎，思考治療技法。處置法包羅萬象，而此處介紹的是相較之下，使用較為廣泛的技法。此外，若對象施行生物力學及神經科學整合技法後感覺良好，筆者認為治療方法更不會拘束受限了。

文獻

1) 山口智彦：さまざまな自己組織化とその工学的応用. 表面技術, 62(2)：74-79, 2011.
2) 舟波真一, ほか：第2章 統合的運動生成概念とは？ 中枢神経系は環境からの情報をどうやって受け取るのか？ . 運動の成り立ちとは何か(舟波真一, ほか編集), p4-17, 文光堂, 2014.
3) 高草木 薫：大脳基底核による運動の制御. 臨床神経, 49(6)：325-334, 2009.
4) Chou R, et al：Diagnosis and treatment of low back pain：a joint clinical practice guideline from the American College of Physicians and the American Pain Society. Ann Intern Med, 147(7)：478-491, 2007.
5) Deyo RA, et al：What can the history and physical examination tell us about low back pain?. JAMA, 268(6)：760-765, 1992.
6) 山崎信寿：ヒトの体形と歩行運動. バイオメカニズム, 7：287-294, 1984.
7) 伊藤 隆：組織学, 第19版(阿部和厚, 改訂), p78-126, 南山堂, 2005.
8) Butler D, et al：The Concept of Adverse Mechanical Tension in the Nervous System Part 1：Testing for "Dural tension". Physiotherapy, 75(11)：622-629, 1989.
9) Millesi H：The nerve gap. Theory and clinical practice. Hand Clin, 2(4)：651-663, 1986.
10) Boos N, et al：1995 Volvo Award in clinical sciences. The diagnostic accuracy of magnetic resonance imaging, work perception, and psychosocial factors in identifying symptomatic disc herniations. Spine (Phila Pa 1976), 20(24)：2613-2625, 1995.
11) Turvey MT：Dynamic touch. Am Psychol, 51(11)：1134-1152, 1996.
12) 村上成道：スポーツ障害の評価と治療の基本的な考え方. 実践MOOK 理学療法プラクティス 運動連鎖〜リンクする身体〜(嶋田智明, ほか編集), p24-32, 文光堂, 2011.
13) 沖田 実 ほか：結合組織の構造・機能の研究と理学療法. 理学療法, 20(7)：719-725, 2003.
14) 蔵本由紀：非線形科学 同期する世界, 集英社, 2014.
15) Essick GK, et al：Psychophysical assessment of the affective components of non-painful touch. Neuroreport, 10(10)：2083-2087, 1999.
16) Olausson H, et al：Unmyelinated tactile afferents signal touch and project to insular cortex. Nat Neurosci, 5(9)：900-904, 2002.
17) 山口 創：第1章 コミュニケーションする皮膚. 人は皮膚から癒される, p16-67, 草思社, 2016.
18) 花川 隆：前庭・平衡機能のイメージング研究の現状. Equilibrium Res, 71(2)：115-119, 2012.

索引